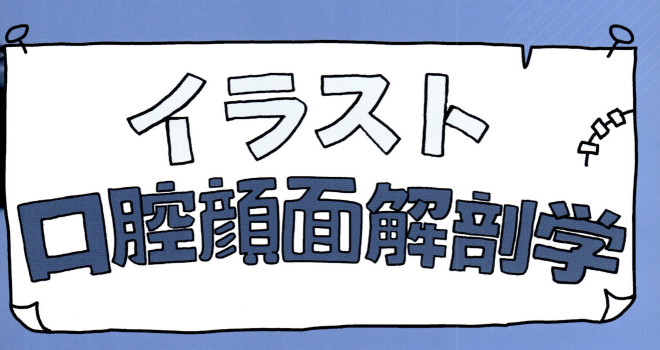

●松村譲兒・島田和幸　編著●

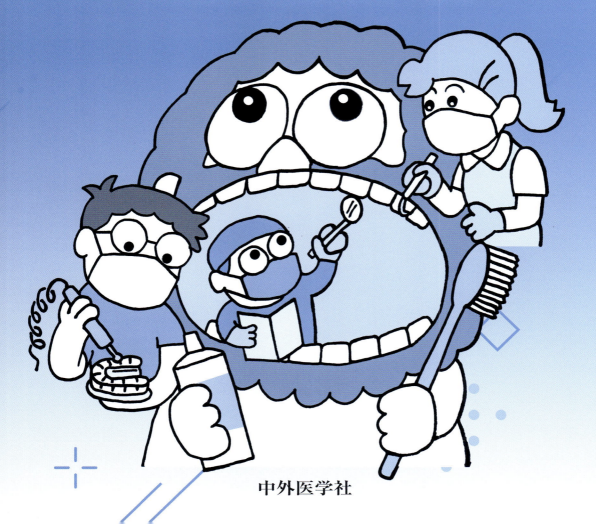

中外医学社

執筆者

松村讓兒　杏林大学医学部肉眼解剖学教室　客員教授

島田和幸　鹿児島大学　名誉教授
　　　　　東京都立大学　客員教授
　　　　　日本歯科大学新潟生命歯学部　客員教授

影山幾男　日本歯科大学新潟生命歯学部解剖学第1講座　教授

野中直子　昭和大学歯学部口腔解剖学講座　教授

金銅英二　松本歯科大学歯学部解剖学講座　教授

今泉うの　神奈川歯科大学歯学部麻酔科学講座歯科麻酔学分野　診療科准教授

薗村貴弘　朝日大学歯学部口腔構造機能発育学講座解剖学　教授

はじめに

　2012年に松村先生が出版されていた「イラスト解剖学」の姉妹編として，頭頸部を取り扱う歯学系学生およびそれに関連する学生を対象とした「イラスト顎顔面解剖学」が出版されました．

　それから早や10年の年月が過ぎ医療の進歩にともない，歯科医学教育も変化してきました．そこで，今回，以前の書を廃版といたしました．しかし，松村先生の美しいイラストは今回も多くを温存しつつ，歯科医学教育をみずから経験されているベテランおよび新進，現役の先生方に各章の担当を依頼し，現在の歯学教育に十分に対応できる内容へと改編いたしました．

　以前の書と同様に歯科臨床への解剖学的知識に関して重視した記載に関しては継続しました．したがって，この書は，解剖を学び始めた学生，臨床科目を学ぶ段階の学生，さらに国試を控えた学生にも復習の書として，また，口腔を対象とする歯科衛生士をはじめコメディカルの学生達にも有用な書であると考えています．

　編集を終えて，本書はまだまだ記載内容に書き加えたいことは残されてはいますが，これらの問題に関しては機会があればさらに良い書籍へと改訂したいと考えています．そのためにも読者のご批判やアドバイスは不可欠であり，今後とも切にご協力をお願い申し上げる次第であります．

　最後になりますが本書の執筆に関しまして，的確なご助言とご協力を頂いた中外医学社企画部　上岡里織氏，編集部　沖田英治氏の両氏に深謝申し上げます．

　　2024年7月

島田和幸　編集代表
松村讓兒

目　次

第 1 章　解剖学の基礎知識　〈島田和幸　影山幾男〉

歯科医学の歴史	2
歯科医学に関する人物	3
頭蓋・顔面の区分	4
頸部の区分（頸部の三角）	5
器官と器官系	6
口唇周囲の構造と名称	7
咽頭弓	8
鰓弓器官	10
咽頭嚢に由来する器官	11
正常顔面・口腔・口蓋の発生	12
顔面裂と口唇口蓋裂の発生機序	14
舌の発生	16
スマイルラインとリップラインの話	17

第 2 章　運動器系

①骨　〈影山幾男〉

頭の骨	18
前頭骨	20
頭頂骨	22
後頭骨	23
側頭骨	25
蝶形骨	28
篩骨	30
頭蓋の孔を通るものをまとめる	32
顔面頭蓋	33
上顎骨	34
頰骨	38
口蓋骨	39
下顎骨	41
舌骨	47
頭蓋冠，頭蓋底，頭蓋腔	48
頭蓋腔の床を内面と外面から	50
外頭蓋底	51
脳頭蓋の縫合と泉門	52
新生児の頭蓋冠	53
眼窩，鼻腔，骨口蓋，翼口蓋窩	54
眼窩	54
鼻腔	55
副鼻腔	57
翼口蓋窩	60

②筋　〈島田和幸〉

表情筋（顔面筋）	61
表情筋の説明	63
咀嚼筋	65
外側翼突筋の呈する部位周辺	67
頭頸部での筋の発生	68
顔面筋の働き	69
前頸部の筋	70
舌骨上筋	71
舌骨下筋	72
側頸部の胸鎖乳突筋	73
頭頸部の基本構造	74
頸部筋のまとめ	75

第3章　循環器系 〈島田和幸〉

心臓の位置	76	頭頸部動脈系	88
心臓	77	外頸動脈	89
心臓の内腔	79	顔面動脈	90
心臓の弁の位置	80	顎動脈	92
心臓の内面	81	頭部顔面部の動脈系のまとめ	94
心臓の弁	83	頭頸部静脈系	95
心臓壁の構造	84	リンパ系のあらまし	98
刺激伝導系	85	頭部のリンパ節の分類	99
心臓の動脈	86	頭頸部でのリンパ系まとめ	102
心臓の静脈	87		

第4章　口腔と口腔周囲の構造 〈野中直子〉

口腔	103	舌筋	110
口腔周囲の表面構造	104	唾液腺（口腔腺）	112
口蓋	105	口峡	114
口腔底	106	咽頭と咽頭筋	115
舌下部と舌下面	107	軟口蓋の筋	117
モダイオラス（口角結節・口角筋軸）	108	口腔周囲の重要となる隙	118
舌の区分と舌乳頭	109		

第5章　神経系 〈金銅英二〉

神経系	120	上行性伝導路：	
中枢神経系・脊髄	121	深部感覚・顔面と口腔の感覚	138
脳の区分	122	脳神経	139
大脳半球	123	三叉神経	140
大脳皮質の機能局在	124	眼神経	141
ホムンクルス	125	上顎神経	142
髄膜	126	下顎神経	144
脳室系	127	舌神経の枝	145
脳幹：中脳	128	三叉神経核	146
脳幹：橋	130	脳幹と神経核	147
脳幹：橋の内部構造	131	顔面神経	148
伝導路	133	口腔領域に必要な神経節	150
反射路	134	翼口蓋神経節	151
下行性伝導路：錐体路	135	顎下神経節	152
上行性伝導路：温痛覚・触圧覚	137	舌咽神経	153

舌咽神経と迷走神経の神経節・神経核	154	疑核	157
		顎顔面領域に関連する神経節	158
耳神経節と耳介側頭神経	155	脳神経関連表	159
迷走神経	156		

第6章　歯の形態　〈野中直子〉

歯と歯周組織の構造	160	永久歯の形態的特徴	172
歯の名称と記号	161	乳歯の特徴	183
歯の英語表記	164	歯の異常	191
口腔内の方向用語	165	萌出の異常	195
歯冠の方向用語	166	歯の位置の異常	196
歯髄腔の構造	167	歯列弓の形態と切歯部の咬合	198
根管の形態	168	隣在歯との位置関係	200
咬頭数・歯根数・根管数	169	歯肉の構造	201
ミュールライターの三徴候	170		

第7章　歯科インプラントに必要な解剖学　〈影山幾男〉

インプラントに必要な口腔解剖学		上顎洞と上歯槽神経	212
（含む呼吸器：上気道）	202	上顎洞の形成	213
上顎洞の骨性壁	204	上顎洞挙上術	215
下壁（上顎洞底）と上顎の歯との関係	206	下顎骨について	216
翼口蓋窩	207	下顎のインプラント手術	218
上顎洞裂孔	208	インプラント絡みの神経，動脈の走行	
上顎洞の粘膜	209		219
自然口（副鼻腔の開口部）	210	上顎洞の概説	224

第8章　歯科における麻酔に必要な解剖学　〈今泉うの〉

浸潤麻酔に必要な局所解剖学　その1		下顎孔伝達麻酔に必要な局所解剖学	
	225	その1	236
浸潤麻酔に必要な局所解剖学　その2		下顎孔伝達麻酔に必要な局所解剖学	
	228	その2	239
歯科領域の伝達麻酔	230		

第9章　外傷とくに骨折に関する解剖学　〈今泉うの〉

下顎の骨折	243	化膿性炎症波及路の解剖	249
上顎の骨折	244	隙の相対的位置と連絡路	251
顎関節の解剖	245	頸部郭清術	252

各皮弁直下に認められる解剖学的に
　重要な器官　　　　　　　　　253

頸部郭清術に重要なリンパ節　　　255

第 10 章　歯科放射線に必要な解剖学　〈今泉うの〉

歯科放射線に必要な解剖学的指標　　257
パノラマ撮影法による特色　　　　　259
顔面頭蓋部の撮影法　　　　　　　　260
頭部 X 線像で見える解剖学的構造と
　撮影基準点　　　　　　　　　265
頭部撮影の基準点　　　　　　　　266

第 11 章　成長発育と老化　〈影山幾男〉

顔面の形成　　　　　　　　　　　267
年齢の分類　　　　　　　　　　　268
生理的年齢　　　　　　　　　　　269
泉門の平均閉鎖時期　　　　　　　272
頭蓋底の発育部位　　　　　　　　273
加齢による顎・顔面の変化　　　　275

第 12 章　咀嚼と嚥下に関する解剖学　〈金銅英二〉

摂食嚥下に必要な解剖学（喉頭と発声）
　　　　　　　　　　　　　　　278
喉頭の構造　　　　　　　　　　　280
喉頭筋　　　　　　　　　　　　　281
声帯　　　　　　　　　　　　　　282
声の調節　　　　　　　　　　　　284
摂食・嚥下　　　　　　　　　　　285
睡眠時無呼吸症候群　　　　　　　287

第 13 章　内分泌　〈薗村貴弘〉

内分泌系とは　　　　　　　　　　290
下垂体　　　　　　　　　　　　　292
甲状腺と上皮小体（副甲状腺）　　294
副腎　　　　　　　　　　　　　　296

索引　　　　　　　　　　　　　299

【本書の漢字表記】

本書では，以下の上段の漢字を用いている．

嚢	扁	頸	隙	弯	靭	鈎	傍	頬	橈	瞼	噛	滲
嚢	扁	頚	隙	彎	靱	鉤	旁	頰	橈	瞼	嚙	滲
のう	へん	けい	げき	わん	じん	こう	ぼう	きょう	とう	けん	ごう	しん

イラスト口腔顔面解剖学

第1章 解剖学の基礎知識

第2章 運動器系

第3章 循環器系

第4章 口腔と口腔周囲の構造

第5章 神経系

第6章 歯の形態

第7章 歯科インプラントに必要な解剖学

第8章 歯科における麻酔に必要な解剖学

第9章 外傷とくに骨折に関する解剖学

第10章 歯科放射線に必要な解剖学

第11章 成長発育と老化

第12章 咀嚼と嚥下に関する解剖学

第13章 内分泌

歯科医学の歴史

- B.C. 460頃　Hippocrates 全集「歯の疾患・治療法」が記載

- A.D.
- 150頃　Galenus の著作「歯痛が最強」と記載
- 984　丹波康頼(たんばやすより)「医心方」編纂 歯痛・口臭などを記述

- 1300~1400代　丹波家：朝廷の口中医
- 1400頃　丹波兼康：日本歯科医学の祖（咽喉口腔科を開く）

- 1543　A.Vesalius：人体解剖学の祖 ファブリカ(人体の構造)出版
- 1545　A. Paré (仏)：近代外科学の父
- 1575　Paré の著作に歯の記述
- 1650頃　木床義歯(柳生宗冬のもの)作成

- 1728　P. Fauchard：近代歯科学の祖「歯科外科医」を著す
- 1771　J. Hunter (英)：外科解剖医「人の歯の博物学」を著す
- 1774　杉田玄白ら「解体新書」出版

- 1801　E.W. Skinner 歯科学書出版（米国歯科学の祖）
- 1823　P.F. Siebold (独) 来日（長崎で西洋医学を教授）
- 1839　ボルチモア歯科医学校が開校：世界最初の歯科医学校（H. Hayden, C. Harris）
- 1844　H. Welles (米)：笑気ガス麻酔
- 1846　W. Morton (米)：エーテル麻酔
- 1890　我が国最初の歯科医学校設立（高山歯科医学院　高山紀齋）

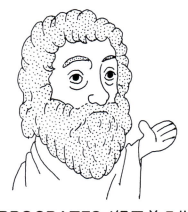

HIPPOCRATES (紀元前5世紀)

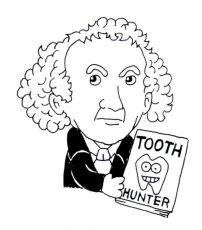

J. HUNTER (1728~1793)

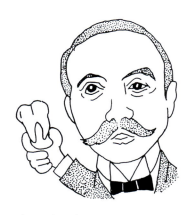

高山紀齋 (1851~1933)

歯科医学に関する人物

GALENUS (129~200?)

P. FAUCHARD (1678~1761)

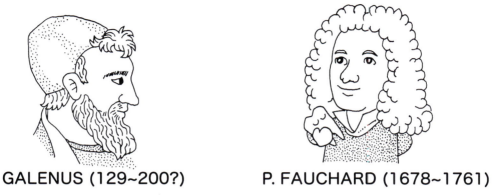

H. HAYDEN (1769~1844)

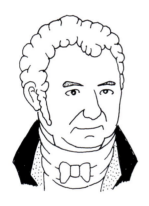

C. HARRIS (1806~1860)

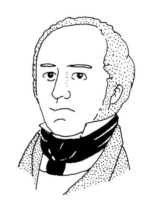

H. WELLES (1815~1848)

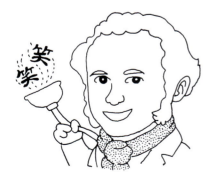

W. MORTON (1819~1868)

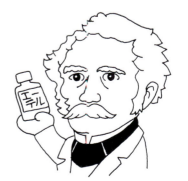

第1章 解剖学の基礎知識

頭蓋 head・顔面 face の区分

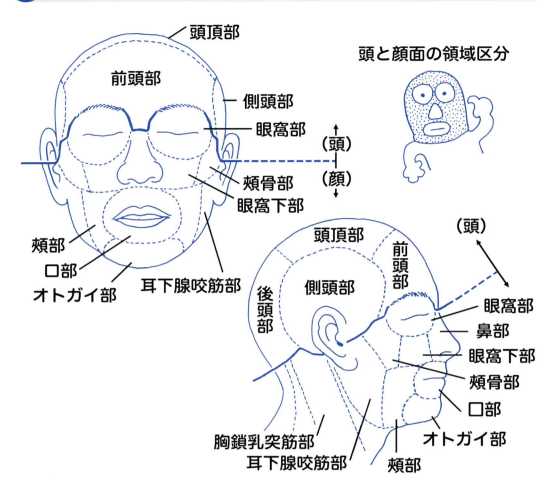

　頭蓋・顔面・頸部は解剖学的には，いくつかの領域に区分される．頭蓋の部分は，1) **頭頂部**，2) **前頭部**，3) **後頭部**，4) **側頭部**に区別される．頭頂部は頭蓋の最も高いところで，前頭部は頭の前方部を，後頭部は頭の後方部である．側頭部は側頭骨の**鱗部・乳突部**と**耳介**を含み，こめかみの部位である．頭蓋と顔面の境界は，鼻根-眉毛-外耳孔を結ぶ線で囲まれたところである．

　顔面を区分する，顔の部位とは

1) **眼窩部**　　　　：眼の周辺
2) **眼窩下部**　　　：眼窩下孔がある．
3) **頬骨部**　　　　：頬骨と側頭骨の頬骨突起がある部分
4) **頬部**　　　　　：頬を膨らませたとき（ラッパを吹くとき）に膨らむ部分．
5) **耳下腺咬筋部**：耳下腺・咬筋・顔面神経の耳下腺神経叢があり，深部に下顎枝がある．
6) **鼻部**　　　　　：鼻の部位
7) **口部**　　　　　：上唇・下唇を含む口の周囲
8) **オトガイ部**　：オトガイ唇溝から下の部分

頸部の区分（頸部の三角）

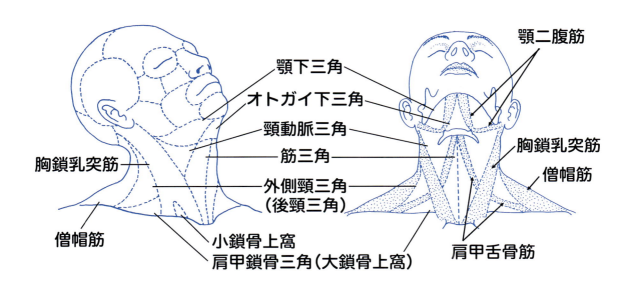

　頸部とは下顎骨下縁・側頭骨の乳様突起・後頭骨の外後頭隆起を結ぶ線（頭部との境界）と，胸骨上縁・鎖骨上縁・肩峰・第7頸椎の棘突起を結ぶ線（胸部との境界）に囲まれた部位である．頸部は前頸部，外側頸部および後頸部に区分され，前頸部はさらに以下の領域に区別される．

1) **前頸部三角**　前縁：正中線，後縁，胸鎖乳突筋の前縁，上縁：下顎骨下縁で，それらにより形成される三角部はさらに4カ所に分類される．前頸三角はさらに次の4つに区分する．
   a) **顎下三角**：下顎骨下縁，顎二腹筋の前腹，顎二腹筋の後腹に囲まれた部位．顎下腺・顎下リンパ節・顔面動・静脈の一部を含んでいる．
   b) **頸動脈三角**：顎二腹筋の後腹，肩甲舌骨筋の上腹：胸鎖乳突筋の前縁に囲まれた部位．総頸動脈の内・外頸動脈への分岐部・内頸動脈・迷走神経・上および中内深頸リンパ節を含む．
   c) **オトガイ三角**：両側の顎二腹筋の前腹，舌骨体に囲まれた部位．オトガイ下リンパ節を含む．
   d) **筋三角**：肩甲舌骨筋の上腹，胸鎖乳突筋の前縁，舌骨から胸骨までの正中線に囲まれた部位．前頸静脈・前頸部リンパ節・胸骨舌骨筋・胸骨甲状筋・甲状腺・上皮小体などを含む．
   これら4つの三角のうちオトガイ下三角だけが無対である．

2) **胸鎖乳突筋部**
   小鎖骨上窩：胸鎖乳突筋の胸骨頭および鎖骨頭と鎖骨で構成される三角形のくぼみで，この底には総頸動脈と内頸静脈がある．

3) **外側頸三角**（後頸三角）：胸鎖乳突筋の後縁，僧帽筋の前縁，鎖骨上縁で，外側頸三角はさらに次の2つに区分する．
   a) **後頭三角**：胸鎖乳突筋の後縁僧帽筋の前縁，肩甲舌骨筋の下腹．外頸静脈・浅頸リンパ節・副神経リンパ節・副神経・頸神経叢・腕神経叢などを含む．
   b) **肩甲鎖骨三角**（大鎖骨上窩）：胸鎖乳突筋の後縁，肩甲舌骨筋の下腹，鎖骨上縁で囲まれた部位．鎖骨下動脈・鎖骨下静脈・鎖骨上窩リンパ節などを含む．

器官 organ と器官系 organ system

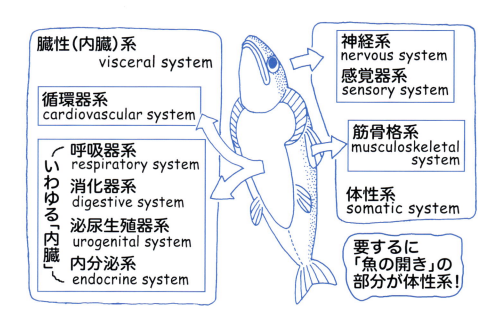

　身体を構成する器官（臓器）organ としては，1) **筋骨格系** musculoskeletal system，2) **循環器系** cardiovascular system，3) **神経系** nervous system，4) **感覚器系** sensory system，5) **消化器系** digestive system，6) **呼吸器系** respiratory system，7) **泌尿生殖器系** urogenital system，8) **内分泌系** endocrine system といった器官系 organ system に分類することができる．5)〜8) を合わせて臓性（内臓）系 visceral system という．

　内臓とは循環・消化・呼吸・排泄などの生命維持に関わる機能で，無意識のうちに働く器官である．「体腔 body cavity に収まっている部分」であり，**腺性系（臓性部分）** visceral system ともいう．また「体腔を囲む壁を構成する部分」を**体性系（体性部分）** somatic system という．この体腔とは**胸腔** thoracic cavity，**腹腔** abdominal cavity をさし，**頭蓋腔** cranial cavity はこの分類に含めない．

口唇周囲の構造と名称

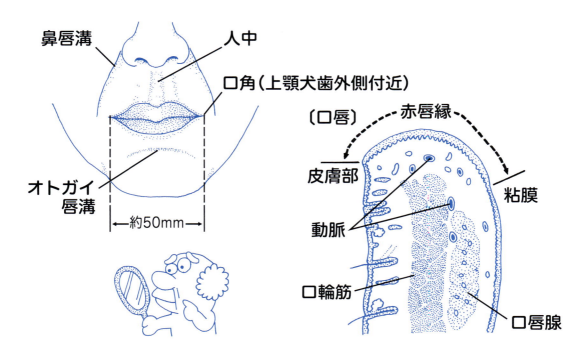

　口唇は，口唇皮膚部と赤みを帯びた口唇粘膜部からなり，両者の移行部を赤唇縁といい，口輪筋辺縁部の突出で形成されている．また，上唇のほぼ中央を，外鼻から赤唇縁まで縦に走る幅約8mmの溝を**人中** philtrum という．赤唇縁は人中のところで少し陥凹して弓形を呈する（俗に **Cupid's bow** とよぶ）．人中とその外側部の口唇の癒合不全が口唇裂である（「正常顔面・口腔・口蓋の発生」「顔面裂と口唇口蓋裂の発生機序」を参照）．人中の下端で赤唇の正中に少し高まりがみられるところを**上唇結節** tubercle という．

　口唇 lips の境界は，上方は外鼻，側方は**鼻唇溝** nasolabial sulcus，下方は**オトガイ唇溝** mentolabial sulcus でオトガイ部と区別する．

　鼻唇溝は加齢とともに下方へのびて長くなり，深さも深くなる．オトガイ唇溝は鼻唇溝に比べると不明瞭である．

　口裂 oral fissure は，口唇のほぼ中央を水平に走る裂隙で，長さは約50mmである．口唇は，口裂を挟んで上方の上唇 upper lip と下方の下唇 lower lip に分かれる．口裂の両端を**口角** angle of mouth といい，口角の外側で上唇と下唇が連絡するところを**唇交連** labial commissure という．口角は，上顎犬歯中央から第1小臼歯の間に位置する．

　口唇の内部構造は，外側から口腔側に向かって，皮膚，口輪筋，動脈輪，口唇腺，粘膜の順に並んでいる．赤唇縁は，皮膚と粘膜の間に位置し，皮膚の一部であるが，毛が生えていない．また，上皮は完全には角化していないために半透明を呈し，その下にある血管内の血液がすけて赤く見える．

咽頭弓 pharyngeal arch

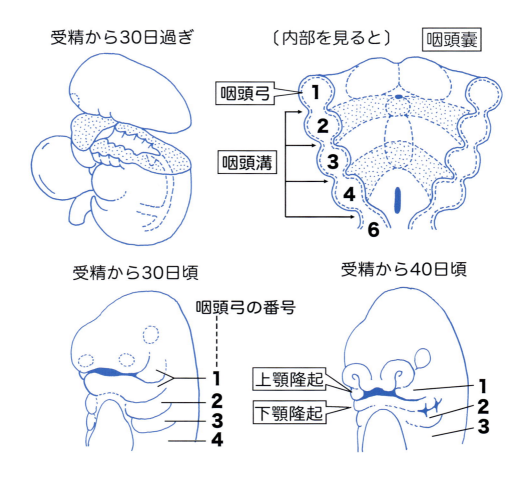

　魚がエラ（鰓）で呼吸することはよく知られているが，実はヒトでも胚の時期にエラができる．ヒトのエラには呼吸機能はないが，生後の様々な器官の発生原基として重要である．また，ヒトのエラは咽頭部外側に対をなす弓状の隆起として形成されるため，咽頭弓 pharyngeal arch とよばれる．

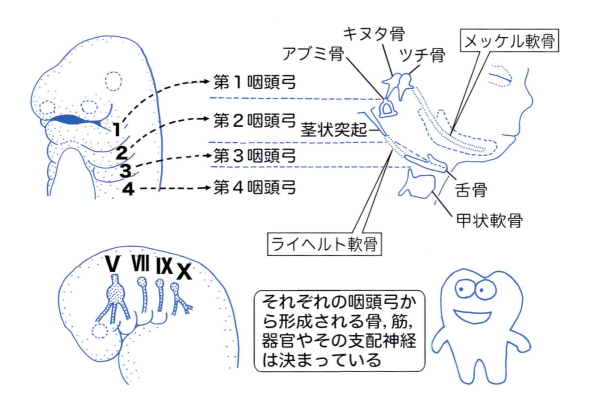

【それぞれの咽頭弓】

　咽頭弓は胎生 4 週頃に形成され, 頭側から 1〜6 の番号でよばれる. 実際に外表から確認できるのは第 1〜4 咽頭弓で, ふつう第 5 咽頭弓は形成されない. なお, 各咽頭弓は外面では咽頭溝 branchial groove, 内面では咽頭嚢 pharyngeal pouch とよばれる陥凹によって境される.

1) 第 1 咽頭弓：顎骨弓 mandibular arch ともいい, 口裂をはさんで上顎隆起（上顎〜側頭部を形成）と下顎隆起（下顎部を形成）に分化する. それぞれに三叉神経 trigeminal nerve の枝である上顎神経 maxillary nerve (V2) と下顎神経 mandibular nerve (V3) が分布する.
2) 第 2 咽頭弓：舌骨弓 hyoid arch ともいい, 顔面筋などを形成する. 顔面神経 facial nerve が分布.
3) 第 3 咽頭弓：舌根や胸腺などの原基をなす. 舌咽神経 glossopharyngeal nerve が分布する.
4) 第 4 咽頭弓：第 6 咽頭弓とともに喉頭軟骨などを形成する. 迷走神経 vagus nerve の枝である上喉頭神経（第 4 咽頭弓）および反回神経（第 6 咽頭弓）が分布する.

鰓弓器官

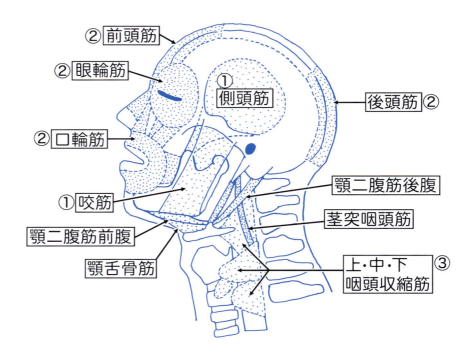

咽頭弓	骨・軟骨	神経	筋	舌
第1咽頭弓(顎骨弓) 　上顎隆起　→ 　下顎隆起　→	上顎骨・頰骨 下顎骨 メッケル軟骨 (ツチ骨・キヌタ骨)	三叉神経	咀嚼筋① 顎舌骨筋 顎二腹筋前腹 鼓膜張筋 口蓋帆張筋	舌体
第2咽頭弓(舌骨弓)	ライヘルト軟骨 (アブミ骨/茎状突起)	顔面神経	表情筋② アブミ骨筋 顎二腹筋後腹	
第3咽頭弓	舌骨(体部)	舌咽神経	茎突咽頭筋	舌根
第4咽頭弓 と 第6咽頭弓	喉頭軟骨	迷走神経	咽頭筋群③ 内喉頭筋 口蓋帆挙筋	

　咽頭弓から形成される器官を**鰓弓器官** branchial apparatus という．咽頭弓は三胚葉（**内胚葉**・**中胚葉**・**外胚葉**）成分をすべて含み，顔面〜頭部領域の様々な器官の形成にあずかる．それぞれの咽頭弓から形成される**鰓弓器官**を表にして示す．

咽頭嚢 pharyngeal pouch に由来する器官

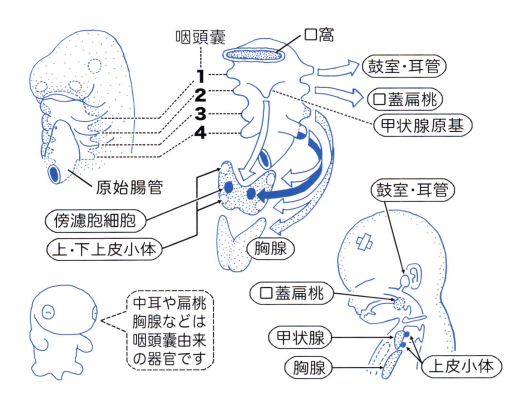

　胚の咽頭内面において咽頭弓を分ける陥凹を**咽頭嚢** pharyngeal pouch という．咽頭嚢は内胚葉 endoderm で内面をおおわれた袋状の陥凹で，第1～第4の4対が出現する．

1) **第1咽頭嚢**：**耳管鼓室陥凹** tubotympanic recess となり，中耳（鼓室）や耳管の構成にあずかる．鼓室をつくる陥凹の先端は，鰓溝からできる外耳道と接して鼓膜の形成にあずかる．
2) **第2咽頭嚢**：周辺の間葉組織とともに**口蓋扁桃** palatine tonsil を形成する．
3) **第3咽頭嚢**：背側部から下の**上皮小体** parathyroid gland，腹側部から**胸腺** thymus が形成される．第3，4咽頭嚢の異常により，胸腺や上皮小体の欠損が生じる（DiGeorge症候群）．
4) **第4咽頭嚢**：背側部からは上の上皮小体が，腹側部からは鰓後体 ultimobranchial body（甲状腺の傍濾胞細胞に分化する）が形成される．

正常顔面・口腔・口蓋の発生

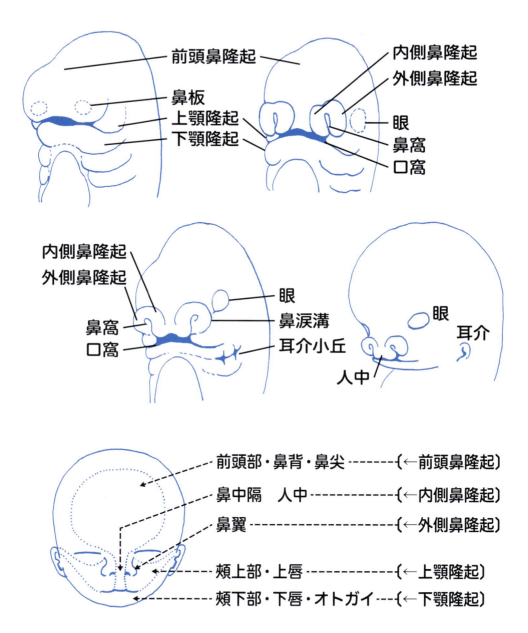

　正常な顔面の発生に関与するのは，**前頭鼻隆起**と第1咽頭弓で，発生第4週頃に，腹側の口窩を中心として，上方に前頭鼻隆起（突起），側方に第1咽頭弓に由来する有対の**上顎隆起**，その後しだいに顔面の隆起の形成がすすみ，前頭鼻隆起は額を形成するが，その左右にしだいに上皮が肥厚し，鼻板を形成するが，鼻板は陥凹して鼻窩となる．鼻窩は外鼻孔と鼻腔を形成する．鼻窩の外側は**外側鼻隆起**として隆起し，外鼻の側面と鼻翼を形成する．また内側は，**内側鼻隆起**として隆起し，鼻背などの外鼻の前面を形成する．

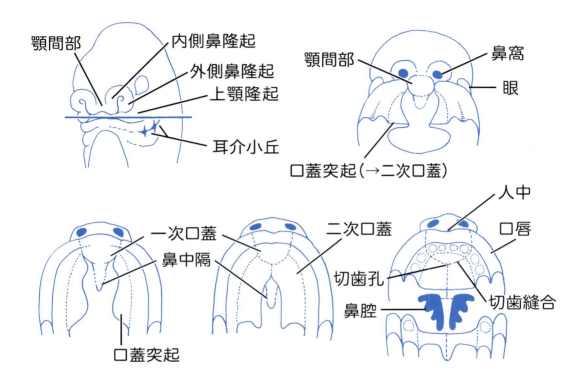

　発生第7週から隆起の癒合が始まる．両側の上顎隆起は正中方向に発育し，内上方は外側鼻隆起と，内下方は内側鼻隆起と接する．さらに，左右の内側鼻隆起も接近することによって，上顎と口唇が連続し，鼻窩は口窩から分離して，頬部の上方，上唇の外側部，下眼瞼が形成される．そして，左右の内側鼻隆起が癒合するところからは，人中，切歯骨とそれに付属した歯肉，一次口蓋，鼻中隔が発生する（左右の内側鼻隆起が癒合したものは球状隆起とよばれる）．また，両側の外側鼻隆起は，鼻涙溝によって上顎隆起と離れているが，両隆起が癒合すると鼻涙管になる．両側の下顎隆起は正中方向に発育して癒合し，頬部の下方，下唇，オトガイ，下顎を形成する．

　顔面の発生と並行して口蓋も発生する．上記の一次口蓋が中切歯と側切歯の植立する切歯骨を形成するのに対し，切歯孔から後方の硬口蓋と軟口蓋は二次口蓋から形成される．二次口蓋は，上顎隆起に由来する口蓋隆起が発生第6週に両側で出現し，正中で癒合して形成される．口蓋隆起と鼻中隔も発生第9週に前方から癒合が始まり発生12週頃に完了する．口蓋隆起は前方で一次口蓋と癒合するが，切歯孔は成人まで残る．若年者でみられる側切歯と犬歯との間を横走する切歯縫合が一次口蓋と二次口蓋が癒合した場所と考えられる．

顔面裂と口唇口蓋裂の発生機序

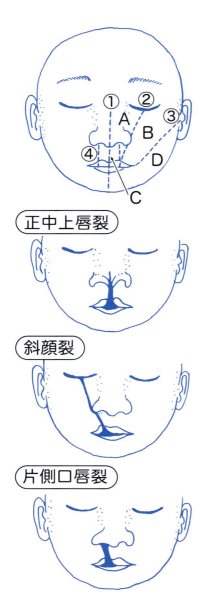

A. 外側鼻突起　①正中顔裂
B. 上顎突起　　②斜顔裂
C. 内側鼻突起　③横顔裂
D. 下顎突起　　④口唇裂

正中上唇裂

正中下顎裂

斜顔裂

横顔裂

片側口唇裂

両側口唇裂

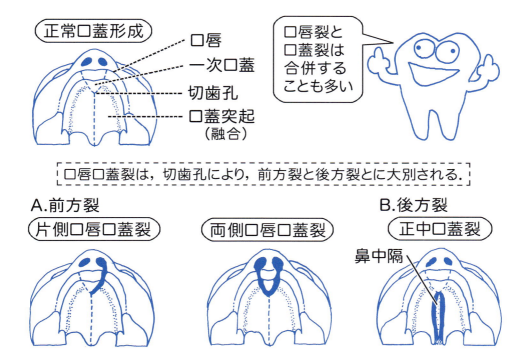

　顔面裂の発生は，正常顔面・口腔・口蓋の発生で述べた胎生期の顔面諸隆起の上皮性の癒合不全や間葉の増殖不全などにより生じる．以下は各顔面裂および口唇口蓋裂と原因となる隆起の関係である．

1) **正中顔裂** median facial cleft
   a) **正中上唇裂** median cleft of the upper lip：内側鼻隆起ならびに球状隆起の正中における形成が障害されることにより引き起こされる．
   b) **正中下唇裂** median cleft of the lower lip：左右の下顎隆起
   c) **正中下顎裂** median cleft of the mandible：左右の下顎隆起
2) **斜顔裂** oblique facial cleft：外側鼻隆起と上顎隆起
3) **横顔裂** horizontal facial cleft：上顎隆起と下顎隆起
4) **口唇裂** cleft lip（上唇にのみ生じる）
   a) **片側口唇裂** unilateral cleft lip：片側の内側鼻隆起と上顎隆起
   b) **両側口唇裂** bilateral cleft lip：両側の内側鼻隆起と上顎隆起
5) **口蓋裂** cleft palate
   a) **片側口蓋裂** unilateral cleft palate：片側の口蓋隆起のみが鼻中隔と癒合して，他側の口蓋隆起が癒合しない場合に生じる．
   b) **両側口蓋裂** bilateral cleft palate：両側の口蓋隆起および鼻中隔が癒合しない場合に生じる．

舌 tongue の発生

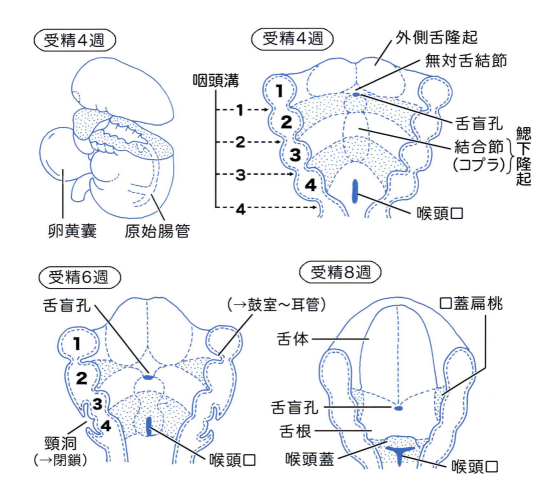

　第1咽頭弓由来の原始咽頭床部に発生した無対舌結節（正中舌芽），両側の**外側舌隆起**（1対），**結合節**から舌が形成される．外側舌隆起は肥大・癒合して舌体部になり，癒合した正中面は舌正中溝に，そして正中の深部は舌中隔になる．舌盲孔の後方に発生する正中隆起としての結合節は，鰓下隆起の発達に伴い，舌後方の一部を形成する．この結合節は，**コプラ** copula ともよばれ，第2咽頭弓の腹側内面が癒合して形成された隆起と，第3・4咽頭弓の腹側内面にある中胚葉から発生した鰓下隆起とが結合した狭い部分をいう．また，舌尖部は，成長して下層にある間葉組織内に侵入するが，**舌尖部**と下層の接続部は，**舌小帯**を残して退化し，舌小帯も短縮することにより，舌の運動が可能になる．

スマイルラインとリップラインの話

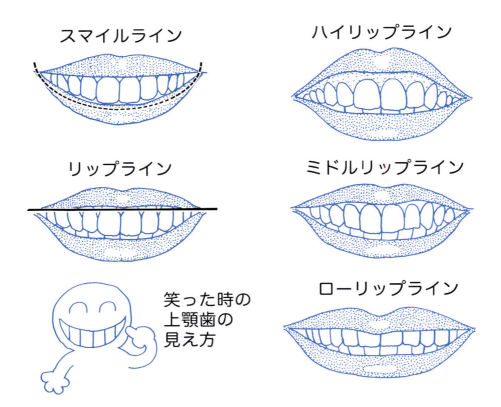

　審美歯科では，上顎前歯の切縁を重ね合わせたラインを**スマイルライン**といい，微笑んだときに，このラインが下唇上縁と並走しているのが理想的であるといわれる．一般に男性では女性に比べてスマイルラインがより直線的になっている．また，微笑んだときの上唇下縁を**リップライン**という．このラインの位置が，上顎前歯の歯冠全体が見えるくらいの部位に一直線にある場合が理想的だといわれる（**ミドルリップライン**）．日本人は，歯肉が広範囲に露出する人が多く（**ハイリップライン**），欧米人は，上唇下縁におおわれて歯冠の切縁側半分ほどしか見えない人が比較的多くみられる（**ローリップライン**）．

頭の骨

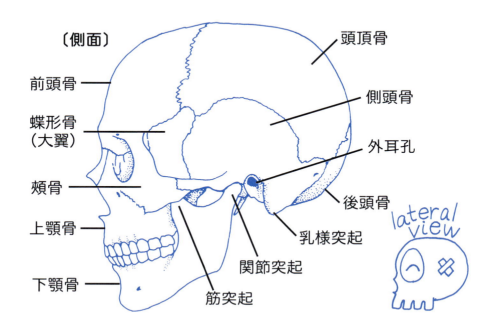

〔側面〕
- 頭頂骨
- 前頭骨
- 側頭骨
- 蝶形骨（大翼）
- 外耳孔
- 頬骨
- 後頭骨
- 上顎骨
- 乳様突起
- 下顎骨
- 関節突起
- 筋突起

lateral view

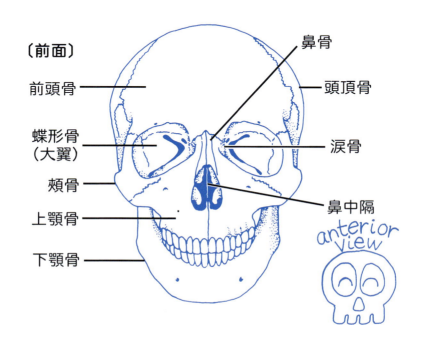

〔前面〕
- 鼻骨
- 前頭骨
- 頭頂骨
- 蝶形骨（大翼）
- 涙骨
- 頬骨
- 上顎骨
- 鼻中隔
- 下顎骨

anterior view

【頭蓋 cranium】

　頭部の骨格は 15 種 23 個の多くの頭蓋骨が複雑に連結しており，これらの骨をまとめて頭蓋という．頭蓋は 1 つだが，頭蓋骨は 23 個である．頭蓋は，脳を保護する役割をもつ脳頭蓋と顎顔面領域を構成する顔面頭蓋に分けられる．また，脳頭蓋と顔面頭蓋の骨区分は文献によって諸説あるので注意する．

【脳頭蓋 cerebral cranium（neurocranium）】

　脳頭蓋は，内部に脳を容れて保護する 6 種 8 個の骨で構成される．脳頭蓋は，前頭骨（1 個），頭頂骨（2 個），後頭骨（1 個），側頭骨（2 個），蝶形骨（1 個），篩骨（1 個）から構成される．大部分の骨は線維性に結合している（縫合）が，一部に軟骨結合がみられ，それらは最終的に癒合してしまう．

【脳頭蓋を構成する骨】

　頭蓋を構成する各頭蓋骨を 1 つずつ分離した骨，すなわち分離頭蓋の説明をする．

1) **前頭骨** frontal bone

　前頭骨は脳頭蓋の前部を構成する無対の骨で，垂直部と水平部からなる．垂直部は頭蓋冠の前部を構成して前頭鱗と称し，水平部は眼窩部と鼻部から構成される．

(1) **前頭鱗** frontal squama

　前頭鱗は，大部分を頭頂骨と，後縁の一部で蝶形骨大翼と結合する．前頭鱗の下縁はほぼ水平であるが，3 つの軽度な弯曲を呈する．すなわち，左右の眼窩上縁と中央の鼻骨縁である．**眼窩上縁** supraorbital margin は，その名のとおり眼窩の上縁を構成し，**鼻骨縁** nasal border には，鼻骨と上顎骨前頭突起が結合して鼻根を構成する．

　眼窩上縁の内側寄りには，2 つの切れ込みが存在する．内側の切れ込みを**前頭切痕** frontal notch，外側の切れ込みを**眼窩上切痕** supraorbital notch という．この切れ込みが孔としてみえる場合には，それぞれ**前頭孔** frontal foramen，**眼窩上孔** supraorbital foramen という（前頭孔はまれだが，眼窩上孔はしばしば認められる）．眼窩上縁の外側端は突出しており，頬骨と接することから頬骨突起という．

　前頭鱗の外面はなめらかで前方にふくらんでおり，前額（ひたい）をつくる．眼窩上縁の上方には弓状の隆起がみられ，これを**眉弓** brow ridge という．左右の眉弓間には平坦な部分があり，これを**眉間** middle forehead という．

　前頭鱗の内面には，正中に上矢状洞溝があり，上後方に向かって走り，頭頂骨の上矢状洞溝に連続する．

● 前頭骨 frontal bone ●

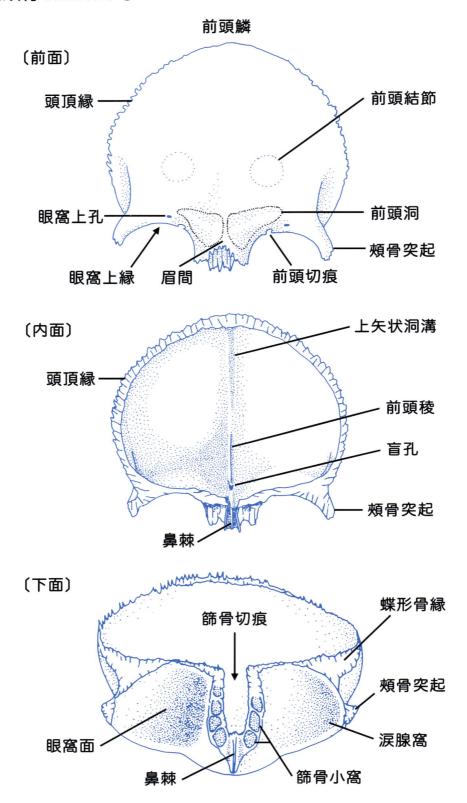

(2) 眼窩部 orbital part

　前頭骨水平部の中央には，後方へ開く逆U字型の切れ込みがあり，これを篩骨切痕 ethmoidal notch という．この篩骨切痕の左右両側にはややふくらんだ薄い骨板があり，ここを眼窩部といい，眼窩の上壁（天井）となる．眼窩部上面には大脳が載る．一方，眼窩部下面は眼窩面 orbital surface という．眼窩面の前外側端には，涙腺を入れる涙腺窩 lacrimal fossa とよばれるくぼみがある．一方，眼窩面の前内側端には，上斜筋の滑車が付着するくぼみがあり，滑車窩 trochlear fossa とよぶ．

(3) 鼻部 nasal part

　左右眼窩部の間にある，篩骨切痕前方の粗面を鼻部と称す．鼻部後縁には，中央からまっすぐ下方に向かう鼻棘 nasal spine が突出している．また中央には小孔が開いており，これを前頭洞口という（前頭洞の出口）．

(4) 前頭洞 frontal sinus

　前頭鱗の下方中央（眉間付近）は，逆三角形，あるいはハート形をした空洞になっており，これを前頭洞という．前頭洞の形状は左右非対称であることが多く，また個体差が非常に大きいことから，個人識別に用いられることがある．

2) 頭頂骨 parietal bone

　頭頂骨は脳頭蓋の上部中央に位置する左右1対の骨で，四角形（4縁と4角が区別される）の扁平な骨である．4縁を前頭縁 frontal border, 後頭縁 occipital border, 矢状縁 sagittal border, 鱗縁 squamosal border とよび，4角を前頭角，後頭角，蝶形骨角，乳突角とよぶ．

　頭頂骨の前縁は前頭縁といい，前頭骨と接して冠状縫合を形成する．頭頂骨の後縁は後頭縁といい，後頭骨と接してラムダ縫合を形成する．上縁は矢状縁といい，左右の頭頂骨矢状縁が接して矢状縫合を形成する．下縁は鱗縁といい，前部は蝶形骨と接し（蝶頭頂縫合），中部は側頭骨鱗部と接し（鱗状縫合），後部は側頭骨乳突部と接する（頭頂乳突縫合）．

　頭頂骨は前頭骨，側頭骨，後頭骨とともに頭蓋冠を構成し，外面に頭頂結節，側頭線があり，内面には上矢状洞溝，S状洞溝が走っている．

●頭頂骨 parietal bone ●

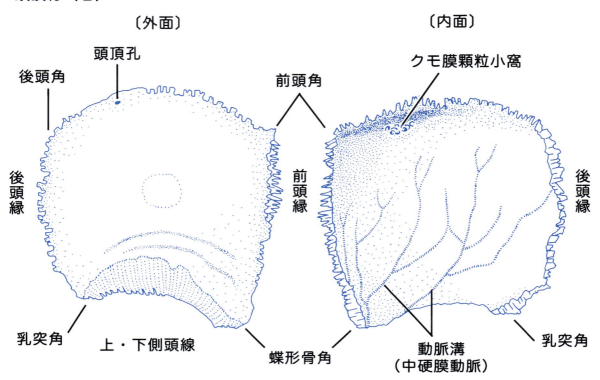

3) **後頭骨** occipital bone

後頭骨は脳頭蓋の後部を構成する無対の骨で，大後頭孔を中心に底部，外側部，後頭鱗の3つからなる．

(1) **大後頭孔** foramen magnum

大後頭孔は頭蓋底を貫く卵円形の大きな孔で，脳を容れる頭蓋腔と脊髄を容れる脊柱管を連結しており，延髄および椎骨動・静脈が通っている．

(2) **底部** basilar part of the occipital bone

後頭骨の底部は大後頭孔の前方にある板状の部分で，前縁は蝶形骨体と接し，後縁は大後頭孔前縁と一致する．また，外側縁は側頭骨岩様部と接する．底部の中央上面は滑沢で，蝶形骨体から連続しており，大後頭孔に向かって滑り落ちるように傾斜しており，これを斜台 clivus という．上面の外側縁には，浅い溝が蝶形骨に向かって続いており，これを**下垂体洞溝** groove for inferior petrosal sulcus という．一方，下面は中央に粗造な高まりがあり，これを**咽頭結節** pharyngeal tubercle という．

● 後頭骨 occipital bone ●

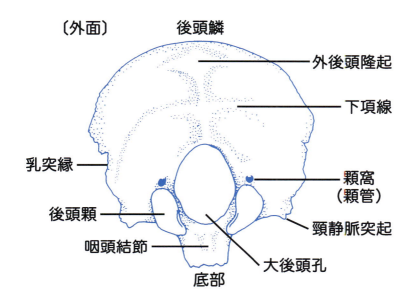

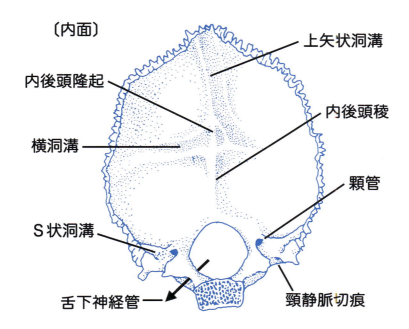

(3) **外側部** lateral part of occipital bone

　後頭骨の外側部は大後頭孔の左右両側にある板状部分であり，前縁は底部に，後縁は後頭鱗に移行する．内側の縁は大後頭孔の外縁に一致する．一方，外側の縁は深い切れ込みをつくっており，頸静脈切痕とよぶ．後頭骨の頸静脈切痕は，側頭骨の頸静脈切痕 jugular notch of occipital bone と合して**頸静脈孔** jugular foramen をつくる．

　外側部の下面（大後頭孔の左右）には楕円形の高まりがあり，これを後頭顆という．後頭顆は第1頸椎（環椎）の上関節窩と関節して環椎後頭関節をつくる．また，後頭顆を内側から外側へ貫く管を**舌下神経管** hypoglossal canal といい，同名神経が通る．

(4) **後頭鱗** squama part of the occipital bone

　後頭鱗は大後頭孔の後方で垂直に立ち上がる板状の広い部分である．

　後頭鱗外面の中央部は外方に大きくふくらんでおり，これを**外後頭隆起** external occipital protuberance という．外後頭隆起は，皮膚の上から触れることができる．外後頭隆起から正中を走る隆線を外後頭稜という．また，外後頭隆起と外後頭稜から外側方に向かって3本の隆線が走り，上から最上項線，上項線，下項線という．

　後頭鱗内面は滑沢であり，外後頭隆起の位置に一致したふくらみを**内後頭隆起** internal occipital protuberance という．また，内後頭隆起を中心に十字にのびる隆線を十字隆起という．後頭鱗内面正中には，頭頂骨の上縁に沿って下行してきた上矢状洞溝に連続する溝があり，これは十字隆起のところで左右に分かれて直角に走行を変える．この外側に向かう溝を横洞溝という．さらに，横洞溝から頸静脈孔まで，弯曲して前方に走る溝がS状洞溝である．

4) **側頭骨** temporal bone

　側頭骨は脳頭蓋の外側下部を構成する左右1対の骨で，外耳孔を中心に，鱗部，鼓室部，岩様部（錐体部と乳突部に分けることがある）からなる．

(1) **鱗部** squamous part of temporal bone

　側頭骨の鱗部は頭蓋冠の側壁を構成する半円形の板状部分であり，周縁と内・外面が区別される．周縁の前1/3は**蝶形骨大翼** greater wing of sphenoid bone と接合し（**蝶形骨縁** sphenoidal border），後2/3は頭頂骨と接合している（**頭頂縁** parietal border）．後縁は境界なく乳突部上縁に移行しており，この移行部を**頭頂切痕** parietal notch という．鱗部の外面部分は広くなめらかで側頭窩の一部を構成する．外面の下部中央から前方に長い突起が突出しており，これを頬骨突起とよぶ．側頭骨の頬骨突起は，頬骨の側頭突起と合して**頬骨弓** zygomatic arch をつくる．頬骨突起の基部で，外耳孔前方部は内上方になめらかな表面の母指頭大のくぼみが認められる．これを**下顎窩** mandibular fossa とよび，下顎骨の**関節突起** condylar process（**下顎頭** head of mandible）が入る．また，下顎窩の前方につくられる高いふくらみは**関節結節** articular tubercle という．側

●側頭骨 temporal bone ●

側頭骨（右）

〔外側面〕

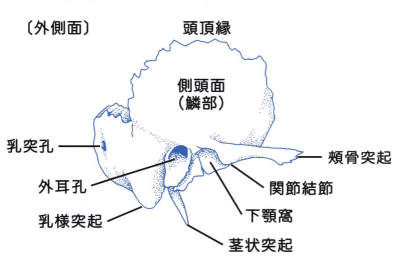

〔下面〕

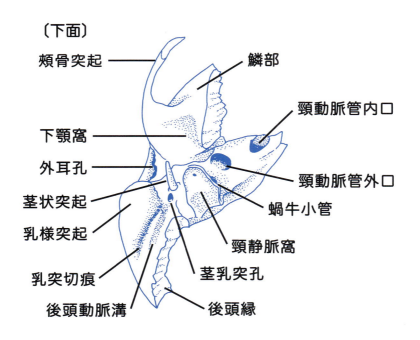

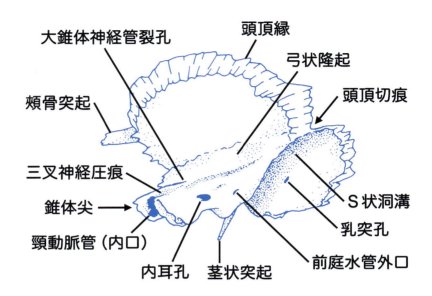

頭骨の下顎窩は，下顎骨の下顎頭とともに**顎関節**（側頭下顎関節 temporomandibular joint）を構成する．

(2) **鼓室部** tympanic part

　側頭骨の鼓室部は外耳道の下壁を構成する半管状の骨板であり，後方にある乳様突起との間に**鼓室乳突裂** tympanomastoid fissure，前方の下顎窩との間に**錐体鼓室裂** petrotympanic fissure をつくる．錐体鼓室裂には，顔面神経の枝の鼓索神経が通る．

(3) **岩様部** petrous part

　外耳孔のすぐ後方で頭蓋底の中央に向かい突出している部分を岩様部という．岩様部は，鱗部の後下方に突出する板状の**乳突部** mastoid part と，頭蓋底に突出する**錐体部** petrous part に区別される．

　乳突部外面は母指頭大の突起が突出しており，乳頭突起という．乳突部の上部には，乳突洞という空洞があり，乳様突起内部の乳突蜂巣，そして鼓室と連続性をもつ．乳様突起の内面には2つの溝が平行して走行している．外側の溝を**乳突切痕** mastoid notch（顎二腹筋後腹が付着する）といい，内側の溝を**後頭動脈溝** occipital groove of the occipital artery という．乳突部内面には，S状洞溝が縦走し，後頭骨のS状洞溝に連続する．

錐体部は，蝶形骨大翼と後頭骨底部の間に入り込んでいる部分で，これらの間に**破裂孔** lacerated foramen をつくる．錐体部には，内頭蓋底と外頭蓋底の間を交通するいくつかの管が存在する．**内耳孔** internal acoustic opening は錐体後面中央にあり，内頭蓋底から顔面神経，内耳神経が出る孔である．内耳孔は骨内部を走行する**顔面神経管** facial canal に通じ，途中の**顔面神経管膝** geniculum of facial canal（約60°の角度で後外方に屈曲する）で方向を変え，乳様突起と茎状突起の間にある**茎乳突孔** stylomastoid foramen に開口する．一方，顔面神経管膝からは前外方に向かって**大錐体神経管裂孔** hiatus of the greater petrosal nerve に開く小管が出る（顔面神経の枝の大錐体神経の通路）．大錐体神経管裂孔は，錐体前面上を長軸と平行に走る**大錐体神経溝** groove of the great superficial petrosal nerve に連続する．また，大錐体神経管裂孔の直下には**小錐体神経管裂孔** hiatus of the lesser petrosal nerve があり，**小錐体神経溝** groove of the lesser petrosal nerve に続く（舌咽神経の枝の小錐体神経の通路）．錐体の下面には，内頸動脈が通過する**頸動脈管** carotid canal がある．

5) **蝶形骨** sphenoid bone

蝶形骨は頭蓋底の中央部に入り込んでいる．蝶が羽根を広げた形をした無対の骨である．内頭蓋底からみると，中央にある蝶形骨体と，その両側縁から外側に突出する大翼，小翼が区別される．また，蝶形骨体と蝶形骨大翼の結合部から，翼状突起が突出している．

(1) **蝶形骨体** body of the sphenoid bone

蝶形骨体は箱型の骨塊で，内部に空洞を有し，これを蝶形骨洞という．

蝶形骨体上面中央は深くくぼんでおり，下垂体を容れるため**下垂体窩** pituitary fossa という．下垂体窩の前縁は高くふくらみ，後縁は切り立っており，前縁は**鞍結節** tubercle of the sella turcica，後縁は**鞍背** dorsum sellae とよばれる．鞍結節の前方には，前外方へ走る交叉溝とよばれる溝がそれぞれ左右の視神経管に連続している．鞍結節から鞍背までの部を側方からみると，両端が高く中央がくぼんでおり，**トルコ鞍** Turkish saddle と総称する．蝶形骨体後面は後頭骨の底部と接合して斜台を形成する．

(2) **小翼** lesser wing

蝶形骨小翼は蝶形骨体から前外側にのびる三角形の小骨板である．小翼の下面は，蝶形骨大翼との間に上眼窩裂をつくる．また小翼の基部には視神経管が貫通しており，頭蓋腔と前方の眼窩と交通する．

● **蝶形骨** sphenoid ●

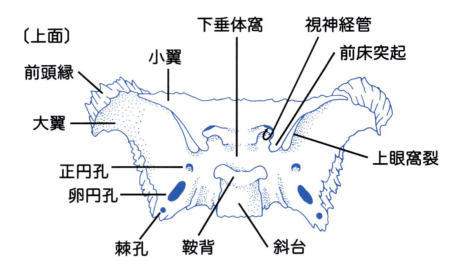

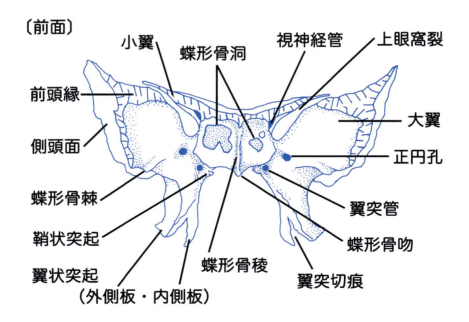

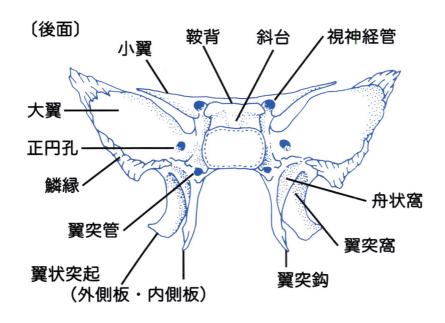

(3) **大翼** greater wing

　蝶形骨大翼は蝶形骨体の外側面から外側にのびる骨板であり，3つの孔が並んでいる．最も前方にある丸い孔を**正円孔** foramen rotundum といい，翼口蓋窩と交通する（上顎神経が通る）．正円孔の後外方で楕円形の大きな孔を**卵円孔** oval foramen といい，下方の外頭蓋底と交通している（下顎神経が通る）．卵円孔のすぐ外側には最も小さい孔である**棘孔** spinous foramen があり，下方の外頭蓋底と交通している（中硬膜動脈，下顎神経硬膜枝が通る）．

　蝶形骨大翼の後方は鋭くとがっており，これを**蝶形骨棘** sphenoidal spine という．蝶形骨棘には，顎関節の副靱帯である蝶下顎靱帯が付着する．

(4) **翼状突起** pterygoid process

　蝶形骨大翼と蝶形骨体をつなぐ基部後縁から下方にのびる突起を翼状突起という．翼状突起前面は上顎骨体に面しており，間にできる大きな切れ込みを翼口蓋窩とよぶ．翼状突起は**内側板** medial pterygoid plate，**外側板** lateral pterygoid plate とよばれる2枚の骨板から構成され，その間に**翼突切痕** pterygoid notch という切れ込みをつくる．

●篩骨 ethmoid ●

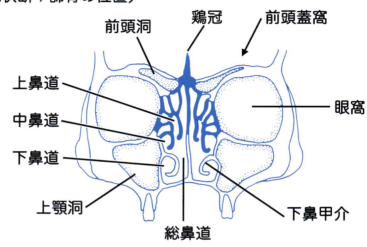

〔冠状断；篩骨の位置〕

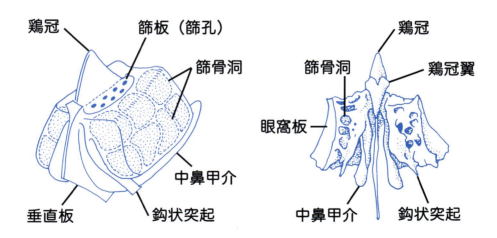

翼突切痕に口蓋骨の**錐体突起** pyramidal process が入り込むことで，**翼突窩** pterygoid fossa が形成される（内側翼突筋が付着する）．翼突窩の上方には，翼状突起基部の内側縁に沿って**舟状窩** scaphoid fossa とよばれる楕円形のくぼみがみられる（口蓋帆張筋が付着する）．翼状突起内側板の基部には，前後に走行する管があり，これを**翼突管** pterygoid canal という．翼突管は外頭蓋底と翼口蓋窩の間にある交通路である（翼突管神経，翼突管動脈が通る）．翼状突起内側板の下端は鉤状に曲がっており，**翼突鉤** hamular process という．翼突鉤には**翼突下顎縫線** pterygomandibular raphe が付着する．また翼突鉤は，口蓋帆張筋の腱が翼突鉤で方向を変える滑車としての役割を有する．

6) **篩骨** ethmoid bone

篩骨は前頭蓋窩のほぼ中央にある無対の骨で，頭蓋底，眼窩，鼻腔の構成に関与する．篩骨は，頭蓋底の構成に加わる上面を篩板，篩板正中から垂直に下降する垂直板，そして篩板両端から吊り下がる骨塊部（篩骨迷路）に区別される．

(1) **篩板** cribriform plate

前頭骨眼窩部の中央部を貫いて頭蓋底に出る部位を篩板といい，後方を蝶形骨小翼と接する．篩板の正中において，垂直に鶏のとさかに似た小骨板が立ち，これを鶏冠という．また，篩板には多数の小孔が開口しており，これを**篩孔** cribriform foramina とよぶ（嗅神経が通る）．

(2) **垂直板** perpendicular plate

篩板の正中下方から垂直に下垂する骨板を**篩骨垂直板** perpendicular plate of the ethmoid bone といい，鋤骨とともに鼻中隔を構成する．

(3) **篩骨迷路** ethmoidal labyrinth

篩板の両端には，篩骨迷路とよばれる含気性の骨が吊り下がり，鼻腔上部を構成する．篩骨迷路の中は，蜂の巣のようにたくさんの小さな空洞を内包していることから，篩骨洞（篩骨蜂巣）という．篩骨洞は4つある副鼻腔の1つで，上鼻道と中鼻道に開口する．

篩骨迷路の内面には2つの突起が下垂しており，上方にある小さい突起を**上鼻甲介** superior nasal concha，下方にある大きい突起を**中鼻甲介** middle nasal concha という．上鼻甲介と中鼻甲介は篩骨の一部であるが，下鼻甲介は1対の独立した骨である．

頭蓋の孔を通るものをまとめる

下から見た頭蓋底の分解骨

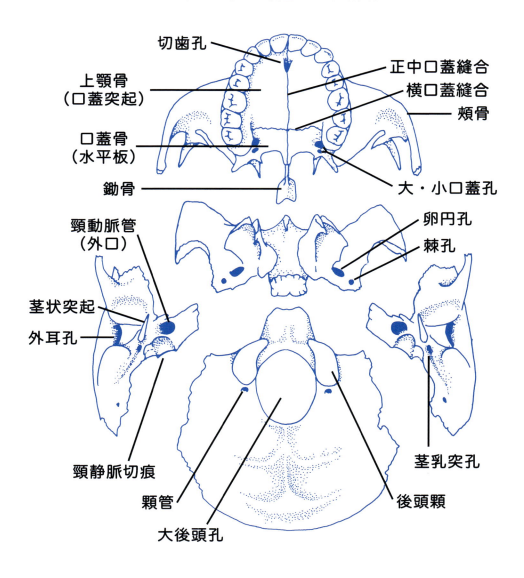

顔面頭蓋 visceral cranium

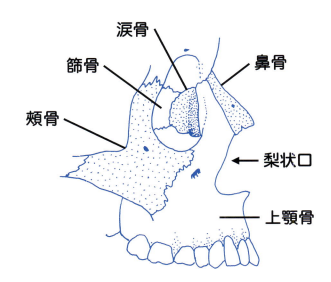

顔面頭蓋は頭蓋骨の前下部に位置して，顎顔面領域をつくる9種15個の骨で構成される．顔面頭蓋は，鼻骨（2個），涙骨（2個），鋤骨（1個），下鼻甲介（2個），上顎骨（2個），頬骨（2個），口蓋骨（2個），下顎骨（1個），舌骨（1個）から構成される．

【顔面を構成する骨】

1) **鼻骨** nasal bone

顔面上部で鼻根部を構成する左右1対の骨を，鼻骨という．鼻骨の内側縁は反対側の鼻骨と，外側縁は上顎骨の前頭突起と，上縁は前頭骨と接しており，下縁は梨状口上縁の一部となる．

2) **涙骨** lacrimal bone

眼窩内側壁の前部に位置する楕円形の薄い骨を涙骨という．涙骨の上縁は前頭骨と，前縁は上顎骨前頭突起と，下縁は上顎骨眼窩面と，後縁は篩骨と接する．涙骨外面には涙嚢溝とよばれる溝があり，上顎骨の涙嚢溝と合して涙嚢窩〜鼻涙管を構成する．

3) **鋤骨** vomer

鼻中隔の下半部を構成する無対で不正四辺形の薄い骨板で，鼻腔底と蝶形骨体の間に広がる．鋤骨は上顎骨，口蓋骨，篩骨と鼻中隔軟骨と接する．

●上顎骨 maxilla ●

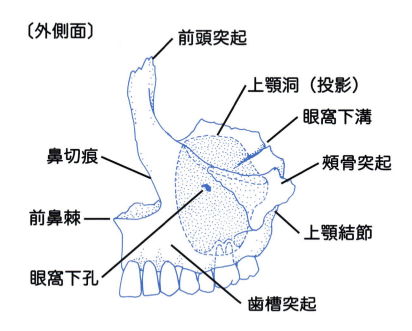

4) **下鼻甲介** inferior nasal turbinate

　鼻腔の外側壁から鼻腔底に向かって下垂する左右の骨を，下鼻甲介という．下鼻甲介は，他の骨のように名称の最後に「骨」がつかないが，独立した1対の骨である．下鼻甲介は，上顎骨，口蓋骨，涙骨，篩骨と接しており，特に篩骨と口蓋骨とともに上顎骨の**上顎洞裂孔** hiatus of the maxillary sinus を覆うことで，**半月裂孔** semilunar hiatus を形成する．

5) **上顎骨** maxilla

　上顎骨は顔面の約2/3を占める左右1対の骨で，眼窩，鼻腔，口腔いずれの構成にも関与する重要な骨である．前頭骨，蝶形骨，篩骨，鼻骨，涙骨，鋤骨，下鼻甲介，口蓋骨という，9つの骨と接している．上顎骨は，4つの面を有する上顎骨体を中心として，上下内外に4つの突起があり，それぞれ上方に前頭突起，外側に頬骨突起，内側に口蓋突起，下方に歯槽突起が突出する．上顎骨体の内部には，上顎洞とよばれる空洞が存在し，半月裂孔によって鼻腔の中鼻道に開口している．

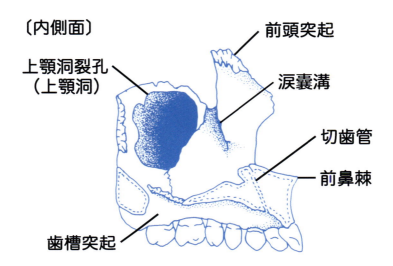

(1) **上顎骨体** body of maxilla

 上顎骨体は，上方において眼窩に底面をおく逆ピラミッド型をしており，前面，後面，上面，内側面の4つの面がある．

 a）前面（顔面）

 上顎骨体の前面は上顔部の形成に関与する．前面の内側縁には**鼻切痕** nasal notch があり，鼻骨とともに**梨状口** pyriform aperture をつくる．前面の上端には**眼窩下孔** infraorbital foramen（上顎神経の眼窩下神経，眼窩下動・静脈が通る）が開口する．

 b）後面（側頭下面）

 頬骨突起のすぐ後方で，蝶形骨翼状突起の前方に位置する．後面ほぼ中央は，**上顎結節** maxillary tuberosity とよばれるやや高く粗造な面を構成する．この上顎結節には2〜3個の小孔が開口しており，**歯槽孔** alveolar foramen（上顎神経の後上歯槽枝と後上歯槽動・静脈が通る）という．

 c）上面（眼窩面）

 上面は眼窩下壁の大部分を構成する平坦な面で，前面とは眼窩下縁で境される．後縁から前内側に**眼窩下溝** infraorbital groove とよばれる切れ込みがあり，この溝は眼窩面の中央で下方に方向を変えて骨内に入り，**眼窩下管** infraorbital canal となって前走した後，前面の眼窩下孔に開口する．

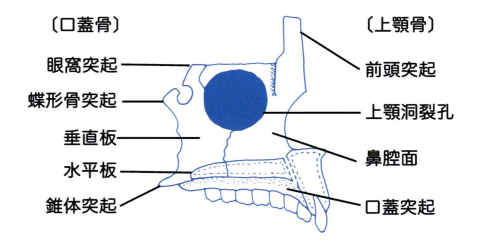

d）内側面（鼻腔面）

　鼻腔の外側壁をつくる平坦な面であり，ほぼ中央に上顎洞裂孔が開口する．上顎洞裂孔の前方を上下に走る溝は**涙嚢溝** lacrimal groove とよばれ，涙骨の涙嚢溝（同名）とともに涙嚢窩をつくり，鼻涙管に続く．鼻涙管は下鼻道と交通する．また，上顎洞裂孔の後方を上下に走る溝は**大口蓋溝** greater palatine groove とよばれ，口蓋骨の大口蓋溝（同名）とともに**大口蓋管** greater palatine canal をつくる．

　上顎洞裂孔は，頭蓋から分離した単独の上顎骨でみると非常に大きい孔であるが，上半部に篩骨，下半部を下鼻甲介，そして後部を**口蓋骨垂直板** perpendicular plate of the palatine bone によって大部分を被覆される．そのため，頭蓋において上顎洞と鼻腔が交通するのは非常に狭く長い隙間であることから，これを半月裂孔という．

(2) **上顎洞** maxillary sinus

　上顎洞は，上壁，前壁，後壁，内側壁，下壁の5つの骨壁によって構成される最大の副鼻腔である．上顎洞の重要な役割は吸気の過失と温度調節であり，吸気が中鼻道を通過するときに上顎洞が新鮮な粘液を供給することで適温，高湿度の空気をつくり，気道に送り込む．上顎洞の範囲は一般に第一小臼歯近心側から第三大臼歯遠心側まで，洞底は大臼歯部で最も下方まで広がる．特に上顎第一大臼歯の口蓋根は洞底ときわめて近接し，ときに根尖は上顎洞底の粘膜まで達する．上顎洞内部には，しばしば隔壁 septa が存在する．

(3) 上顎骨の突起
　a）前頭突起 frontal process
　前頭突起は上顎骨体から上方に向かって鼻骨と涙骨の間を走り，前頭骨に達する．前頭突起の外側面後方から上顎骨体内側面（鼻腔面）に向けて涙嚢溝が下走し，涙骨の同名溝と涙嚢窩〜鼻涙管をつくって眼窩から鼻腔に涙を排出する．
　b）頬骨突起 zygomatic process
　頬骨突起は上顎骨体から外側に突出する短い突起で，頬骨の上顎突起 maxillary process と結合する（頬骨上顎縫合）．

　解剖学的には，結合・関節する相手の骨の名称を突起名や切痕名にすることがある（頬骨上顎縫合：上顎骨の頬骨突起と頬骨の上顎突起の結合，上橈尺関節：橈骨の橈骨頭と尺骨の橈骨切痕，など）．

　c）口蓋突起 palatine process
　口蓋突起は上顎骨体から内方に向かってほぼ水平に出る突起で，反対側の口蓋突起と正中口蓋縫合で結合して骨口蓋の前2/3をつくる．口蓋突起後縁は口蓋骨の水平板と結合して，横口蓋縫合をつくる．口蓋突起上面は平坦で鼻腔の下底をつくり，内側縁で上方に突出して鼻稜をつくる．鼻稜の前端は著しく前方に突出しており，前鼻棘 anterior nasal spine という．
　口蓋突起前方部には上面と下面を前下方から後上方につなぐくぼみがあり，反対側のくぼみと合して切歯孔（鼻腔側）—切歯管—切歯窩（孔）（口腔側）をつくる．
　d）歯槽突起 alveolar process
　歯槽突起は上顎骨体から下方に突出する弓型の突起で，反対側の歯槽突起とともにU字型をなして歯槽弓 alveolar arch をつくる．歯槽突起には上顎の歯が釘植しており，歯根が入る歯槽が並ぶ．歯槽と歯槽を隔てる骨壁を，槽間中隔 interdental septa という．一方，大臼歯などの複根歯では歯根が分かれているため，歯根と歯根の間にも骨の隔壁が存在し，これを根間中隔 interradicular septa という．また，歯槽前面は歯根の膨隆に一致して突出しており，歯槽隆起 alveolar eminence という．

●頬骨 zygomatic bone ●

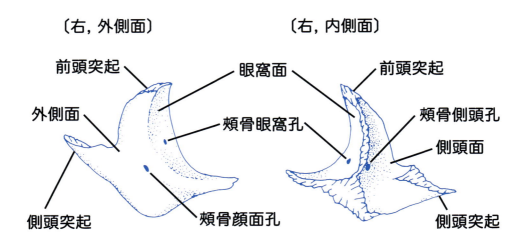

6) 頬骨 zygomatic bone

頬骨は眼窩の外下方を構成する左右1対の骨で，顔面中央における頬部の輪郭をつくる．

頬骨は，前頭突起と**側頭突起** temporal process という2つの突起を有している．頬骨の前頭突起は前頭骨の頬骨突起と合して眼窩の上外側部を構成する．一方，頬骨の側頭突起は側頭骨の頬骨突起と合して頬骨弓を構成する．

頬骨外面のほぼ中央には，**頬骨顔面孔** zygomaticofacial foramen とよばれる数個の小孔が開口する．また，眼窩の外下壁を構成する後内面（眼窩面とよばれる）には，**頬骨眼窩孔** zygomatico-orbital foramen という数個の孔がみられる．

7) 口蓋骨 palatine bone

鼻腔後方にある後鼻孔の周囲を囲む左右1対のL字型の骨を口蓋骨という．口蓋骨は，垂直板，水平板という2枚の骨板と，その骨板から突出する3つの突起から構成される．

上顎骨体内側面と接合して垂直に立ち，鼻腔外側壁を構成する骨板を垂直板という．一方，上顎骨口蓋突起と接合して骨口蓋の後1/3を構成する骨板を水平板という．また，垂直板上縁に眼窩突起と蝶形骨突起が，垂直板の下部後縁には錐体突起が出る．

(1) 垂直板 perpendicular plate

口蓋骨垂直板は，前縁，後縁，上縁，下縁の4縁を有する骨板で，内側面と外側面に区別される．前縁は上顎洞裂孔の後部を覆い，後縁は蝶形骨翼状突起内側板と接合する．垂直板の後縁で錐体突

●口蓋骨 palatine bone ●

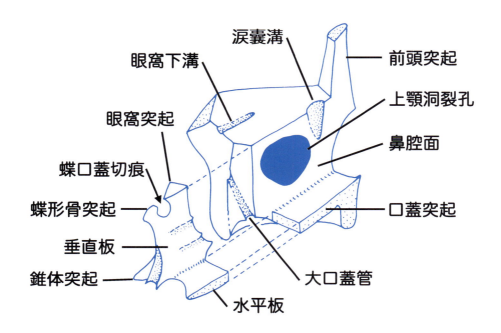

起の基部付近には，後上方から前下方に斜走する大口蓋溝がみられ，上顎骨の大口蓋溝と合して大口蓋管をつくる．一方，口蓋骨の上縁からは眼窩突起，蝶形骨突起が突出し，下縁は口蓋骨水平板に移行する．

垂直板の内側面は鼻腔の外側壁をつくることから，鼻腔面ともよばれる．内側面には上下に2つの横走する稜があり，上方は中鼻甲介（篩骨）が接合する **篩骨稜** ethmoidal crest，下方は下鼻甲介が接合する **鼻甲介稜** turbinate crest とよばれる．垂直板の外側面は上顎骨体に接合するため，上顎面とよばれる．

(2) **水平板** horizontal plate

口蓋骨水平板は，垂直板の下縁より内方に折れ曲がった方形の骨板である．上顎骨の口蓋突起とともに，鼻腔と口腔を隔てる骨板をつくる．水平板上面は鼻腔底をつくるため，鼻腔面とよばれる．一方，水平板下面は骨口蓋後部をつくることから，口蓋面とよばれる．水平板の内側縁は反対側の口蓋骨水平板と接合して，鼻腔面では鼻稜という高まりをつくり，口蓋面では正中口蓋縫合をつくる．また水平板後端は，後方に突出しており，これを **後鼻棘** posterior nasal spine とよぶ．

水平板の外側縁は垂直板との移行部になるとともに，上顎骨の歯槽突起と接合する．外側縁後部にある切れ込みは，歯槽突起と合して大口蓋孔をつくる．

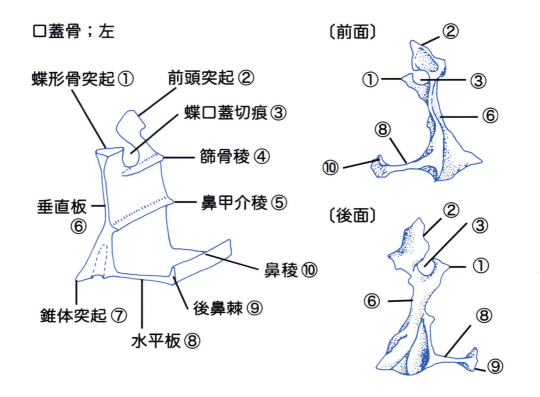

(3) **錐体突起** pyramidal process

　錐体突起は，口蓋骨の垂直板と水平板の移行部後端より後方に突出するピラミッド型の突起である．この突起は，翼突切痕（蝶形骨翼状突起の内側板と外側板の間にある切れ込み）に入り，翼突窩の下部を形成する．また，錐体突起には，基部付近を**小口蓋管** lesser palatine canal とよばれる管が貫通しており，大口蓋孔のすぐ後方において**小口蓋孔** lesser palatine foramen として開口する．

(4) **眼窩突起** orbital process, **蝶形骨突起** sphenoidal process, **蝶口蓋切痕** sphenopalatine notch

　眼窩突起は垂直板上縁の前方に位置し，眼窩下壁の後端を構成する．一方，蝶形骨突起は垂直板上縁の後方に位置し，蝶形骨体に接合する．眼窩突起と蝶形骨突起の間はV字型に切れ込んでおり，蝶口蓋切痕という．蝶口蓋切痕の上に蝶形骨体が載ることで孔をつくり，これを**蝶口蓋孔** sphenopalatine foramen といい，鼻腔と鼻口蓋窩を交通する．

●下顎骨 mandible ●

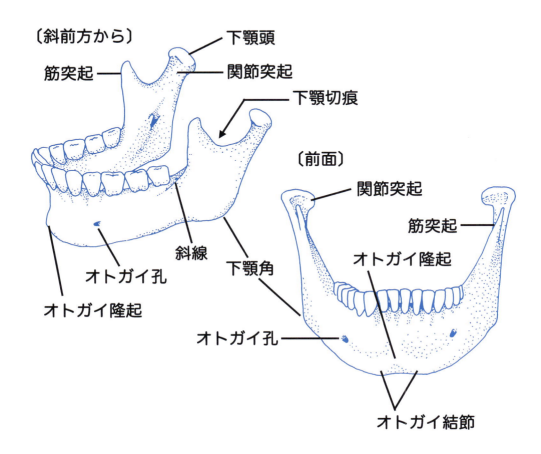

8) **下顎骨** mandible

　下顎骨は下顔面を構成する無対性の強大な骨で，U字形をした遊離骨である．側頭骨との間に，可動性の関節である顎関節（側頭下顎関節）をつくる．下顎骨の中央部を下顎体，その両後端でほぼ垂直に立つ下顎枝（咀嚼筋の停止部であることから筋部ともよばれる）が区別される．

(1) **下顎体** body of the mandible

　下顎体は，歯を有し下顎体の上1/3を占める歯槽部と，歯槽部を支える基底部から構成される．また，下顎体は長方形の厚い骨板を垂直に立てた状態に近似していることから，内・外面と上・下縁に区別することもできる．

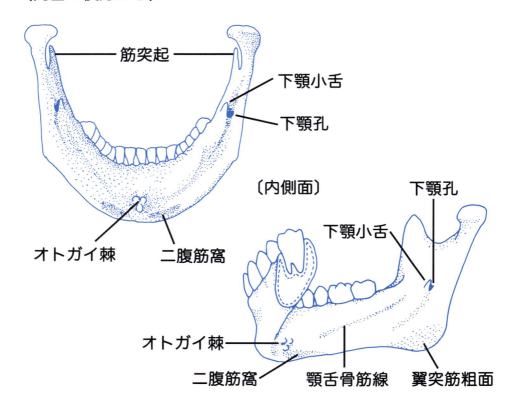

　a) **歯槽部** alveolar part of the mandible

　上顎骨と同様に，歯槽部上面には歯根が入る歯槽があり，その上面全体を歯槽弓という．歯槽と歯槽の隔壁を槽間中隔，複根歯における根と根の中隔を根間中隔という．歯槽外壁は歯根に一致した隆起（特に前歯部において顕著）がみられ，これを歯槽隆起という．また，第二大臼歯または最後臼歯の後ろには小さな三角形の部位があり，ここを**臼後三角** retromolar triangle という．

　b) **基底部** base part of the mandible

　基底部の下縁は著しく肥厚しており，**下顎底** base of mandible とよばれる．肉眼解剖において歯槽部と基底部の明瞭な境界は存在しない．

　歯を失うと歯槽部はすみやかに吸収され，外形，内部構造ともにその形態を大きく変化させるのに対し，基底部は歯の喪失後もその形態を維持し続ける．この知識はインプラント治療に大切な情報となる．

下顎骨の内部微細構造や生体アパタイト結晶の配向性など，ミクロ/ナノ構造の相違が明らかになってきた．これは，歯を有する歯槽部とそれを支える基底部の生体力学的役割が異なるためであると考えられる．

c) 外面

下顎体の外面は平滑であり，正中の下半部には下縁に底辺をおく三角形の骨隆起があり，これを**オトガイ（頤）** mentum という．オトガイはヒトに固有の特徴であることが知られており，他の動物には見られない．オトガイの真ん中にある頂を**オトガイ隆起** mental protuberance，その左右にある底辺の高まりを**オトガイ結節** mental tubercle という．

一方，第二小臼歯直下でほぼ中央の高さに後上方に向かって開口している孔があり，これを**オトガイ孔** mental foramen という．下顎枝内面にある下顎孔から下顎骨内部を通る下顎管，下顎体外面にあるオトガイ孔と交通しており，神経や動・静脈（下歯槽神経→オトガイ神経，下歯槽動脈→オトガイ動脈など）が通過する．

また，下顎枝前縁は下前方へと延長して，骨の隆線として臼後三角の頰側を通り臼歯部外面に至る．これを外斜線といい，前部床義歯を製作する際の解剖学的指標として特に大切な知識となる．

d) 内面

下顎体の内面には口腔底の筋肉（舌骨上筋や一部の舌筋など）が付着するため，さまざまな突出部や粗面がみられる．

①**顎舌骨筋線** mylohyoid line

小臼歯部から大臼歯部にかけて，下顎体内面を後上方から前下方に斜走する隆線を顎舌骨筋線という（顎舌骨筋が付着する）．

②**二腹筋窩** digastric fossa

下顎体正中の下顎底部に，左右1対に楕円形の浅い窩があり，これを二腹筋窩という（顎二腹筋の前腹が付着する）．

③**オトガイ棘** mental spine

二腹筋窩の直上に2～4個の鋭い小突起があり，これをオトガイ棘という（オトガイ舌筋，オトガイ舌骨筋が付着する）．

下顎体内面は，顎舌骨筋線によって前上部と後下部に分けられ，それぞれくぼみを形成する．前上部にみられるくぼみを**舌下腺窩** sublingual fossa，後下部のくぼみを**顎下腺窩** submandibular fossa といい，舌下腺窩には舌下腺が，顎下腺窩には顎下腺が存在する．

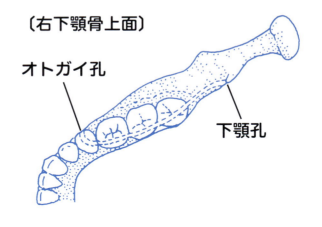

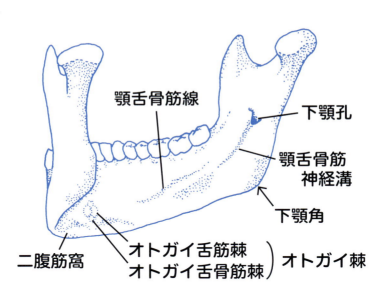

(2) **下顎枝** ramus of the mandible

　下顎枝は，下顎体後縁にほぼ垂直に立つ板状の部分で，内・外面と4縁（特に上縁に重要な解剖学的構造物が多い）に区別される．下顎枝は主に咀嚼運動に関与する部分で，後上端の突起が顎関節を構成するほか，前上端の突起と内外面の粗面が咀嚼筋の付着部となる．

　a）上縁

　上縁は2つの突起と中央の切れ込みからなる．

①**下顎切痕** mandibular notch

　下顎枝上縁の中央にある弓状の切れ込みを，下顎切痕という．

②**関節突起**，**下顎頭**，**下顎頸** neck of mandible，**翼突筋窩** pterygoid pit

下顎切痕の後方にある突起は関節突起といい，側頭骨との間に顎関節を構成する．関節突起の上端は下顎頭，その下部はくびれて下顎頸という．下顎頸の内側は浅くくぼんでおり，翼突筋窩という（外側翼突筋が付着する）．

③**筋突起** coronoid process

下顎切痕の前方にある三角形の突起は筋突起という（側頭筋が付着する）．

b）下縁，前縁，後縁

下顎枝下縁は，下顎体下縁からそのまま肥厚して続いており，下顎底をつくる．また，下顎枝下縁と下顎枝後縁がなす角を**下顎角** mandibular angle という．下顎角は小児では鈍角であるが，成長発育による下顎枝の直立によって，成人でほぼ直角となる．その後，加齢に伴って歯を失うと再び角度がつき，鈍角となっていく．

c）外面

下顎枝外面は全体的に平坦であるが，下顎角付近は粗造な面が広がっており，これを**咬筋粗面** masseteric tuberosity とよぶ（咬筋が付着する）．

d）内面

下顎枝内面のほぼ中央には，上方に向かって開く**下顎孔** mandibular foramen がある（下顎神経の枝である下歯槽神経，顎動脈の枝の下歯槽動脈が入る）．下顎孔のすぐ前方には**下顎小舌** lingula of the mandible とよばれる小突起がある（顎関節の副靱帯である，蝶下顎靱帯が付着する）．また，下顎孔から前下方に向かって細い溝が顎下腺窩に向かって斜走しており，**顎舌骨筋神経溝** mylohyoid groove とよばれる（下顎神経の枝である顎舌骨筋神経が通る）．

下顎枝内面の下顎角付近は粗造な面が広がっており，これを**翼突筋粗面** pterygoid tuberosity という（内側翼突筋が付着する）．

(3) **下顎管** mandibular canal

下顎管は，下顎孔（下顎枝内面）からオトガイ孔（下顎体外面）をつなぐ骨性の管である．有歯顎骨では，上壁の大部分が多孔性で薄く樋状を呈するが，歯を喪失すると下顎管は全周にわたり骨化し，神経・脈管が通過する小孔がわずかにみられるようになる．下顎管の走行は，下顎孔から下顎底に向かって下前方に向かった後，第二大臼歯根尖の下方で前方に向かって屈曲する．その後，下顎下縁とほぼ平行に経過して第二小臼歯の下方でわずかに上方へ向かい，オトガイ孔に至る．下顎管の走行を上方からみると，通常，下顎孔から大臼歯部までは舌側皮質骨近傍を走行し，第二小臼歯遠心でほぼ中央を経過してその後外上方へ向かって屈曲してオトガイ孔に開く．

下顎神経の枝の下歯槽神経が下顎孔に入り，下顎管を経過した後，オトガイ神経と名前を変えてオトガイ孔から出ていく．同時に，下歯槽動・静脈が下顎管内を走り，オトガイ動・静脈となってオトガイ孔から出る．このとき下顎管は，大きく近心に弧を描いてオトガイ孔に向かう例が多く認められる（アンテリアループとよばれる）．また，オトガイ孔から出ずに下顎骨内を前方に走行する切歯枝が存在し，前歯部の歯槽骨や歯に分布するので，注意が必要である．

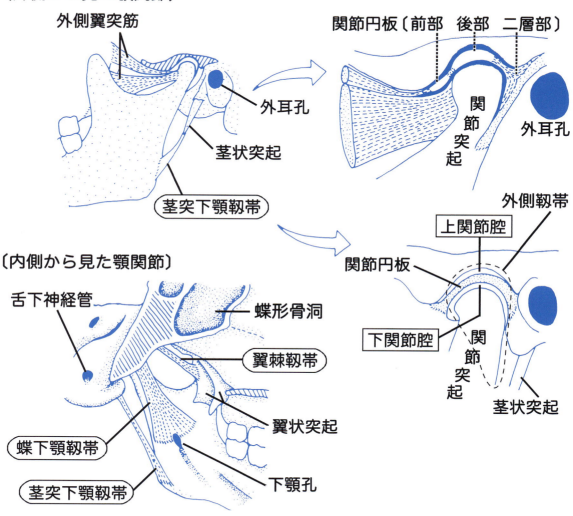

●舌骨 hyoid bone ●

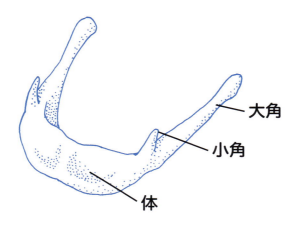

大角
小角
体

9) **舌骨** hyoid bone

　舌骨は下顎骨と咬頭の間に位置する無対の骨で，舌骨体とその両端につく**大角** greater horn of hyoid bone，**小角** lesser horn of the hyoid bone からなる．舌骨は他の骨と関節を構成しておらず，上方および下方から筋が付着することで遊離している骨である（上方：舌骨上筋，下方：舌骨下筋）．

頭蓋冠，頭蓋底，頭蓋腔

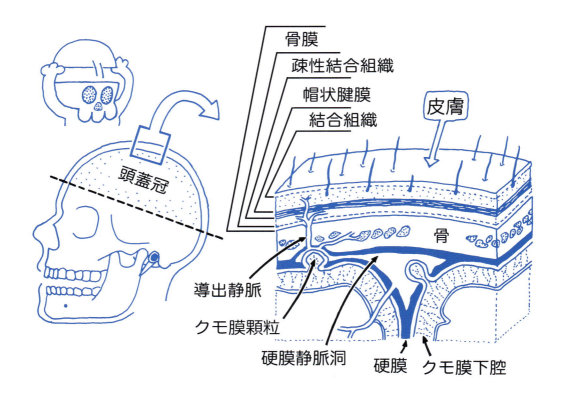

脳頭蓋の天蓋部は前頭骨，頭頂骨，後頭骨，側頭骨からなり，脳を保護する半球型の頭蓋冠を構成する．一方，脳頭蓋の底部は頭蓋底といい，前頭骨，後頭骨，側頭骨，蝶形骨，篩骨からなり，脳を載せる床の役割を担っている．頭蓋冠と頭蓋底に囲まれた，脳を容れる空間を**頭蓋腔** cranial cavity という．

1）**頭蓋冠** calvaria
（1）**頭蓋冠外面**

頭蓋冠は，頭頂骨と前頭骨，後頭骨，側頭骨の鱗部によってつくられ，これらの骨の接合部を縫合とよぶ．頭蓋冠をつくる骨は扁平で厚く，**緻密骨** compact bone（**皮質骨** cortical bone ともいう）からなる**外板** lamina externa，**内板** lamina interna とその間の**海綿骨** cancellous bone（sponge bone）の3層構造である．

半球型の頭蓋冠の前面を前頭，側面を側頭，上面を頭頂，後面を後頭といい，それぞれの面における中央部は大きく突出している．この突出をそれぞれ**前頭結節** frontal eminence，**頭頂結節** parietal eminence，**外後頭隆起** external occipital protuberance という（これらの表面には筋付

上から見た頭蓋底の分解骨

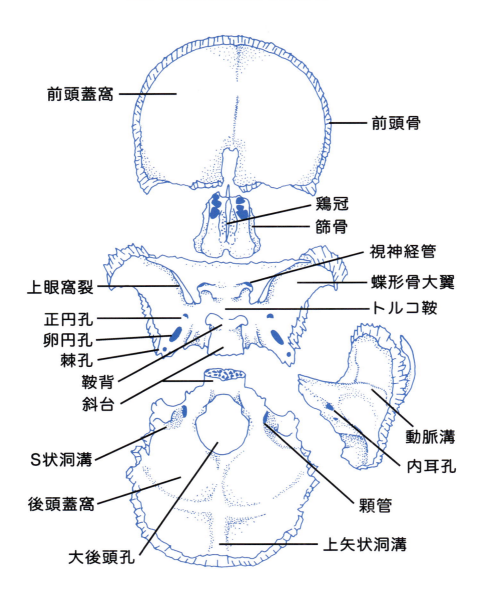

着部に対応して粗な線がみられ，これを筋線という）．側面中央には扇形に側頭筋が付着する線があり，これを側頭線 temporal line という．これはしばしば上下2本の筋線としてみられ，それぞれ上側頭線，下側頭線という．また，外後頭隆起の周囲にも左右に走行する筋線が認められ，外後頭隆起を中心に，上方から最上項線 highest nuchal line，上項線 superior nuchal line が，また外後頭稜から下項線 inferior nuchal line が外側に認められる．

●頭蓋腔の床を内面と外面から●

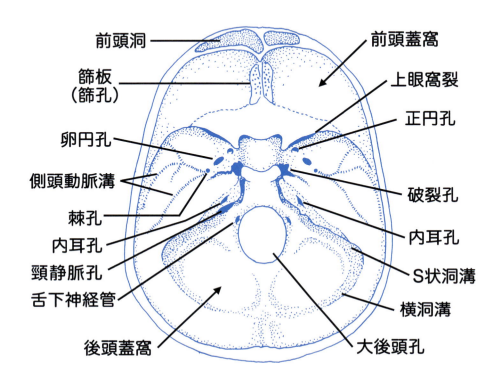

(2) **頭蓋冠内面**

　頭蓋冠内面には脳表面の凹凸に一致して隆起やくぼみが認められる．また，脳を包んでいる硬膜に分布する静脈に一致して，静脈溝がある．特に太いものを洞溝という．前頭正中から起こり，頭蓋冠内面正中を後方に走行し，後頭中央に達する溝を**上矢状洞溝** groove for superior sagittal sinus，上矢状洞溝から連続して後頭中央で左右に分かれ，横走する溝を**横洞溝** transverse sinuses という．そして，横洞溝から続き，下方に方向を変え，S字状に弯曲しながら下行して頸静脈孔に至る溝を**S状洞溝** sigmoid sinuses という．

2) **頭蓋底** cranial base

　頭蓋底を脳が載る1枚の骨板であると考えれば，直接脳に触れる内板と，下面の外板に区別することができる．直接脳が載る頭蓋底を内頭蓋底，下部に位置する頭蓋底を外頭蓋底という．

●外頭蓋底●

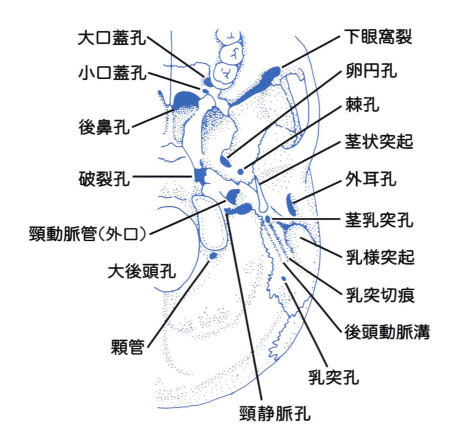

(1) 内頭蓋底

　内頭蓋底は，脳の形に一致して前方から後方へ，段階的に低くなっている3つの窩に区別される．前頭蓋窩は前頭骨，篩骨，蝶形骨からなる．大脳の前頭葉が前方に発育した結果生じたもので，眼窩上壁をつくる．中頭蓋窩は蝶形骨と側頭骨からなる．大脳の側頭葉が前外方に発育した結果生じたもので，中央には下垂体を容れる**下垂体窩** pituitary fossa (hypophyseal fossa) をつくる．後頭蓋窩は，蝶形骨と側頭骨，後頭骨から構成される．小脳が後下方に発育した結果生じたもので，中央には大後頭孔がある．

(2) 外頭蓋底

　外頭蓋底は，前1/3をつくる前部と，後ろ2/3をつくる後部からなる．

　前部は上顎骨と口蓋骨からなり，歯列弓と骨口蓋をつくる．外頭蓋底の後ろ2/3は軽度に凸弯しており，この弯曲の中央部に大後頭孔がある．下方から見ると，大後頭孔の左右外側縁は母指頭大の楕円形をした高まりがあり，これを**後頭顆** occipital condyles という．頭部と頸部は唯一，後頭骨の後頭顆と第1頸椎（環椎）の上関節窩で関節する（環椎後頭関節）．すなわち，頭蓋は脊柱の上に左右の後頭顆のみで載っており，靱帯や筋で強力に補強されることで固定される．

脳頭蓋の縫合と泉門

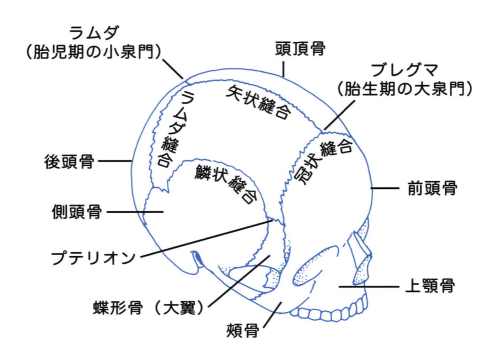

1) **縫合** suture

それぞれの頭蓋骨の間は，線維性結合組織によって強力に結合され，これを縫合という．幼児期には脳の成長に対応するために結合は緩いが，成人では複雑に入り組んで年齢とともに次第に癒合する．

(1) **冠状縫合** coronal suture

前頭骨と頭頂骨がつくる縫合を冠状縫合という．

(2) **矢状縫合** sagittal suture

頭蓋冠の正中で，左右の頭頂骨がつくる縫合を矢状縫合という．

(3) **ラムダ縫合** lambdoidal suture（人字縫合）

後頭骨と頭頂骨がつくる縫合をラムダ縫合（人字縫合）という．

(4) **鱗状縫合** squamosal suture

頭頂骨と側頭骨の鱗部がつくる縫合は双方の骨が斜めに重なっているので，鱗状縫合という．

●新生児の頭蓋冠●

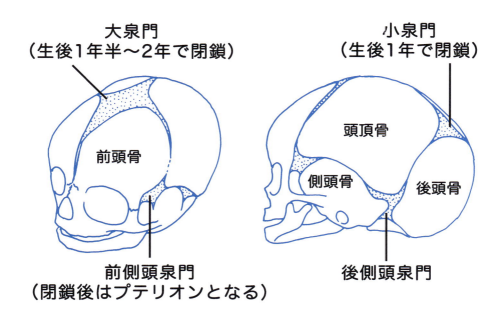

2) **泉門** fontanelle

新生児の頭蓋はおのおのの骨が癒合しておらず，可動性があると同時に，未熟な縫合の中に骨に置き換わっていない膜性の領域が存在する．これを泉門といい，縫合と縫合が交わる部位にあり，部位によっては幼小児期まで残る．泉門は分娩の際に，狭い産道に適応して一時的に頭部の形を変えるための構造であり，出産後は徐々に閉鎖していく．泉門の閉鎖時期が，早期に起きたり，遅延した場合には病気の可能性が疑われる．

(1) **大泉門** anterior fontanel（large fontanel）

冠状縫合と矢状縫合の交点（前頭骨と頭頂骨の間）にある最も大きな泉門を大泉門という．大泉門は生後約1年半で閉鎖する．

(2) **小泉門** posterior fontanel（small fontanel）

矢状縫合とラムダ縫合の交点（頭頂骨と後頭骨の間）にある泉門を小泉門という．小泉門は生後2～3カ月で閉鎖する．

(3) **前側頭泉門** sphenoidal fontanel

冠状縫合と鱗状縫合の交点にある泉門を前側頭泉門という．前側頭泉門は，生後6カ月～1年で閉鎖する．

(4) **後側頭泉門** mastoid fontanel

鱗状縫合とラムダ縫合の交点にある泉門を後側頭泉門という．後側頭泉門は生後1年～1年半で閉鎖する．

眼窩, 鼻腔, 骨口蓋, 翼口蓋窩

●眼窩 orbit ●

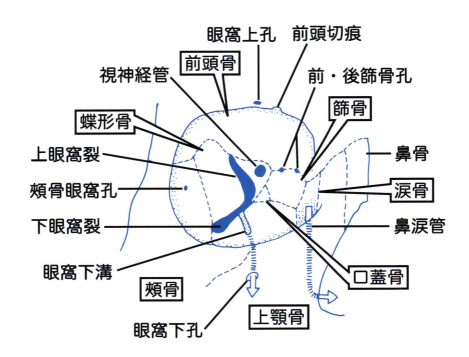

1) **眼窩** orbit

　眼窩は頭蓋前面にある方形の開口部から奥にいくに従って狭くなる空洞で, 前頭骨, 蝶形骨, 涙骨, 篩骨, 上顎骨, 頬骨, 口蓋骨の7つから構成される. 眼窩は, 上壁, 下壁, 内側壁, 外側壁の4壁が区別され, 脳頭蓋, 顔面頭蓋双方の骨が複雑に関与している.

(1) 眼窩を構成する壁と構成する骨
　①上壁: 前頭骨
　②下壁: 上顎骨, 頬骨, 口蓋骨
　③内側壁: 蝶形骨, 涙骨, 篩骨, 上顎骨
　④外側壁: 蝶形骨, 頬骨

(2) 眼窩と周囲の交通
　眼窩にはいくつかの切れ込みや孔が存在し, 周囲と交通している.
　①**上眼窩裂** superior orbital fissure: 眼窩—上眼窩裂—頭蓋腔
　②**下眼窩裂** inferior orbital fissure: 眼窩—下眼窩裂—翼口蓋窩, 側頭下窩

● 鼻腔 bony nasal cavity ●

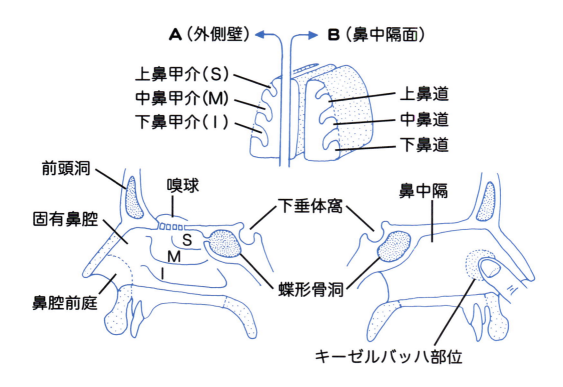

③ **前篩骨孔** anterior ethmoid foramen, **後篩骨孔** posterior ethmoid foramen：眼窩―前・後篩骨孔―鼻腔，篩骨蜂巣
④ **視神経管** optic canal（optic foramen）：眼窩―視神経管―頭蓋腔
⑤ **頰骨眼窩孔**：眼窩―頰骨眼窩孔―顔面
⑥ **眼窩下管** infraorbital canal：眼窩―眼窩下溝―眼窩下管―眼窩下孔―顔面
⑦ **鼻涙管** nasolacrimal canal：眼窩―鼻涙管―鼻腔（下鼻道）
⑧ **前頭切痕（孔），眼窩上切痕（孔）**：眼窩―前頭切痕，眼窩上切痕―前頭部

2) **鼻腔** nasal cavity

　鼻腔は，前頭骨，蝶形骨，篩骨，鼻骨，鋤骨，下鼻甲介，上顎骨，口蓋骨の8つから構成される．頭蓋前面の中央に西洋梨の形に似た大きな開口があり，これを梨状口という．梨状口から後方に骨性の空洞が続き，外頭蓋底の前1/3までのびて後鼻孔 posterior nasal aperture で終わる．梨状口から後鼻孔の間の空洞を鼻腔と称する．梨状口は上方を鼻骨，それ以外の大部分を上顎骨の鼻切痕によって構成される．一方，後鼻孔は蝶形骨の鼻切痕と口蓋骨の鼻切痕で構成される．

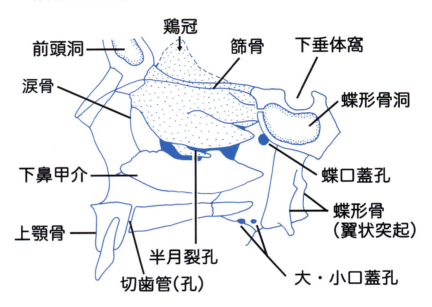

〔鼻腔外側壁〕

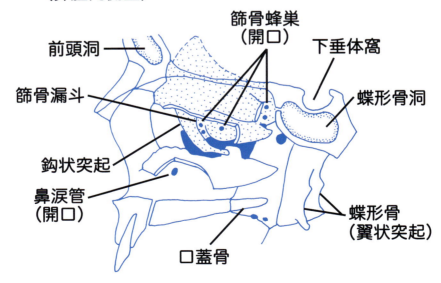

〔鼻腔内側壁〕

●副鼻腔 paranasal sinuses ●

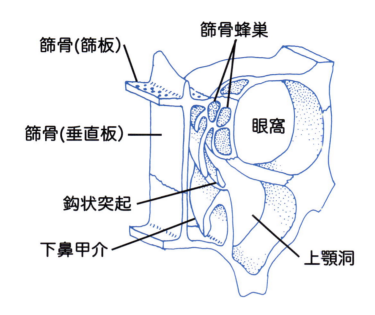

　鼻腔はほぼ中央に隔壁があり，左右2つに分かれる．この正中の隔壁を鼻中隔 nasal septum といい，篩骨の垂直板と鋤骨からなる．鼻腔外側壁からは，3つの骨棚が垂れ下がる．この骨棚をそれぞれ，上鼻甲介，中鼻甲介，下鼻甲介とよび，その間にできた空洞を上鼻道，中鼻道，下鼻道という．上鼻甲介と中鼻甲介は篩骨の一部であるが，下鼻甲介は独立した左右1対の骨である．
(1) 鼻腔と周囲の交通
　①前方：梨状口で外界と交通する．
　②後方：後鼻孔で咽頭と交通する．
　③上方：篩孔で頭蓋腔と交通する．
　④下方：切歯管で口腔と交通する．
　これに後述する副鼻腔が，それぞれ鼻腔に開口する．
(2) 副鼻腔 paranasal sinuses（accessory sinus cavity）
　副鼻腔は，鼻粘膜が胎生期に骨（前頭骨，篩骨，蝶形骨，上顎骨）に侵入したもので，空気の入っている腔である．出生時において副鼻腔は小さく未発達であるが，一般的な成長曲線に従って小児期にはゆっくりと，青年期に急速に発達する．副鼻腔の役割は，吸気の加湿と温度調節であり，新鮮な粘液を中鼻道に供給することで鼻腔乾燥を防いでいると考えられている．

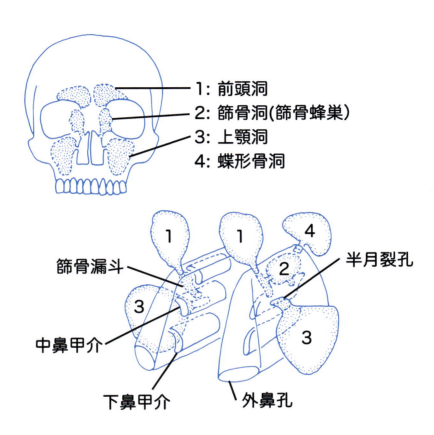

a) 前頭洞

　前頭洞は副鼻腔の中で最も高い位置にあり，前頭骨の前頭鱗の中で扇状に広がっている．前頭洞は前頭洞口から中鼻道に開口する．

b) 篩骨洞 ethmoid sinus（篩骨蜂巣 ethmoidal air cells）

　篩骨洞は篩骨迷路の中にあり，多数の含気腔から構成されている．鼻腔外側壁の広い範囲に開口しており，前・中部は中鼻道に，後部は上鼻道に開口する．

c) 蝶形骨洞 sphenoid sinus

　蝶形骨洞は蝶形骨の中にあり，蝶篩陥凹の後壁の開口部で鼻腔上壁に連絡している．蝶形骨体の前壁にある蝶形骨洞口を通じて，鼻腔の蝶篩陥凹に開口する．

d) 上顎洞

上顎洞は最大の副鼻腔で，上顎骨体の中をくりぬいた形で存在する．上顎骨体の半月裂孔（上顎洞裂孔を篩骨，下鼻甲介，口蓋骨さらに鼻粘膜で大部分を被覆されて残存している孔）で鼻腔と交通し，中鼻道に開口する．

3) 骨口蓋 bony palate

鼻腔と口腔を分ける骨の板を骨口蓋といい，前 2/3 を上顎骨の口蓋突起が，後 1/3 を口蓋骨の水平板が構成する．これらの骨が接合する部位は縦横に縫合を形成する．

(1) 正中口蓋縫合 median palatine suture

上顎骨口蓋突起と口蓋骨水平板は，それぞれ正中で左右が合して正中口蓋縫合を形成する．正中口蓋縫合は，両犬歯間を結んだ位置でV字型のくぼみをつくり，これを切歯窩という．切歯窩 incisive fossa は，鼻腔に開口する切歯孔 incisor foramen との間に左右 1 対の切歯管 incisive canal を通す〔（口腔側）切歯窩～切歯管～切歯孔（鼻腔側）〕．切歯窩は臨床分野において切歯孔とよばれていることが多いため，留意する必要がある．

(2) 横口蓋縫合 transverse palatine suture

上顎骨口蓋突起と口蓋骨水平板は，正中口蓋縫合の後方 1/3 で接合して，横口蓋縫合をつくる．横口蓋縫合の後方部は，上顎骨と口蓋骨の間に楕円形の孔をつくり，これを大口蓋孔 greater palatine foramen という（大口蓋神経，大口蓋動・静脈が通る）．また，そのすぐ後方の口蓋骨には小口蓋孔とよばれる小孔が開口する．

(3) 切歯縫合 incisive suture

上顎骨口蓋突起の前方部は，出生時には切歯骨とよばれる小骨で，口蓋突起との間に前外方に向かう切歯縫合を作る．切歯縫合は 20 歳を過ぎると消失し始め，30 歳を過ぎるとほとんど見られなくなる．

4) 翼口蓋窩 pterygopalatine fossa

上顎骨体後壁（上顎結節）と蝶形骨翼状突起の間には，大きな切れ込みがあり，これを翼口蓋窩という．翼口蓋窩は主要な神経，脈管が交通するハブの役割を果たしている重要な解剖学的指標となる．

(1) 翼口蓋窩を構成する骨
　①前壁：上顎骨体後縁，口蓋骨眼窩突起
　②後壁：翼状突起
　③内側壁：口蓋骨垂直板
　④上壁：蝶形骨体

●翼口蓋窩 pterygopalatine fossa ●

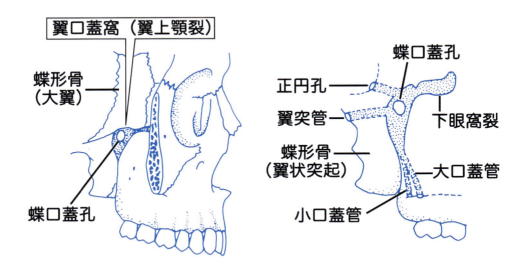

(2) **翼口蓋窩と周囲との交通**

 a) 前方との交通

　下眼窩裂により眼窩と交通（眼窩〜下眼窩裂〜翼口蓋窩）する（眼窩下神経，眼窩下動脈が通過）．

 b) 後方との交通

　翼突管により外頭蓋底と交通（翼口蓋窩〜翼突管〜外頭蓋底）する（翼突管神経，翼突管動脈が通過）．

 c) 内方との交通

　蝶口蓋孔により鼻腔と交通（翼口蓋窩〜蝶口蓋孔〜鼻腔）する（後鼻神経，蝶口蓋動脈が通過）．

 d) 上方との交通

　正円孔により頭蓋腔と交通（頭蓋腔〜正円孔〜翼口蓋窩）する（上顎神経が通過）．

 e) 下方との交通

　大口蓋管により口腔と交通（翼口蓋窩〜大口蓋管〜口腔）する〔大口蓋神経，大口蓋動脈（下行口蓋動脈の枝）が通過〕．

表情筋（顔面筋 facial muscles）

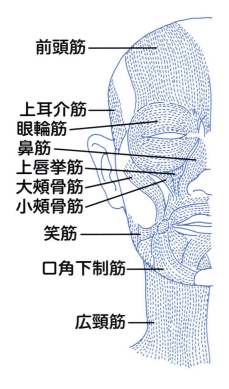

前頭筋
上耳介筋
眼輪筋
鼻筋
上唇挙筋
大頬骨筋
小頬骨筋
笑筋
口角下制筋
広頚筋

【表情筋の概略】

顔面の表情に関係する筋であり，皮膚の直下に存在する非常に薄い筋群である．これらの筋がお互いに関連して運動を行うことでより繊細な感情を顔面にあらわすことができる．人間以外の動物では表情筋の発達は悪い．またこの表情筋は他の骨格筋と異なり，筋の一端または両端が皮膚に終わるような形態を示すために皮筋ともいわれる．これらの表情筋を存在部位により5つの筋群に分けると，

①頭蓋冠部（頭皮）の筋
②眼瞼部の筋
③鼻部の筋
④耳介部の筋
⑤口唇と頬の部の筋

からなり，全部で約30個からなる．

【頭蓋冠部（頭皮）の筋】

頭蓋冠の上にある筋で頭蓋表筋 epicranius といわれ，前面と側面に分けられ，それぞれ後頭前頭筋 occipitofrontalis と側頭頭頂筋 temporoparietalis の2つである．後頭前頭はさらに前頭筋と後頭筋に分ける．その間には非常に強い中間腱の膜である帽状腱膜 epicranial aponeurosis が存在する．この腱膜は，頭皮と強く結合しているが，骨膜との結合はゆるい．ただし帽状腱膜には側頭頭頂筋の腱膜も入り込む．後頭前頭筋のうち前頭筋は帽状腱膜から起こって，眉部と眉間の皮膚に付着する．後頭筋は後頭骨の最上項線から起こり，帽状腱膜につく．前頭筋が働くと額の皮膚のシワを形成し，眉毛と上眼瞼の皮膚をひきあげる．驚きの表情をあらわすときなどに収縮する．側頭頭頂筋は帽状腱膜に起こり，耳介近くの皮膚に停止する．

【眼瞼部の筋】

眼輪筋 orbicularis oculi

眼瞼裂のまわりにある筋で，眼窩周囲をおおう眼窩部と，眼瞼内に存在する眼瞼部および内側眼瞼靭帯の後にある涙嚢部の3部に分ける．眼をとじるときに働く筋である．

1) 眼窩部 orbital part：眼窩の周りを輪状に取り巻く．眼輪筋の多くを占める筋である．この筋は，内側眼瞼靭帯，上顎骨前頭突起および前涙嚢稜から起こり，眼窩縁を取り巻いて経過する．この筋のうち，内側の筋線維の一部は眉毛の内側部皮膚にまで達することもあり眉毛下制筋 depressor supercili という．

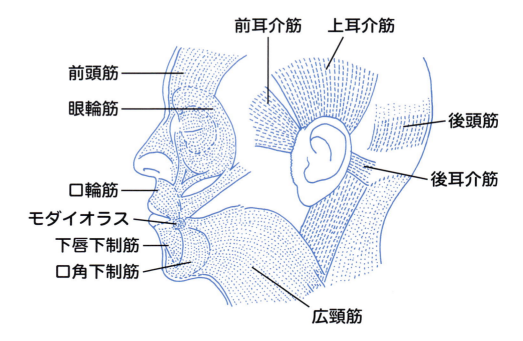

2) **眼瞼部** palpebral part：眼瞼内で，**内側眼瞼靱帯**から起こり，外眼角側の皮膚に達する．
3) **涙嚢部** lacrimal part：内側眼瞼靱帯のうしろで，後涙嚢稜から起こる．働きとしては，眼窩部は眼瞼をしっかり閉じる作用があり，眼瞼部は眼瞼を閉じ，または瞬目（まばたき）をする際に役立つ．涙嚢部は涙嚢を拡張し，涙を涙嚢に送り込む働きがある．
   注 眼を閉じる筋……眼輪筋，顔面神経
   　　 眼を開ける筋……上眼瞼挙筋，動眼神経

【鼻部の筋】

1) **鼻根筋** procerus：鼻骨から起こる薄い板状の筋で，眉間の皮膚の中に入り込む．鼻根に横ジワをつくる筋である．
2) **鼻筋** nasalis：**横部** transverse part と **（鼻）翼部** alar part の 2 つに分ける．横部は薄くひろい筋板で上顎骨の前面歯槽隆起側の鼻翼に接する部から鼻背にのびる筋で，鼻孔圧迫筋ともいわれる．鼻翼の筋は上顎犬歯歯槽隆起から起こり，鼻翼の外縁および下縁に広がる筋であり，鼻孔開大筋ともいう．
3) **鼻中隔下制筋** depressor septi nasi：鼻筋の内側部の筋束が鼻中隔の皮膚についた筋である．

【耳介部の筋】

　固有耳介筋とは別に，耳介の前後および上側方に存在する 3 つの耳介筋がある．

1) **前耳介筋** auricularis anterior
2) **後耳介筋** auricularis posterior
3) **上耳介筋** auricularis superior

　前耳介筋と上耳介筋は帽状腱膜や側頭筋膜から起こり，耳介軟骨の上部に付着する．後耳介筋は側頭骨の乳様突起の外側面で胸鎖乳突筋の停止部上方から起こり，耳介軟骨の内側面に付着する筋である．ヒトの場合は動物に比して退化している．

●表情筋の説明●

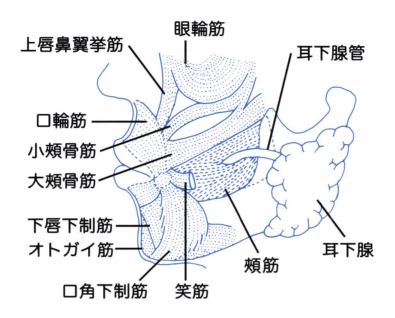

【口唇と頬の部の筋】
　口裂のまわりに集束し，上唇，下唇および頬の運動に関係する筋である．
1) **上唇鼻翼挙筋** levator labii superioris nasi: 眼窩の内側縁で，上顎骨前頭突起上部から起こり，下外方へ2束に分かれる．外側の筋束は上唇に，内側の筋束は鼻翼の皮膚に停止する．鼻翼をひきあげる．
2) **上唇挙筋** levator labii superioris: 眼窩口下縁の直下で上顎骨体の前面から起こり，眼窩下孔を越えて下行し，上唇の皮膚に付着し，鼻翼および上唇をひきあげる．
3) **大頬骨筋** zygomaticus major: 頬骨側頭縫合である頬骨弓中央部の外側面から起こり，一部は口角に，また一部は上・下唇に達する．口角を上外側方にひく．
4) **小頬骨筋** zygomaticus minor: 大頬骨筋起始の前内側方で頬骨外面から起始し，上唇の皮膚に付着し，上唇を上後方にひく．
　注　大・小頬骨筋の区別がつかない例もある．
5) **口角挙筋** levator anguli oris: 眼窩下縁の下方で犬歯窩から起こり，口角，また一部は下唇に付着し，口角を上げる．
6) **笑筋** risorius: **広頸筋** platysma の顔面部の浅層にあって，耳下腺・咬筋筋膜や近くの皮膚から起こり，口角に付着する．口角を外側方にひき，えくぼの形成に関係する．笑筋はサントリーニ筋ともよばれている．

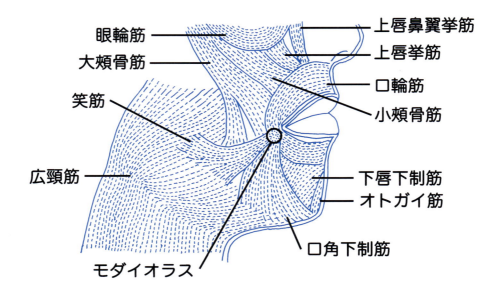

7) **下唇下制筋** depressor labii inferioris：下顎骨前面のオトガイ孔付近から起こり，下唇の皮膚に付着し，下唇を外側下方へひく．

8) **口角下制筋** depressor anguli oris：下顎骨の下縁から起こり，内上方に向かって走った後に，口角部および口輪筋に入って終わる．働きは口角および下唇を下方にひく．

9) **口輪筋** orbicularis oris：口の閉鎖のときに働く筋であり，口まわりを輪状に取り巻く．起こるところは上・下顎外側の切歯部の歯槽隆起および鼻中隔部の皮膚である．この筋の内側の筋束（縁部）は口裂を軽く，外側（唇部）は強く閉じ，また上顎および下顎起始の筋は口をとがらせる働きをする．

10) **オトガイ筋** mentalis：下唇下制筋におおわれ，下顎切歯部の歯槽隆起から起こり，オトガイ部の皮膚に達する．オトガイの皮膚をひきあげ，下唇をつきだす．

11) **頬筋** buccinator：この筋は顔面の表情筋のなかで一番深層部に存在する．上・下顎の臼歯部の歯槽隆起，下顎骨の頬筋稜および**翼突下顎縫線** pterygomandibular raphe（蝶形骨翼突鈎と下顎骨頬筋稜との間に存在する結合組織繊維束）から起こり，前方へ走って口角に集まり，上下の筋束は交叉し口輪筋の中に入る．頬部の壁をつくり，頬壁を歯列におしつける，または，空気を強く出す（ラッパを吹く）ときや歯列と頬粘膜との間に食物がはさまっているときにおしだすような働きをする．

注 翼突下顎線維は頬筋と上咽頭収縮筋の境に存在するとされるが，明瞭に認められない．

モダイオラスとは口角外側部で口裂周囲の表情筋が集束している部位．（p.108 参照）

咀嚼筋 masticatory muscles

　咀嚼筋は頭部・顔面に存在する深部の筋で咀嚼に働く重要な筋群であり，4つの筋からなる．
①咬筋
②側頭筋
③外側翼突筋
④内側翼突筋
　これらの各筋について説明する．

【咬筋 masseter】

　頬骨弓から起こり，下顎角の咬筋粗面に停止する．この筋はさらに起始部により浅部と深部の2部に分けられる．浅部は頬骨弓の前2/3の部分の下縁から起始し，筋の走行は全体として後下方で，下顎角付近に付着する．深部の筋は頬骨弓の後2/3の下縁から起こり，垂直な走行を示す．浅部の上方に停止する．働きは下顎をひきあげ，かつわずかに前方にひく働きをする．

【側頭筋 temporalis】

　側頭窩の全体側頭筋膜の内面から起こり，下顎骨の筋突起の尖端から前縁にまで付着する．
　また，一部の深層の筋線維は下顎枝内部の前部の口腔粘膜の付着部にまでのびて停止することもある．働きは，前方線維が下顎を拳上させ，後方線維は下顎頭を後方にひく．

【外側翼突筋 lateral pterygoid】

　この筋は上下の2つの筋束に分けられる．上部の筋束は（上頭）蝶形骨大翼の側頭下面と側頭下稜から起こり，顎関節の関節包ないし円板に付着する．下部の筋束は（下頭）蝶形骨翼状突起外側板の外面から起こり，下顎頭の翼突筋窩に付着する．働きとしては下顎頭および関節円板を前方に，また両側の下顎頭が前方に動くときにはわずかに開口する．一側の筋が働くと，他側の下顎頭を軸にして下顎骨を反対側に回転させる．

【内側翼突筋 medial pterygoid】

　この筋は深頭（大部）と浅頭（小部）の2頭に分けられる．深頭は翼状突起外側板の内側面と翼突窩から起こる．浅頭は上顎結節と翼状突起外側板の一部から起こる．これらの筋束は下顎角内面の翼突筋粗面に付着する．働きとしては下顎骨を拳上させたり，下顎骨を前方に移動させたりする際に補助的な働きをする．

〔咀嚼筋の全体〕

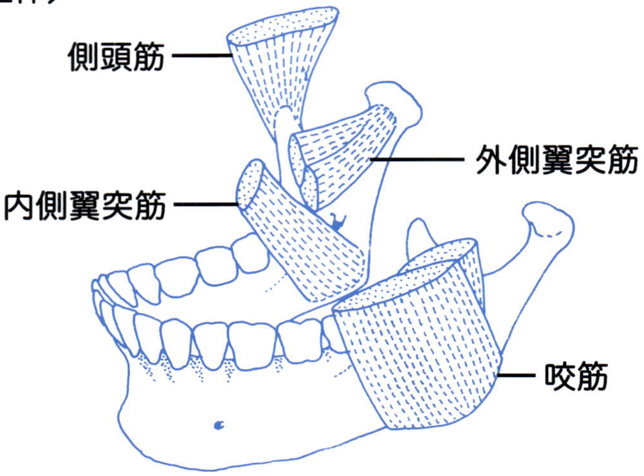

側頭筋

外側翼突筋

内側翼突筋

咬筋

〔咬筋〕

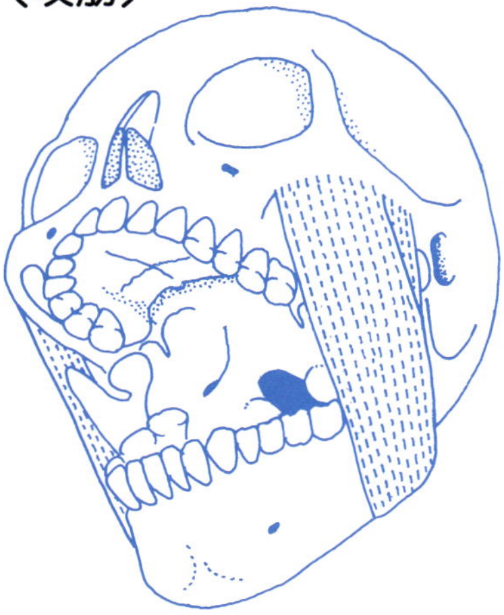

〔外側翼突筋〕

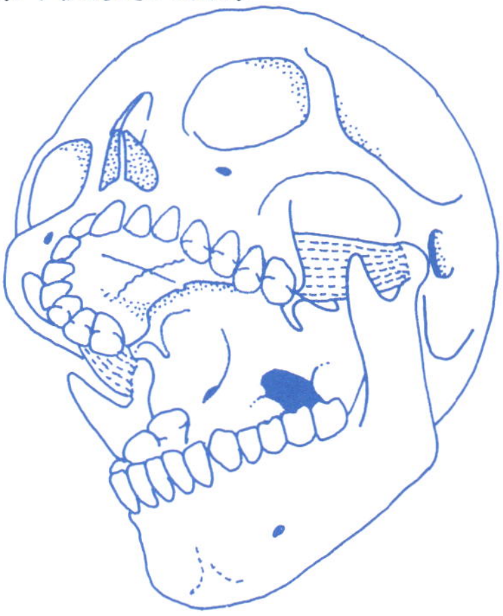

〔側頭筋〕

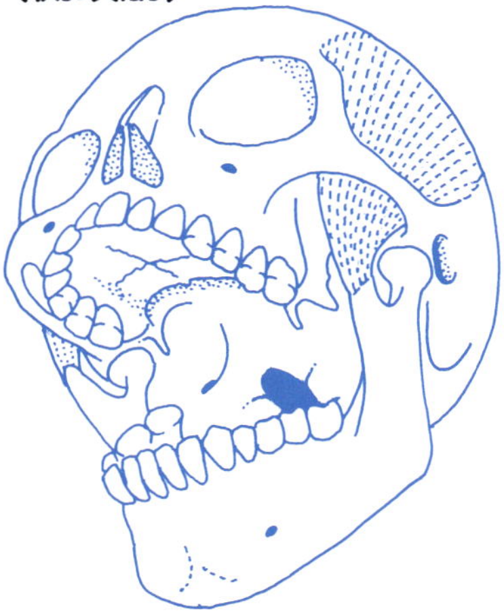

〔内側翼突筋〕

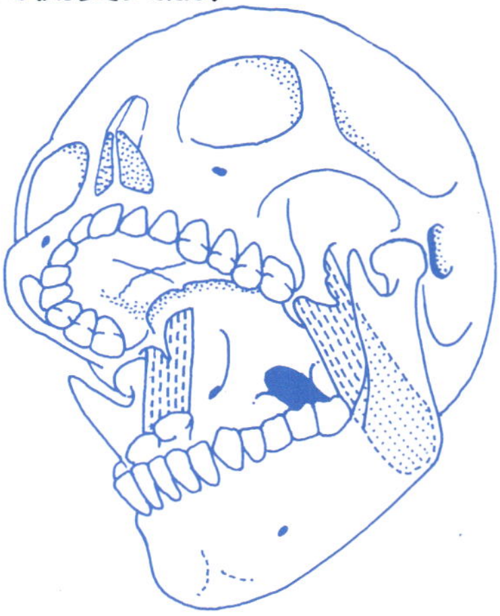

外側翼突筋の呈する部位周辺

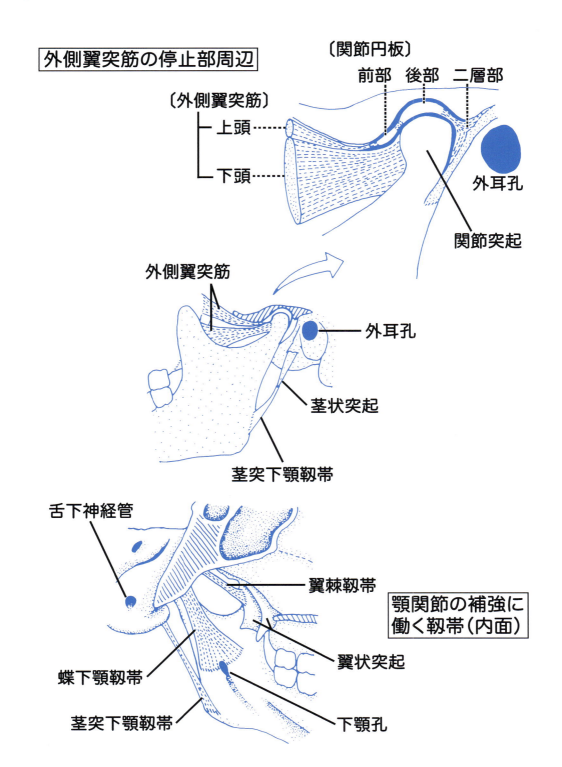

頭頸部での筋の発生

第1鰓弓 （顎骨弓）	咀嚼筋，顎舌骨筋 顎二腹筋前腹 口蓋帆張筋 鼓膜張筋	三叉神経
第2鰓弓 （舌骨弓）	表情筋，顎二腹後腹 茎突舌骨筋，アブミ骨筋	顔面神経
第3鰓弓	茎突咽頭筋	舌咽神経
第4鰓弓	咽頭収縮筋	迷走神経の 上喉頭神経

頭部顔面にある表情筋と咀嚼筋は発生学的に異なっているので支配神経も異なっている．

顔面筋の働き

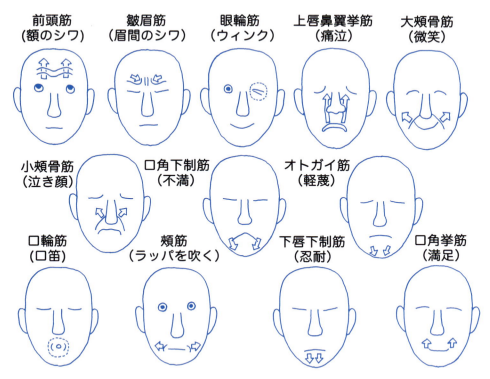

頭蓋表筋は帽状腱膜を緊張し，表情筋は顔面の表情を発現し，咀嚼筋は下顎の運動に関係する．

【表情筋】
1) 眼裂を閉じる（眼輪筋）
2) 口を閉じたり，口を尖らせたりする（口輪筋）
3) 額部にシワをつくる（皺眉筋）
4) 眉間の皮膚を下方にひく（鼻根筋）
5) 上唇を上外側にひきあげる（上唇挙筋）
6) 下唇を下げる（下唇下制筋）
7) 頬部にえくぼをつくる（笑筋）
8) 外鼻の軟部を下方にひく（鼻孔開大筋）
9) オトガイ部の皮膚を上方にひく（オトガイ筋）
10) 口角の運動と関係する（口輪筋，広頸筋，頬筋，大・小頬骨筋，口角下制筋など）

注　眼を閉じる眼輪筋は表情筋，眼を開ける上眼瞼挙筋は表情筋ではない．動眼神経支配である．

【咀嚼筋】
1) 下顎骨を上方に上げる（側頭筋，咬筋）
2) 両側の筋が同時に作用すると下顎骨を上方に上げ，一側のみが作用すると下顎骨を他側へひく（内側翼突筋）
3) 両側の筋が同時に作用した場合は下顎骨が前方にひかれ，一側のみが作用すれば下顎骨が他側に向かって移動する（外側翼突筋）

前頸部の筋

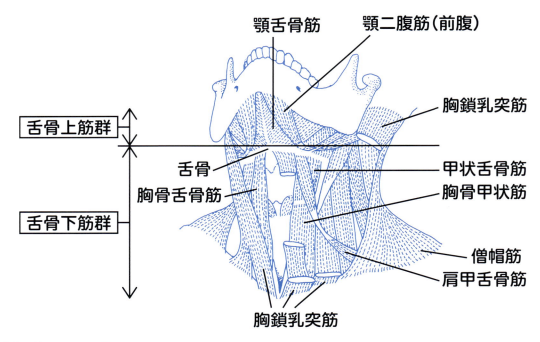

【広頸筋 platysma】
　頸部の皮膚の直下に認める筋が広頸筋である．この筋は表情筋であり，下顎骨縁より起こり頸部を垂直に下がった後に，左右に分かれて鎖骨を越えて第2，3肋骨の高さで皮膚に付着する．
　広頸筋の深層には舌骨を中心に上，下の2つの筋群がある．舌骨より上方に存在するものを舌骨上筋，下方のものを舌骨下筋とよぶ．

【舌骨上筋 suprahyoid muscles】
　頭蓋と舌骨とを連結し，口腔底をなす筋群．咀嚼時には舌骨を固定して下顎を下にひき，嚥下時には下顎を固定して舌骨・口腔底・舌を挙上する（食塊を咽頭に送る）．表層より深層に4種の筋がある．
1) **顎二腹筋前腹** digastric（後腹：顔面神経，前腹：顎舌骨筋神経（三叉神経第3枝の枝）
2) **茎突舌骨筋** stylohyoid（顔面神経支配）
3) **顎舌骨筋** mylohyoid（顎舌骨筋神経，三叉神経第3枝の枝）
4) **オトガイ舌骨筋** geniohyoid（舌下神経支配）

【舌骨下筋 infrahyoid muscles】
　舌骨上筋と協同して働き，主に舌骨の固定作用を示す筋群．舌骨上筋（顎舌骨筋やオトガイ舌骨筋）が口腔底を挙上する作用を助ける．嚥下時に甲状軟骨をひきあげ，喉頭の挙上を補助する．支配神経は，すべて頸神経ワナ（C1〜C3）である．
1) **胸骨舌骨筋** sternohyoid（胸骨柄・胸鎖関節後面→舌骨体）
2) **胸骨甲状筋** sternothyroid（胸骨舌骨筋の深層に位置する）
3) **甲状舌骨筋** thyrohyoid（甲状軟骨外面→舌骨体および大角）
4) **肩甲舌骨筋** omohyoid（上腹・下腹からなる二腹筋）

「頸部の区分」については p.5を参照

舌骨上筋 suprahyoid muscles

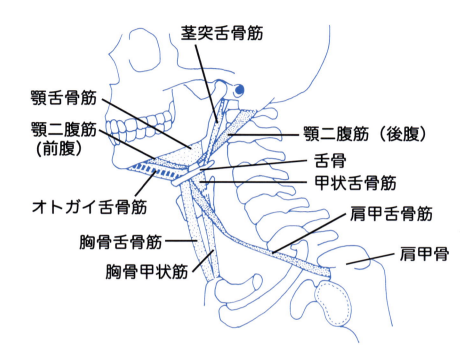

【舌骨上筋 suprahyoid muscles】

1) **顎二腹筋** digastric：二腹の名前のごとく**前腹** anterior belly と**後腹** posterior belly の 2 つに分けられる．その両腹は中間腱で舌骨体と連結する．前腹は下顎体前部後面の二腹筋窩から後外方に向かう．後腹は側頭骨乳様突起内側にある乳突切痕から起こり，前下方へ向かい，それぞれ中間腱に移行する．舌骨が固定されているときは下顎をひきさげ，下顎骨が固定されていれば舌骨をひきあげる．

2) **茎突舌骨筋** stylohyoid：顎二腹筋後腹の上方の筋束でほぼ顎二腹筋と同方向に走る筋で，側頭骨の茎状突起基部の後部から起こり，舌骨の大角部の基部に付着する．停止腱は 2 つに分かれていて，その間を顎二腹筋の中間腱が通る．舌骨を後上にひく．

3) **顎舌骨筋** mylohyoid：下顎骨と舌骨の間にひろがる筋で，口腔底の構成に関与する筋である．顎二腹筋前筋の深層にあって，下顎骨体内面の顎舌骨筋線に起こり，付着は舌骨とオトガイ棘から舌骨体中央部を結ぶ結合組織線維からなる縫線である(顎舌骨縫線)．舌骨をひきあげるか，舌骨が固定状態のときは下顎骨を後方にひく．

4) **オトガイ舌骨筋** geniohyoid：オトガイ棘から起始し，筋は下後方へ走り，舌骨体の前面に付着する．下顎骨を固定したときに舌骨を上前方にひき，舌骨を固定したときは開口運動に関係する．

舌骨下筋 infrahyoid muscles

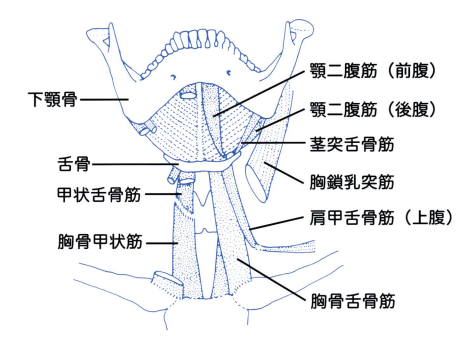

【舌骨下筋 infrahyoid muscles】
1) **胸骨舌骨筋** sternohyoid：胸骨柄，胸鎖関節，鎖骨の後面から起こり，前頸部の正中両側部を縦走し，舌骨体の下縁に付着している．舌骨をひきさげ，また舌骨が固定されていれば開口を助ける．
2) **肩甲舌骨筋** omohyoid：中間腱で上腹と下腹に分かれた細長い筋である．**下腹** inferior belly は上肩甲横靱帯とその内側の肩甲骨上縁から起こり，上内方に向かって，中間腱に移行する．**上腹** superior belly は斜めに上方へ走り，舌骨体下縁外側部に付着する．なお中間腱は頸筋膜によって固定される．舌骨を下方後方にひき，また舌骨が固定されているときは下顎骨を下にひく働きを助ける．
3) **胸骨甲状筋** sternothyroid：胸骨舌骨筋におおわれた胸骨柄後面と第1肋軟骨から起こり，甲状腺の前を上行して甲状軟骨の斜線に付着する．甲状軟骨をひきあげる．
4) **甲状舌骨筋** thyrohyoid：胸骨甲状筋につづき甲状軟骨の斜線から起こり，舌骨体と大角の後面に停止する．甲状軟骨を固定すると舌骨を下げ，舌骨を固定すれば甲状軟骨をひきあげる．

作用のまとめ　咀嚼運動に際しては舌骨上筋群と舌骨下筋群の筋が常に協同的に作用する．開口運動の際に舌骨を下にひき舌骨下筋群の働きにより，舌骨筋上筋群が下顎骨をひきさげる．咀嚼筋による下顎の閉口運動，前後運動および回旋運動と，これらの筋による開口運動とが共同的に働き，咀嚼運動を円滑に行われるようになる．

側頸部の胸鎖乳突筋

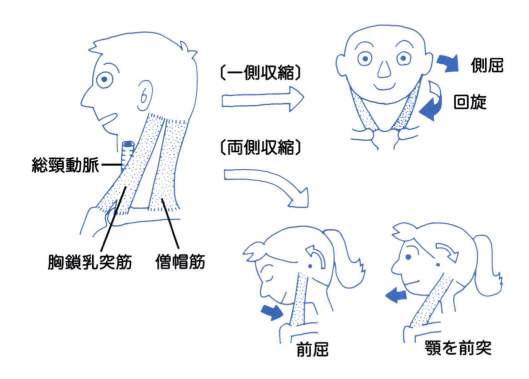

胸鎖乳突筋 sternocleidomastoideus は広頸筋の下に存在する内下方から外上方に向かって走行する筋で体表からも観察される．この筋は胸骨，鎖骨の2カ所から起こる二頭筋である．胸骨側は胸骨柄前面，鎖骨側は鎖骨の胸骨端から起こる．それぞれの筋束は合して，乳様突起から上頸線外側にまでのびて付着する．働きとしては，左右が同時に働くと頭を前下方にひくことで頸を後屈して，顎を突き出す．顎をひいたら前屈して顔を下に向く．片側だけの働きでは反対側に顔を回わして見上げるような運動を行う．神経支配は副神経と頸神経（C2-4）の筋枝である．

頭頸部の基本構造

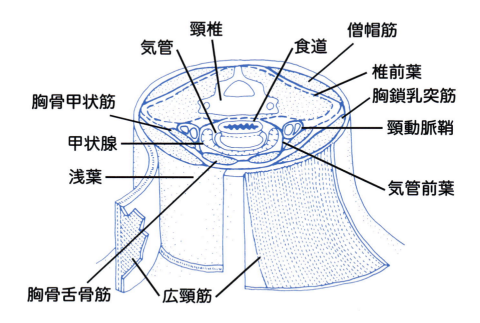

　頭頸部は前面では各層の筋でこれらの筋は筋膜によって囲まれている．腹側（前面）中央部には内臓（気管，食道）背側には支柱として脊柱および中枢神経が配置され，その両側には脈管が配置されている．浅筋膜は皮下組織であり，それより深部には深筋膜が存在している．

【頸筋膜 faciae colli】

1) **浅筋膜**：広頸筋の直下にある筋膜である．下顎骨，舌骨，胸骨および鎖骨などの間にある筋膜である．胸鎖乳突筋，耳下腺，顎下腺などを包む．この膜の後方は浅脊筋膜につづく．
2) **気管**：**舌骨**，胸骨および鎖骨の間にある筋膜で舌骨下筋を包み後方は椎前葉に付着する．
3) **椎前葉**（椎前筋膜）：脊柱頸部の前方にあって深頸筋の前面をおおい，後方は項筋膜に，下方は内胸筋膜につづく．

1) は浅筋膜，2) 3) は深筋膜といわれる．

頸部筋のまとめ

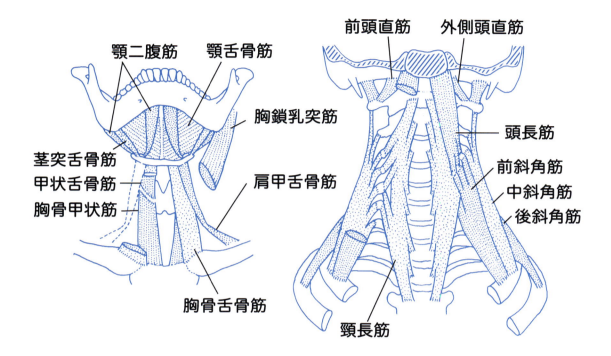

【首の運動に働く筋】

　胸鎖乳突筋，椎前筋（頸長筋/頭長筋/外側直筋），後頭下筋（大・小後頭直筋/上・下頭斜筋），頭・頸板状筋および頸半棘筋が属する．

【咀嚼・嚥下の補助筋】

　舌骨に付着する筋群で，舌骨の上下2群に分類される．
1) 舌骨上筋 suprahyoid muscles：顎二腹筋，茎突舌骨筋，顎舌骨筋，オトガイ舌骨筋の4種類の総称．下顎骨・舌骨・口腔底・舌に作用し，咀嚼や嚥下の際の補助に働く．
2) 舌骨下筋 infrahyoid muscles：胸骨舌骨筋，肩甲舌骨筋，胸骨甲状筋，甲状舌骨筋の総称．舌骨を下にひいて固定し，舌骨上筋による舌の運動を助ける．また，嚥下時には咽頭の挙上に働く．

心臓の位置

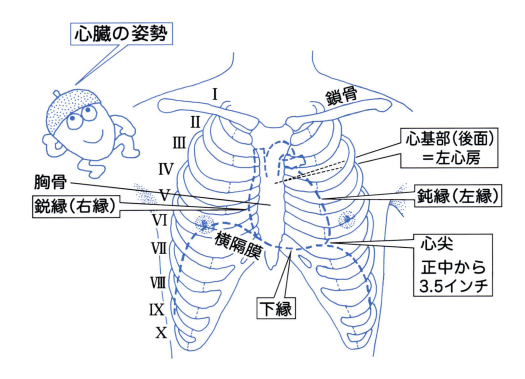

　心臓全体の約2/3は身体の左半分に傾いており，約1/3は身体の右半分である．心臓は心膜に包まれて前縦隔に存在している．そして心膜は前方は両側の肺および前胸壁に，後方は後縦隔に接する．心臓と縦隔胸膜と相接する．心臓の背側にある後縦隔内には食道と迷走神経が走行する．

【心臓の前胸壁投影図】
1) 右側：右の第2肋骨の上縁で胸骨外側縁から約2cm離れた点に達する線．
2) 左側：前者の左端から起こり心尖に達する．
3) 上部：右心臓線の上端より発して左の第2肋間隙の中間で胸骨外側縁から約3cm離れた点に至る線．
4) 下部：左の乳頭線と胸骨傍線との中間で第5肋間隙にあり心尖にほぼ一致する．次で右上方に斜に走り右の第5肋軟骨の下縁で胸骨外側縁から約2cm離れた点に達する．
5) 横部：下心臓線が右の第6肋骨と交叉する縁と左心臓線が左の第3肋骨の上縁と交叉する点を結ぶ線である線上に三尖弁と二尖弁が投影される．まとめてみると三尖弁は右の第5肋骨が胸骨に相当する場所，二尖弁は右の第3肋間隙で横部の心臓線上にある．また肺動脈弁は左の第3肋軟骨の胸骨端の上縁に，大動脈弁は肺動脈弁の下内方で第3肋間隙の高さで胸骨の背方にあたる．これらは聴診時に重要なポイントなる部位である．

心臓 heart

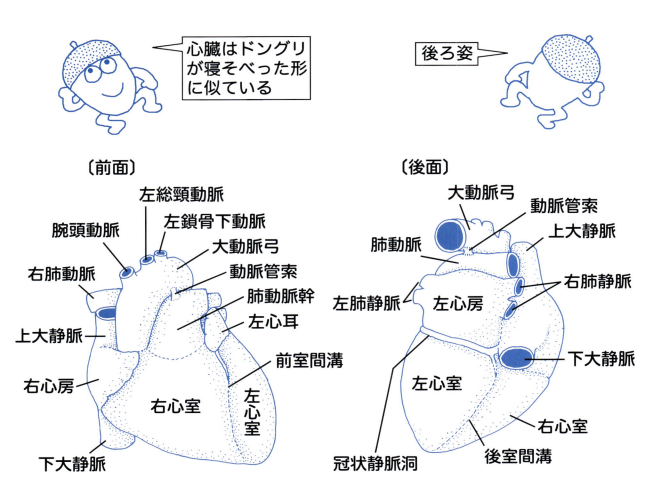

【外形】

　成人の心臓はその人の拳とほぼ同じ大きさで，外形は円錐形をしている．その重量は200～300グラム，男性の心臓の方がやや重い．

　心臓には左前方に**心尖** apex of heart と右背方にある心底に区別され，**胸肋面**と**横隔面**の2面を有する．心尖は左側の第5肋間隙で乳頭線より少し内側で胸壁の上からその拍動を触知することができる（**心尖拍動** apex beat）．心尖は体の位置によって少し影響され，たとえば立っているときは寝ているときよりやや低く，心尖部は左心室に心底は左右の心房，心耳および心房に注ぐ静脈，心室からでる動脈などを含む部位である．

第3章　循環器系

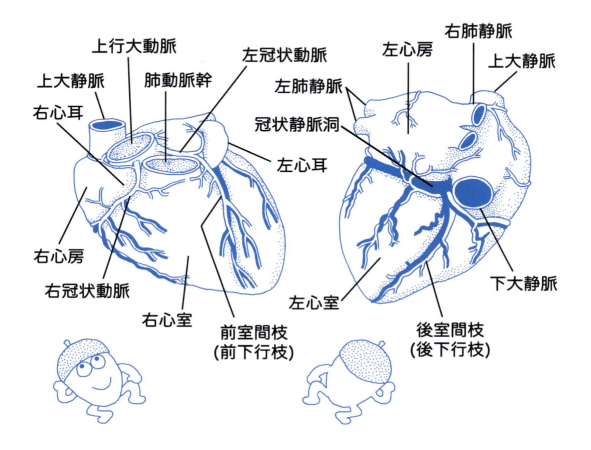

　大動脈および肺動脈が心室からでる付近は**動脈円錐** conus arteriosus といわれる隆起部である．左の**心室**から大動脈，右の心室から**肺動脈**がでて，左の**心房**に**肺静脈**，右の心房に**上・下大動脈，冠状動脈洞**などが開いている．これらの動脈と静脈との間には心膜横洞がある．

　心房と心室との境界は**冠状溝** coronary sulcus という横溝があり心房と心室を分ける．前方での右心室と左心室の間を縦走する溝を**前室間溝** anterior interventricular sulcus といい，後方は**後室間溝** posterior interventricular sulcus という．

　左右の心房から**心耳** auricle〔囊（ふくろ）〕をつくりその端は前方に曲がり大動脈および肺動脈の外面と接している．右の心耳は心臓の前面からほとんど全体が見えるが，左の心耳はその先端のみがみられる．

心臓の内腔

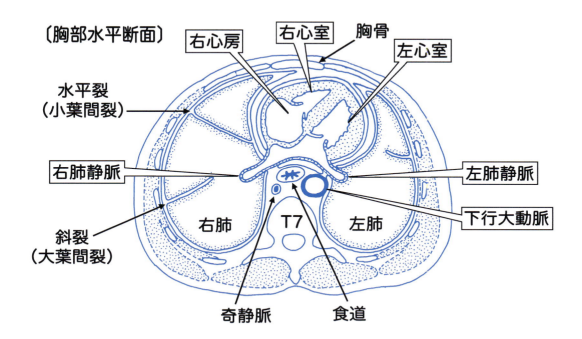

【心臓の内腔】

1) **右心房** right atrium

　　右心房は心臓の右上部で，後上部には上大静脈，後下方には下大静脈が注いでいる．

　　心房，大動脈洞と心耳からなる．大動脈洞の内面は平滑であるが心耳の内面は櫛状筋の存在によって凸凹に富んでいる．

　　心房中隔の右心房に向かった面に楕円形の**卵円窩** fossa ovalis, oval fossa という凹がある．房室口には房室弁がある．胎生時の卵円孔の残物である．

2) **右心室** right ventricle

　　右の心室は本来の心室と動脈円錐とからなる．動脈円錐は肺動脈につづき，肺に静脈血を送る．その内面は滑沢であるが他の部分は多数の**肉柱** trabeculae carneae があるために凸凹に富む（乳頭筋 papillary muscle）．心室と動脈円錐との境界に室上稜という高まりがある．

3) **左心房** left atrium

　　左心房は心臓の後上部で，後壁には左右の肺から計4本の肺静脈が注ぎ，左心室と交通している．

4) **左心室** left ventricle

　　心臓の左下部で左心房と交通している．大動脈が出ている．全身に血液を送り出すために左心室の壁は右心室に比べて厚い．

心臓の弁の位置

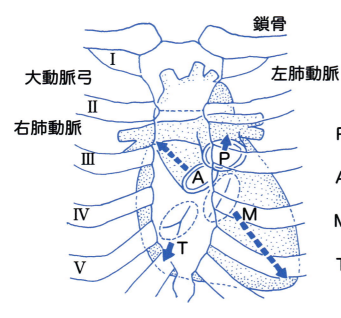

〔心臓弁音の位置と聴取部位〕

聴取部位は弁ごとでだいたい決まってる

P：肺動脈弁
→ 第2肋間胸骨左縁
A：大動脈弁
→ 第2肋間胸骨右縁
M：僧帽弁
→ 第6肋軟骨部
T：三尖弁
→ 第5肋間鎖骨中線上

　心臓の内部の血流は静脈口（房室口）と動脈口にある弁によって常に一定の方向に血液が流れる．静脈口には尖弁（2～3個），動脈口には半月弁（3個）とよばれる形状および作用の異なる2種類の弁がある．

【尖弁 valve cusp】
　弾性線維に富む結合組織性の膜（尖 cusp という）で，その底辺は線維輪に付着し，先端は心室壁に向かって下っている．尖の縁から下面に腱索 tendinous cords がのびていて，心室の内壁の円錐状に高まった筋組織である乳頭筋 papillary muscles とつながっている．また腱索のあるものは心室から直接でている．腱索が弁尖に付着するところは三角形をしているために弁尖の縁は鋸歯状を呈している．

心臓の内面

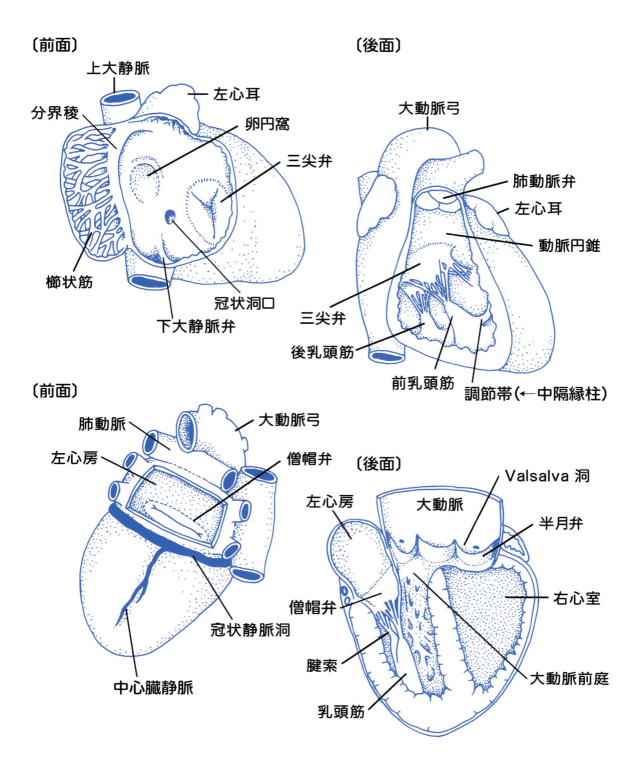

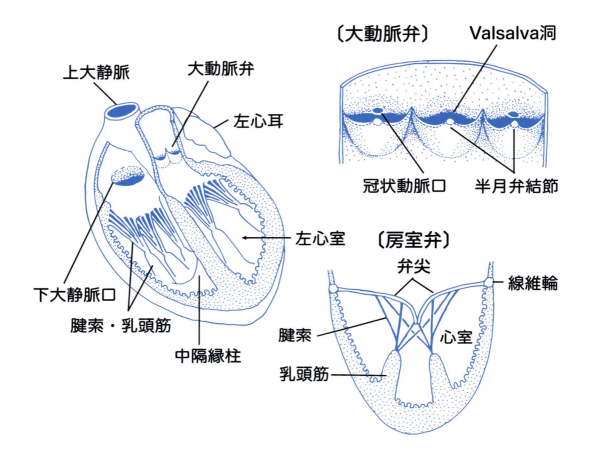

（**右房室弁**）**三尖弁** tricuspid valve：右の静脈口には三束の弁がある．**前尖**が最大，**後尖**はしばしば2分している．内側尖は心室中隔からでているので**中隔尖**ともいう．この3尖に腱索を送る乳頭筋は3個あり各尖の間に位置する．

（**左房室弁**）**二尖弁**（**僧帽弁**）mitral valve：左の静脈口にあって**前尖**および**後尖**の2つよりなる．前尖は線維輪に付着するが，後尖は心臓の内壁に直接付着している．この2尖に付着する腱索は前後の2つの乳頭筋から出ている．

心室が拡張して心房から心室の中に血液が流れこむ際に弁尖は後方に押されて全体として漏斗の形となる．

心臓の弁

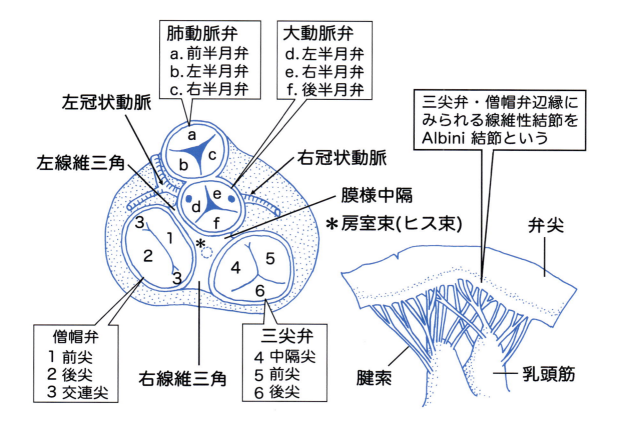

【半月弁 semilunar cusps】

半月弁は結合組織性の半月上の膜で弾性に富む．その一側は動脈円錐の内壁に付着し，他の一側は遊離して内腔に突出しポケット状になる．半月弁の尖端は少し肥厚して**半月弁結節** valvula semilunaris nodulus を形成する．

半月弁は動脈円錐と大動脈および肺動脈との間のいわゆる動脈口にあっておのおの3弁よりなり，右の動脈口には左右および前半月弁，左の動脈口には左右および後半月弁が区別される．弁はまれに4弁や2弁の異常もある．

心臓壁の構造

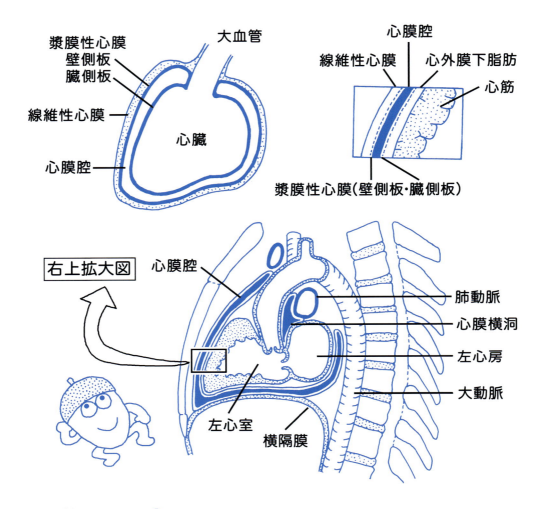

【心膜（心囊）pericardium】

　心膜は心臓を包む漿膜の袋である．心膜には壁側板と臓側板とあってそれらの膜の中の腔を心膜腔という．臓側板は心臓および心臓に出入する大血管の根部の周囲をおおう．これを**心外膜** epicrdium とよぶ．心臓に出入するこれらの大血管が心膜を抜けるところで間に**心膜横洞** transverse pericardial sinus がある．心臓の脊側で左右の肺動脈の間に**心膜斜洞** oblique pericardial sinus という凹がみられる．これらの洞は心膜腔の一部であって正常の場合は狭い間隙にすぎないが，心膜腔に病的な浸出液が溜まることも起こる．

1) **心内膜** endocardium：心臓壁の最内層を占め一層の扁平上皮，少量の結合組織と弾性線維からなる．心内膜は心臓に出入する血管の内膜に直接移行し，また内膜の延長が弁となる．
2) **心筋層** myocrdium：この層は心内膜と心外膜との間に存在して，心臓壁の大部分を占める．
3) **心外膜** epicardium：心臓壁の最外層をなす薄い層で，外側を一層の扁平上皮がおおっている．心外膜は心膜すなわち心囊の臓側板である．

刺激伝導系 conducting system of heart

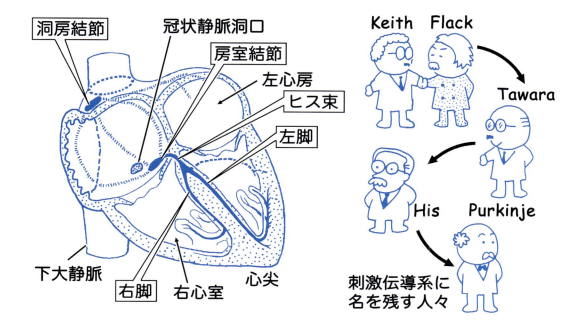

　刺激伝導系は**キース・フラック**（Keith-Flack）の**洞房結節** sinus-artlial node, **房室結節**（田原の結節）atrioventricular bundle と**ヒス束** bundle of His（**房室束** atrioventricular bundle）などからなる．ヒス束が基となりこれから左脚 left bundle および右脚 right bundle に分かれる．そのつづきは**プルキニエ**（Purkinje）**線維**として心内膜の直下をへて心室の筋に分布する．
　右心房のキース・フラックの洞房結節は上大静脈が心房に開くところと右の心耳との間に存在するこの結節から興奮が起こって心房の壁を通り房室結節に伝わる．房室結節は下大静脈開口部直下で冠状動脈洞開口の附近にある少しふくらんだ部位を房室結節という．この結節からヒス束がでて右の線維輪を通過して心室中隔の膜性部の右側を通り心室中隔の筋性部の上端で左右の2脚に分かれる．中隔の上を走った後に2束に分かれ，内束は中隔乳頭筋に，外束は前乳頭筋に達する．この2束から細枝がでて後乳頭筋および右の心室全体にひろがる．左脚は扁平で右脚よりもはるかに幅が広く3分してその1つは細く中隔の中を走って心尖に向かい，他の2つは前後の乳頭筋に入り，この3枝から左の心室全体にひろがる枝がでる．
　その興奮がヒス束を通って心室に伝達される．ヒス束が破壊されると心房は正常の速さで拍動するが，心室はそれ自身の中枢の興奮によって働くことになり正常よりもはるかに緩徐になる．

心臓の動脈

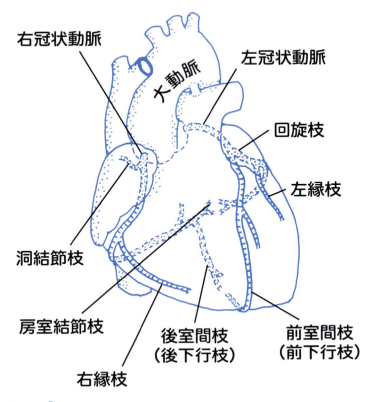

【動脈系 artery of heart】

冠状動脈 coronary arteries

　心臓の各部を栄養する栄養血管の総称を冠状動脈という．左右の2つの冠状動脈はそれぞれ心房に枝を与え，その後左右の心室の間を通って心尖に向かっていく．心房は一側の冠状動脈によって養われるが，心室は左右の枝を受ける．冠状動脈各枝の分布する形式は臨床の点からも重要である．

a) **左冠状動脈** left coronary artery：左の大動脈基部の**大動脈洞** aortic sinus（**バルサルバ洞** Valsalva sinus）から起こり左の心耳と肺動脈の間を前下方して心臓前面の前室間溝のところを走行する**前室間枝** anterior interventricular branch と冠状溝を囲むように走る**回旋枝** circumflex branch となる．

　前室間枝（前下行枝）は前室間溝の中を走って心切痕に達し右冠状動脈の枝と吻合する．

　回旋枝から左の心房，左の心房の外側縁および左の心室の後面に対して枝がでる．**前室間枝**から心室の前壁に枝が与えられる．

b) **右冠状動脈** right coronary artery：右の大動脈洞からでて右の心耳と肺動脈の間を通りぬけて冠状溝の中を右方に走り，心臓の後面にある**後室間溝** posterior interventricular branch に達し，この溝の中を後室間枝となって心尖に向かって走る．他の一枝は冠状溝を左方に走り左冠状動脈の回旋枝と吻合する．右冠状動脈の枝は右心房，右心室の後面および外側縁に分布する．またこの右冠状動脈は房室結節，ヒス束に栄養を運ぶ動脈である．

　冠状動脈の閉塞が起こると心筋に凝固壊死が起こる（**心筋梗塞** myocardial infarct）．

心臓の静脈

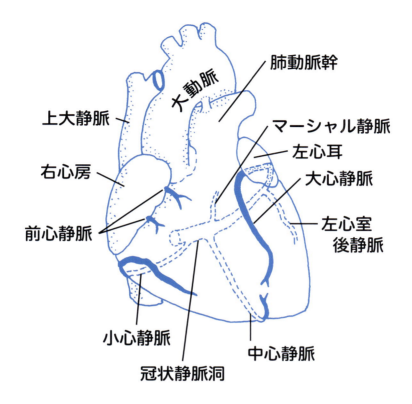

【静脈系 vein of heart】

心臓の静脈はすべて最終的には右心房に流入するが，約70％は冠状静脈洞を経由している．

冠状静脈洞 coronary sinus

冠状静脈洞は心臓の後面の冠状溝にある少しふくれた静脈で，右の心房に開くがそこには痕跡的な弁も認められる．

小さい静脈は冠状静脈洞に合せずに左右の心房に直接開口する．その開口部を細小静脈孔という．

a) **大心（臓）静脈** great cardiac vein：前室間溝の中を上に走って心臓の左縁を走り冠状静脈洞に開く．

b) **小心（臓）静脈** small cardiac vein：心室後壁を上に走って冠状静脈に入る．

c) **中心（臓）静脈** middle cardiac vein：後室間溝の中を右冠状動脈後下行枝が上走して冠状静脈洞に開く．

d) **左心室後静脈** posteriors vein of left ventricle 左の心室の後壁を走って冠状動脈洞に入る．

e) **左心房後静脈** oblique vein of left atrium：左の心房の後壁を走る細い静脈で冠状静脈洞に開く．左の上大静脈の遺物であるが，その一部は閉鎖して左大静脈靱帯となっていることがある．別名を**マーシャル斜静脈**ともいわれる．

頭頸部動脈系

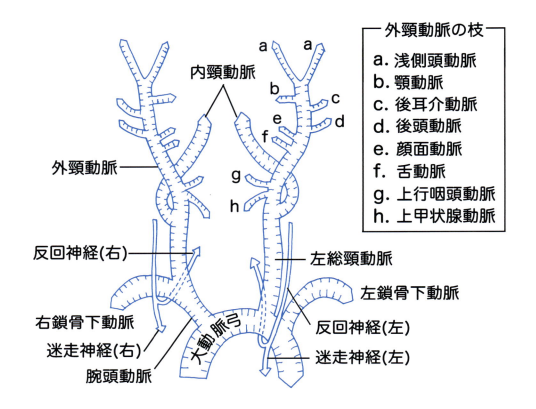

　心臓の左心室をでた大動脈は上行して**上行大動脈** ascending aorta となり，右側の第2胸肋関節の高さで弓状をなして左後方に曲がり，第4〜5胸椎の高さで**大動脈弓** arch aorta を形成し，第4胸椎の左側で下行大動脈となる．

　大動脈弓からは3本の枝に分かれる．右側から順に**腕頭動脈** brachiocephalic trunk，**左総頸動脈** lift common carotid artery，**左鎖骨下動脈** left subclavian artery が起こる．腕頭動脈は**右総頸動脈**と，**右鎖骨下動脈**に分かれる．甲状軟骨上縁の高さで**外頸動脈** external carotid artery と**内頸動脈** internal carotid artery の2枝に分かれる．内頸動脈は頭蓋底の頸動脈管を通って頭蓋腔へ入ったのち，脳や眼窩内に分布する．外頸動脈は前頸部の一部，顔面，頭部など歯科領域には重要な部位に分布する．この血管の左右差は迷走神経の枝である反回神経の通路から左右で大きくコースが変わる．

外頸動脈 external caroid artery

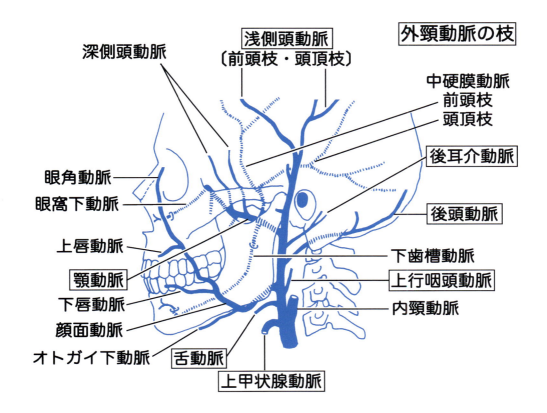

　外頸動脈は甲状軟骨の高さで内頸動脈と分かれたのち，顎二腹筋の後腹および茎突舌骨筋の内側を上行し，耳下腺におおわれた下顎枝の後方を上行し，下顎頸の高さで顎動脈と浅側頭動脈の2本の終枝に分かれる．

【前面から分枝する動脈】
1) **上甲状腺動脈** superior thyroid artery：外頸動脈と内頸動脈とが分かれたすぐ上の舌骨大角の高さで起こる．甲状腺の上縁から入る．喉頭に分布する上喉頭動脈には注意．
2) **舌動脈** lingual artery：上甲状腺動脈のすぐ上方で上行咽頭動脈とほぼ同じ高さで起こる．中咽頭収縮筋の外側面を内上方へ向かい，舌骨上を上舌骨筋におおわれ，オトガイ舌筋の外側にそってすすみ，舌骨舌筋の前縁で舌内に入る．
    a) **舌下動脈** sublingual artery：舌下腺，口腔底，下顎内面の歯肉および口腔粘膜に枝をだす．
    b) **舌深動脈** deep lingual artery：舌動脈の終枝で舌筋の外側で舌の下面から舌尖に向かう．
    c) **舌背枝** dorsal lingual braches：舌深動脈，舌背の後部に向かい舌根に分布する．

顔面動脈

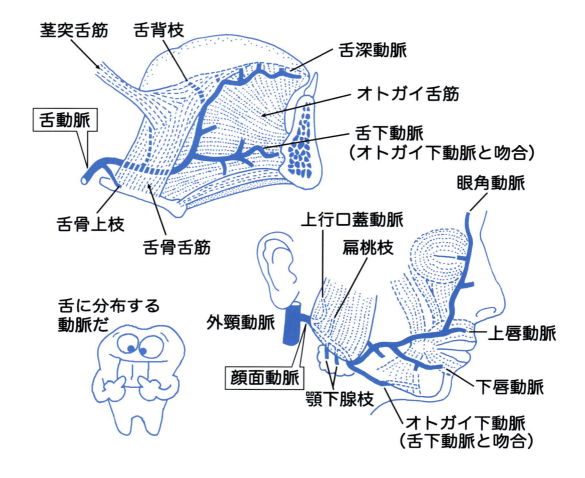

　顔面動脈 facial artery は顎下腺上縁を前へ走り，咬筋付着部の前で下顎骨を越えて斜め上内方へ走って口角の外側から上唇，下唇（上唇動脈，下唇動脈）に分布する．さらに内眼角部（眼角動脈）の方向に上行して走行する．

●顔面動脈 facial artery の枝

【頸部の分枝】
1) 上行口蓋動脈 ascending palatine artery：咽頭の側壁を上走り，軟口蓋に分布する．
2) 扁桃枝 tonsillar branch：咽頭側壁から口蓋扁桃に分布．
3) オトガイ下動脈 submental artery：顎舌骨筋の下面を前方に進み，オトガイ下部の皮膚や筋，顎下腺，その付近に分布する．

【顔面部の分枝】
1) 下唇動脈 inferior labial branch：口角の下方で，口角下制筋の後縁から，口角下制筋，下唇下制筋を通過して上方から下唇に入り，正中に向かい反対側の動脈と吻合する．
2) 上唇動脈 superior labial branch：口角の外上方で，上唇の口輪筋のなかに入り，正中部で反対側の動脈と吻合する．
3) 眼角動脈 angular branch：顔面動脈の終枝で，内眼角部に分布する．

●外頸動脈 external caroid artery の枝

【内側面からの分枝】
上行咽頭動脈 ascending pharyngeal artery：上甲状腺動脈のやや上方で分かれ，咽頭や頭蓋底付近に分布する．

【後面からの分枝】
1) 後頭動脈 occipital artery：顎面動脈と同じ高さで起こり，後頭部と頭頂部に分布する．
2) 顎動脈 maxillary artery
3) 浅側頭動脈 superficial temporal artery：外頸動脈の2終枝の1つである．耳下腺実質内で，顎動脈と分かれ，耳介の前方を上行し，前頭枝と頭頂枝部に分布する．
    a) 顔面横動脈 transverse facial artery：耳下腺におおわれて，頬骨弓と耳下腺管との間をほぼ水平に走る．耳下腺と顔面に分布する．
    b) 頬骨眼窩動脈 zygomatico-orbital artery：側頭筋膜上を外眼角のほうに向かって走り，眼輪筋やその部の皮膚に分布する．
    c) 中側頭動脈 middle temporal artery：頬骨直上で側頭筋膜を貫き，側頭筋へ分布する．
    d) 前耳介枝 anterior auricular branch：耳介前面，外耳道などに分布する．

顎動脈

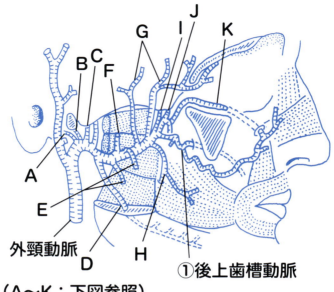

外頸動脈
①後上歯槽動脈

(A～K：下図参照)

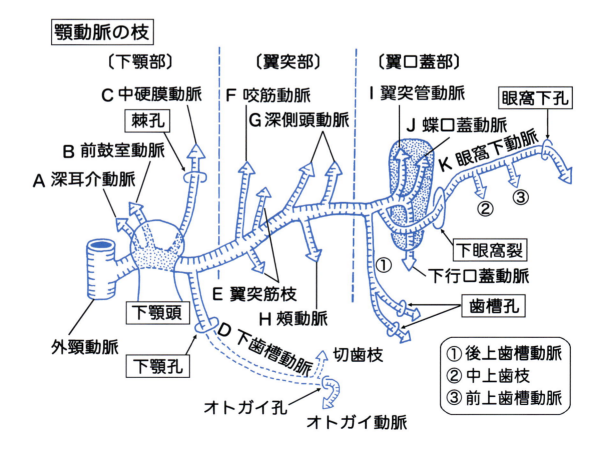

顎動脈の枝

〔下顎部〕　〔翼突部〕　〔翼口蓋部〕

- C 中硬膜動脈　棘孔
- B 前鼓室動脈
- A 深耳介動脈
- F 咬筋動脈
- G 深側頭動脈
- I 翼突管動脈
- J 蝶口蓋動脈
- K 眼窩下動脈　眼窩下孔
- 下眼窩裂
- 下行口蓋動脈
- E 翼突筋枝
- H 頬動脈
- 歯槽孔
- 外頸動脈
- 下顎頭
- 下顎孔
- D 下歯槽動脈
- 切歯枝
- オトガイ孔
- オトガイ動脈

① 後上歯槽動脈
② 中上歯枝
③ 前上歯槽動脈

【顎動脈 maxillary artery】

顎動脈は浅側頭動脈とともに外頸動脈の終枝の1つであり，耳下腺筋膜をつらぬいて下顎枝の内側を前走し，外側翼突筋の下縁に達し，外側翼突筋下頭の表層，あるいは筋の中を走り，翼口蓋窩に入る全13枝から成っている．

【顎動脈の分枝名語呂合せ】（顎動脈のおぼえ方の例）

神前で	チュー公	菓子を	深く	咬み	欲が出て	今日は	好調	眼	下は	翌	朝
深耳介	前鼓室	中硬膜	下歯槽	深側頭	咬筋	翼突筋	頰	後上歯槽	眼窩下	下行口蓋	翼突管	蝶口蓋

（顎動脈の枝の名称は必ず暗記しておこう）

【下顎枝の内面で分かれる動脈】

1) **深耳介動脈** deep auricular artery：顎関節，外耳道に血液供給
2) **前鼓室動脈** anterior tympanic artery：錐体鼓室裂から入り，鼓室に血液供給
3) **中硬膜動脈** middle meningeal artery：蝶形骨の棘孔から頭蓋内に入り，脳硬膜に血液供給
4) **下歯槽頭動脈** inferior alveolar artery：下歯槽神経とともに下顎孔より下顎管に入り，オトガイ孔から下顎骨を出る．オトガイ動脈となる．
   下歯槽動脈は下顎孔に入る直前に**顎舌骨筋枝**を分枝し，顎舌骨筋神経とともに顎舌骨筋神経溝を進み，顎舌骨筋に血液を供給する．この動脈はオトガイ下動脈や下唇動脈となり顔面動脈とも吻合する．
   下歯槽動脈は下顎管走行中に歯肉，歯，歯槽溝枝を出す．オトガイ孔を出た動脈は切歯枝に分枝するとともに，オトガイ周囲に分布する．
5) **咬筋動脈** masseteric artery：咬筋，顎関節に血液供給
6) **深側頭動脈** deep temporal artery：側頭筋に血液供給
7) **翼突筋枝** pterygoid branches：外側翼突筋，内側翼突筋に血液供給
8) **頰動脈** buccal artery：頰筋に血液供給
9) **後上歯槽動脈** posterior superior alveolar artery：上顎臼歯部の骨，歯，歯肉，上顎洞壁に血液供給
10) **眼窩下動脈** infraorbital artery：上顎前歯部の骨，歯，歯肉，上顎洞壁に血液供給
11) **下行口蓋動脈** descending palatine artery：軟口蓋，口蓋扁桃に血液供給
12) **翼突管動脈** artery of pterygoid canal：咽頭上部，耳管，鼓室に血液供給
13) **蝶口蓋動脈** sphenopalatine artery：鼻腔外側壁と鼻中隔に血液供給

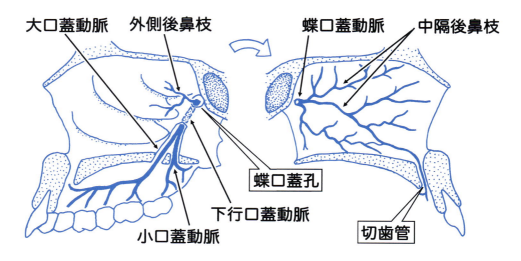

〔蝶口蓋動脈の枝〕

頭部顔面部の動脈系のまとめ

【頭部顔面部の動脈】

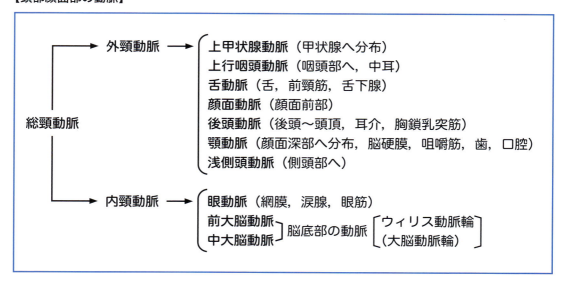

頭頸部静脈系

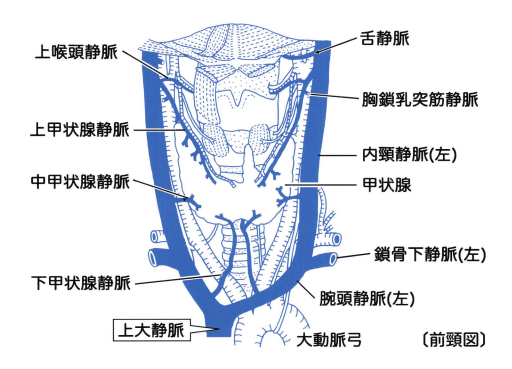
〔前頸図〕

【内頸静脈 internal jugular vein】
　頭蓋腔内の静脈血のほとんどを集め，頭蓋底の頸静脈孔から内頸動脈および総頸動脈を前外側にそって下行し，鎖骨下静脈と合流して腕頭静脈になる．両側の腕頭静脈は合流後は上大静脈となり，右心房に入る．

【内頸静脈に入る静脈】
1) **蝸牛小管静脈** vein of cochlear aqueduct
2) **咽頭静脈** pharyngeal veins：**咽頭静脈叢** pharyngeal plexus から始まる．この静脈叢は翼突筋静脈叢や椎骨静脈叢とも交通する．
3) **舌静脈** lingual vein：**舌深静脈** deep lingual vein, **舌背静脈** dorsal lingual veins および**舌下静脈** sublingual vein などの合流によって生じる．顔面静脈が内頸静脈に入る付近で内頸静脈に入る．
4) **上甲状腺静脈** superior thyroid vein：甲状腺上部から起こり，同名動脈に伴行して内頸静脈に注ぐ．
5) **胸鎖乳突筋静脈** sternocleidomastoid vein：同名動脈に伴う．
6) **上喉頭静脈** superior laryngeal vein：咽頭の静脈を集めて，内頸静脈か上甲状腺静脈に注ぐ．

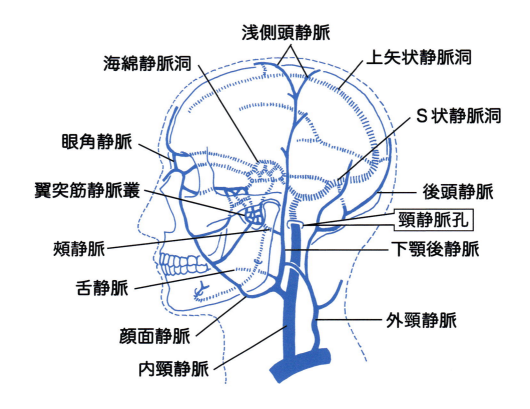

【顔面静脈 facial vein】

顔面動脈の分布域の静脈である．眼角静脈 angular vein と滑車上静脈 supratrochlear vein および眼窩上静脈 supraorbital vein らの静脈が合した静脈は，顔面動脈に伴行して鼻の外側部，頬の下方を斜走し，咬筋の前縁で下顎骨下縁から下顎後静脈と合し，内頸静脈に注ぐ．以下の静脈が入る．

1) 上眼瞼静脈 superior palpebral veins
2) 外鼻静脈 external nasal veins
3) 下眼瞼静脈 inferior palpebral veins
4) 上唇静脈 superior labial vein
5) 下唇静脈 inferior labial veins
6) 深顔面静脈 deep facial veins
7) 耳下腺枝 parotid veins
8) 外口蓋静脈 extranal palatine veins
9) オトガイ下静脈 submental veins

【下顎後静脈 retromandibular vein】

浅側頭動脈と顎動脈の分布する区域での静脈血を集める．この静脈は顎関節の後下部で浅側頭静脈と顎静脈の合流によって始まり，下顎枝の後縁にそって下行し，下顎角下方で顔面静脈と合して内頸静脈に注ぐ．顎動脈の分布領域から血液を集める静脈は，翼突筋静脈叢 pterygoid plexus を形成する．深側頭静脈，前耳介静脈，耳下腺静脈，中硬膜静脈，翼突管静脈，鼓室静脈，茎乳突孔

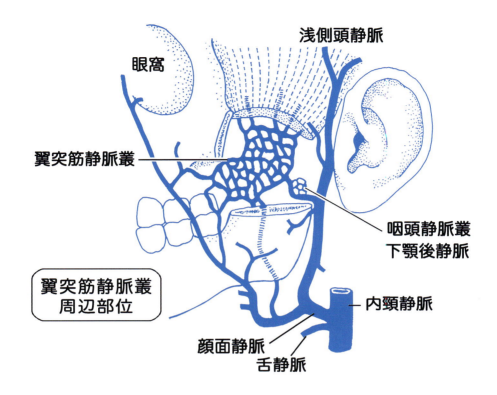

静脈，顎関節静脈などがある．この静脈叢からでる静脈前方へは深顔面静脈と頬静脈が顔面静脈に，後下方へは**顎静脈** maxillary vein が浅側頭静脈と合流して，**下顎後静脈**となる．下顎後静脈に注ぐ静脈は他に，**顔面横静脈** transverse facial vein などがある．翼突筋静脈叢はこの叢に麻酔液が入ることで青あざになることがあるのでこの静脈叢の存在は重要である．

【外頸静脈 external jugular vein】

後頭部と頸部領域の静脈血を集めている．後耳介静脈と後頭静脈が耳介の後部で合流し，胸鎖乳突筋外側を下行して鎖骨下静脈か内頸静脈に合流する．この静脈はきわめて個体差が大きい．

【頭部顔面部および脳頭蓋の静脈のまとめ】

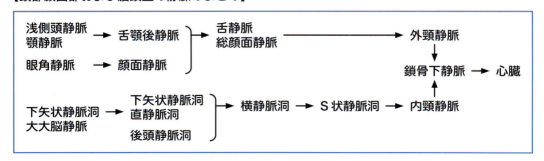

リンパ系 lymphoid system のあらまし

〔リンパの流れ全体像〕

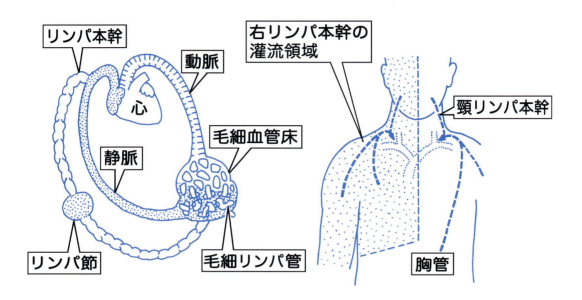

【リンパ系 lymphoid system】
　リンパ系は毛細血管から滲出して組織内に入った組織液の一部が組織中の毛細リンパ管に入る．毛細リンパ管に入った組織液をリンパという．末梢の毛細リンパは，次第に合流して太くなり，リンパ管となる．リンパ管は**リンパ節**を通過し，最終的に左右の静脈角から静脈に入る．右の上肢と右の頭・頸部は**右リンパ本幹**，左の頭，頸部上肢は**左頸リンパ本幹**，体幹，下肢のリンパは乳ビ槽を経て**胸管** thoracic duct を通り左静脈角に入る．リンパ管の構造は弁をもっている．リンパ節はリンパ中の有害物などをとらえる防御装置であるとともに，新しいリンパ球を生産している．リンパ節は細網組織を基礎とし，多数のリンパ球からなる米粒大の器官である．骨髄や胸腺を**一次性リンパ器官**，輸入・輸出リンパ管，リンパ小節を**二次性リンパ器官**と分類する．

頭部のリンパ節の分類

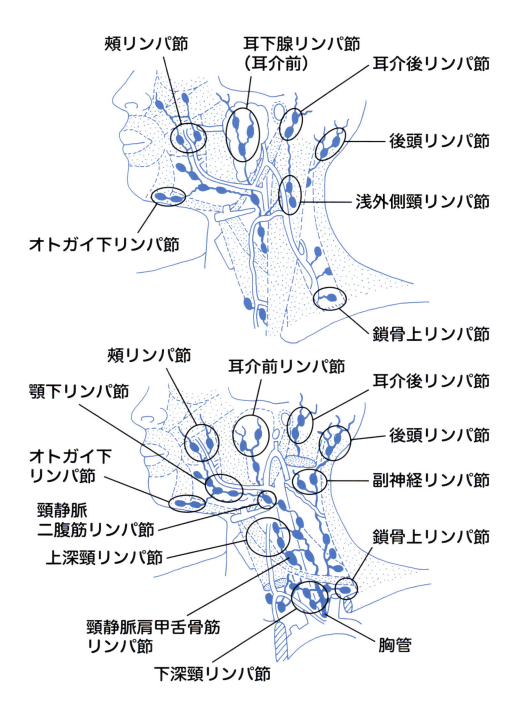

【口腔リンパ節】

1）頭部浅リンパ節
    a）後頭リンパ節
    b）耳介後リンパ節
    c）耳介前リンパ節
    d）浅耳下腺リンパ節
    e）顔面リンパ節

2）頭部深リンパ節
    a）深耳下腺リンパ節
    b）咽頭後リンパ節
    c）前頸リンパ節
    d）舌リンパ節

【頸部のリンパ節】

1）浅頸リンパ節
    a）オトガイ下リンパ節
    b）顎下リンパ節

2）深頸リンパ節
    a）上深頸リンパ節
    b）下深頸リンパ節
    c）鎖骨上リンパ節

以上のリンパ節の中で重要と思えるリンパ節について説明する

【重要なリンパ節】

1）後頭リンパ節 occipital nodes：僧帽筋起始部および頭半棘筋付着部にある2〜3個のリンパ節で，リンパ管は浅頸リンパ節に入る．

2）耳介後リンパ節 retroauricular nodes：耳介後方で胸鎖乳突筋付着部の表面に存在する2〜3個のリンパ節であり，リンパ管は浅・深頸リンパ節に入る．このリンパ節の前を後耳介動脈が走行する．

3）浅および深耳下腺リンパ節 superficial・deep period nodes：耳下腺の表面および深部などに2〜3個存在し，側頭部，前頭部や鼻根，眼瞼，外耳道および耳下腺からリンパ管が入り，顎下リンパ節や深頸リンパ節にリンパ管がつながる．

4）顎下リンパ節 submandibular nodes：顎下三角内にある3〜6個のリンパ節で，広頸筋におおわれ，顎下腺に接して存在している．リンパ管は浅頸リンパ節および上深頸リンパ節に入る．

5）オトガイ下リンパ節 submental nodes：左右の顎二腹筋前腹の内側縁と舌骨体との間の三角（オトガイ下三角）内に存在する2〜3個のリンパ節で，リンパ管は顎下リンパ節，浅頸リンパ節や上深頸リンパ節に入る．

6）前頸リンパ節（浅・深前頸リンパ節 superficial/deep nodes, anterior cervical nodes：前頸部の筋膜下で外頸静脈にそって存在するリンパ節で，上・下深頸リンパ節にリンパ管をおくる．

7）舌リンパ節 lymphonodi linguales：舌骨舌筋の外側，オトガイ舌筋の外側やその下にある2〜3個の小さなリンパ節である．リンパ節は舌のリンパ管が上深頸リンパ節，顎下リンパ節あるいはオトガイ下リンパ節らとつながっている．

8）上深頸リンパ節 superficial nodes：内頸静脈上部にそって主に頸動脈三角内にみられる多数のリンパ節である．リンパ管は下深頸リンパ節に入る．

9）下深頸リンパ節 inferior deep nodes：肩甲舌骨筋より下で内頸静脈下部にそって，大鎖骨上窩の深部にある．リンパ管は頸リンパ本幹をへて左は胸管へ，右は右リンパ本幹に入る．

10）咽頭後リンパ節 retropharyngeal nodes：咽頭の後壁で，神頸筋および頸椎の前面にあり，咽頭筋膜に包まれている2〜3個のリンパ節で，リンパ管は上深頸リンパ節に入る．胸管と右リンパ本幹はそれぞれ左と右の静脈角（内頸静脈と鎖骨下静脈の合流角）で静脈に開く．

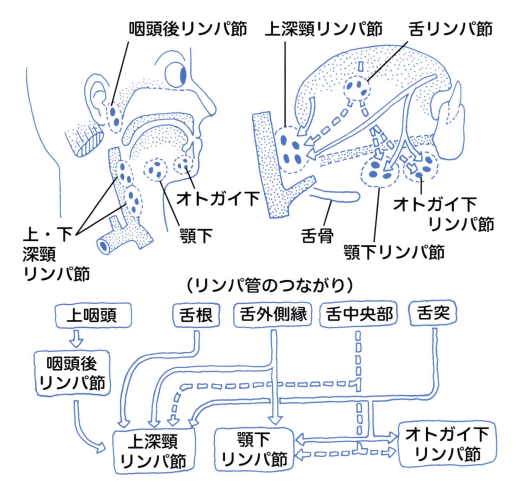

【口腔周囲の重要なリンパ管】

1) 口唇のリンパ管：皮下の浅リンパ管 superficial lymph vessel と深層の深リンパ管 deep lymph vessel がある．下唇中央部のリンパ管は**オトガイ下リンパ節** submental nodes に，他は**顎下リンパ節** submandibular nodes に入る．
2) 歯肉のリンパ管：主として顎下リンパ節，一部はオトガイ下リンパ節に入る．
3) 歯（歯髄のリンパ）：歯髄内ではリンパ管に代わる通液路が歯根尖孔から歯根膜のリンパ管に通じる．歯肉と顎骨内をへて顎下リンパ節，一部はオトガイ下リンパ節に入る．
4) 舌のリンパ管：口腔底のリンパ管とつながる．
   舌尖部は舌小帯の両側を下行し，一部は上深頸リンパ節 superior deep nodes，多くのものは顎舌骨筋を貫いて顎下リンパ節，またはオトガイ下リンパ節に入る．舌外側縁部は顎下リンパ節や**上深頸リンパ節**に入る．
5) 口蓋のリンパ管：上顎舌側歯肉リンパ管とともに大部分は上深頸リンパ節，一部は咽頭リンパ節に入る．

頭頸部でのリンパ系まとめ

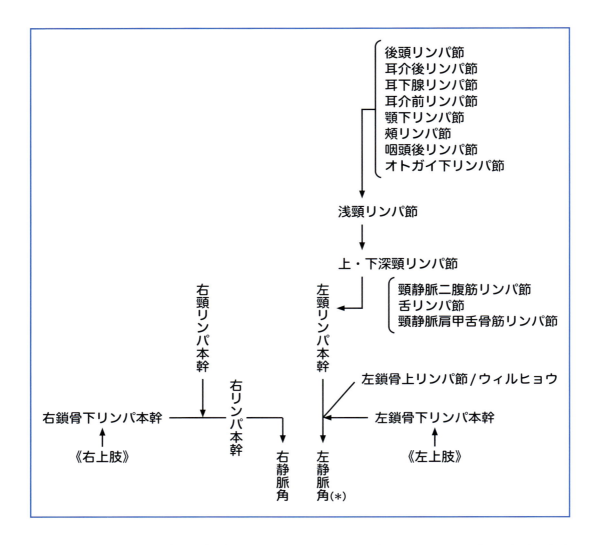

***静脈角** venous angle（**ピロゴフ角** Pirogoff angle）：左右の内頸静脈と同側の鎖骨下静脈の合流部．同側のリンパ本幹が連絡し，ここでリンパが静脈系に注ぎます．

口腔

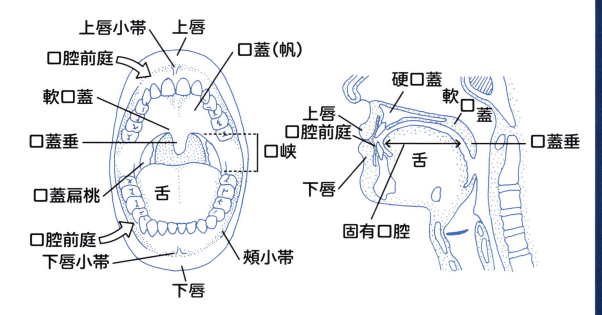

　口腔 oral cavity は，消化管（消化器系）の始まりである．口から食物を摂取（摂食）し，食物を細かく砕き，唾液と混ぜ合わせ（咀嚼），咽頭へ送り，飲み込む（嚥下）ことを行う．他の機能としては，発音，味覚，触覚，圧覚，温冷覚，呼吸の補助などを行う．

　口腔の構造は，**口腔前庭** oral vestibule と**固有口腔** oral cavity proper に分けられる．

【口腔前庭】

口唇粘膜・頬粘膜より内側で，歯列との間の空隙である．

口腔前庭に存在する構造物

(1) **上唇小帯** superior labial frenulum：上顎歯肉の左右中切歯間に見られるヒダ
(2) **下唇小帯** inferior labial frenulum：下顎歯肉の左右中切歯間に見られるヒダ
(3) **頬小帯** buccal frenulum：上下顎臼歯部の歯肉に見られる 2〜3 条のヒダ
(4) **耳下腺乳頭** papilla of parotid duct：耳下腺の開口部，上顎第二大臼歯頬側面に相対する頬粘膜に存在

【固有口腔】

　歯列より後方・内側で，舌が収まっている部分で，固有口腔の天井は口蓋で硬口蓋と軟口蓋に分けられ，後部は口峡（口蓋帆・口蓋垂・口蓋舌弓・口蓋咽頭弓），底部は舌で形成される．

　固有口腔に存在する構造物

(1) **舌小帯** lingual frenulum：舌下面正中部のヒダ
(2) **舌下ヒダ** sublingual fold：舌小帯の左右に存在するヒダ状の隆起
(3) **舌下小丘** sublingual caruncle：舌小帯の前方にある 1 対の隆起

＊口腔前庭と固有口腔は，歯列弓の遠心部で繋がる．

口腔周囲の表面構造

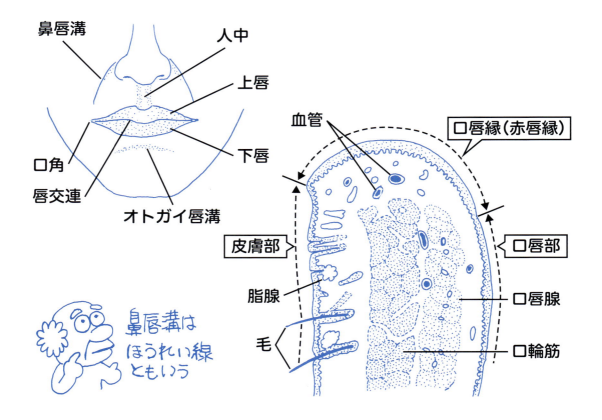

(1) **口裂** oral fissure：上唇・下唇により境され，横走する口腔の開口部
(2) **上唇** upper lip：口裂より上方の唇
(3) **下唇** lower lip：口裂より下方の唇
(4) **口角** angle of mouth：口裂の両端
(5) **唇交連** labial commissure：口唇が口裂に移行する部分
(6) **人中** philtrum：上唇の上部正中部を上下に縦走する溝
(7) **上唇結節** tubercle：人中の下端で上唇の正中のふくらみ
(8) **赤唇縁** vermilion border：口唇の皮膚と口腔粘膜の移行部
(9) **鼻唇溝** nasolabial fold：上唇と頬の境の溝
(10) **オトガイ唇溝** mentolabial sulcus：下唇の下部とオトガイ部の間を横走する溝

第4章　口腔と口腔周囲の構造

口蓋 palate

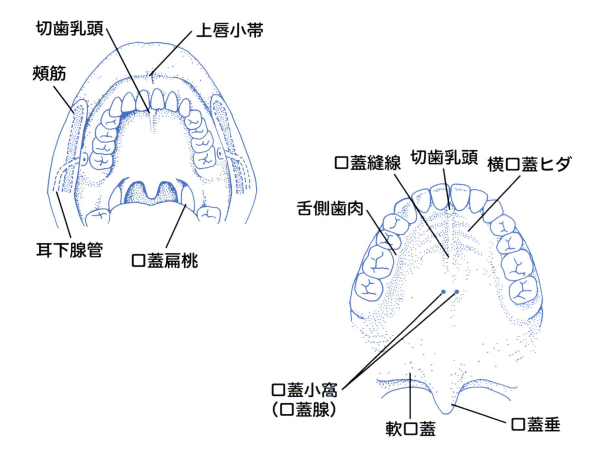

　口蓋 palate は硬口蓋 hard palate と軟口蓋 soft palate に分けられる．硬口蓋は口蓋の前 2/3 部で上顎骨の口蓋突起と口蓋骨の水平板からなり，裏打ちが骨で骨口蓋ともいう．軟口蓋は口蓋の後 1/3 部で，裏打ちに骨はなく，口蓋筋（口蓋帆挙筋・口蓋帆張筋・口蓋垂筋・口蓋舌筋など）で構成されている．

【硬口蓋に存在する構造物】
(1) 切歯乳頭 incisive papilla：上顎左右中切歯間の後方に位置する．
(2) 口蓋縫線 palatine raphe：切歯乳頭から口蓋正中を走行する線状の高まり．
(3) 横口蓋ヒダ transverse palatine folds：口蓋縫線を中心に両側にのびる数条のヒダ．

【軟口蓋に存在する構造物】
(1) 口蓋帆 palatine velum：軟口蓋の後方の稼働する部分．
(2) 口蓋垂 uvula：口蓋帆の正中部の突出部．

＊硬口蓋と軟口蓋の境界部で，口蓋縫線の後端には 1 対の凹があり，これを口蓋小窩 palatine foveola といい，口蓋腺が開口している．口蓋小窩は義歯床後縁の設定の指標となる．

口腔底 floor of the oral cavity

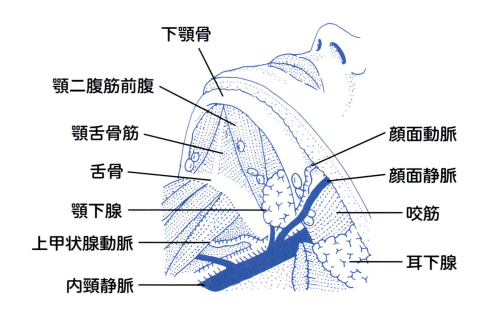

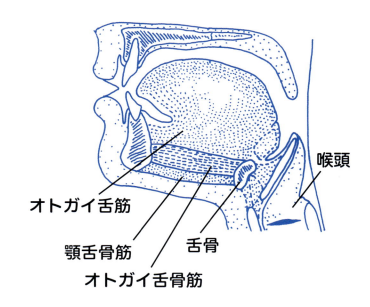

　口腔の底部を形成する構造は，表層から口腔内に向かって，皮膚→広頸筋→顎二腹筋前腹→顎舌骨筋→オトガイ舌骨筋である．顎舌骨筋は下顎体と舌骨の間にあり，広く**口腔底** floor of the oral cavity を構成するため口腔隔膜ともよばれる．

舌下部と舌下面

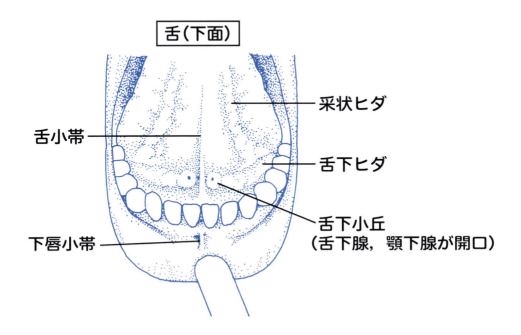

【舌下部に存在する構造物】
(1) **舌下小丘** sublingual caruncle：舌下腺管・顎下腺管の開口部
(2) **舌下ヒダ** sublingual fold：舌下腺管の開口部

【舌下面に存在する構造物】
(1) **舌小帯** frenulum of tongue：舌下面正中部の粘膜ヒダ
(2) **采状ヒダ** fimbriated fold：舌小帯の両側で，外側を走行するヒダ

モダイオラス（口角結節・口角筋軸）

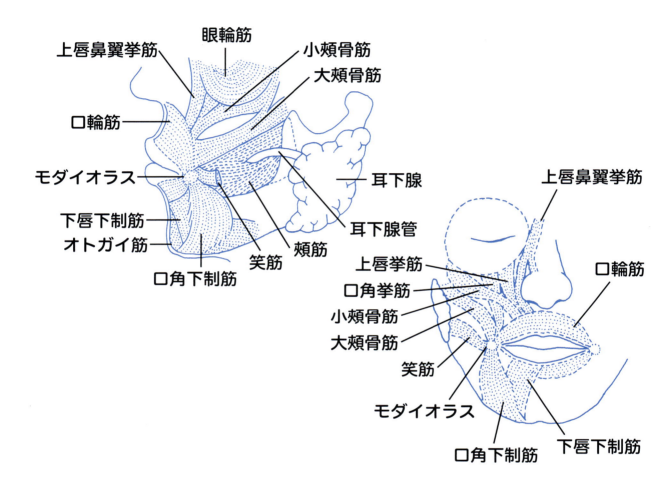

　モダイオラス modiolus は口角 angle of mouth より 4〜5mm の付近で筋群（口輪筋・頬筋・大頬骨筋・小頬骨筋・口角下制筋・頬筋など）が集束・交錯する部位で，口角の運動点をなし，口角部を緊張させる．

＊義歯の設計上，重要な部位となる．

舌の区分と舌乳頭

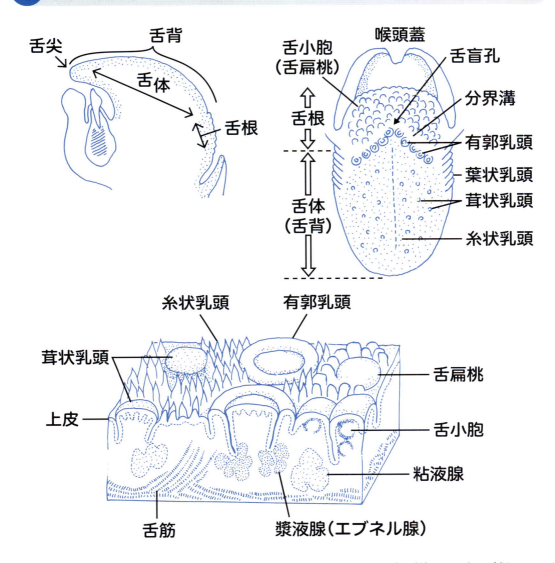

　舌 tongue の区分は，舌尖 apex of tongue・舌体 body of tongue 部（前の2/3）・舌根 root of tongue 部（後の1/3）で，舌体部と舌根部は分界溝 terminal sulcus of tongue により境される．

　舌体部の上面は舌背 dorsum of the tongue，下面は舌下面，舌背と舌下面の境は舌縁となる．舌背は舌粘膜でおおわれ，4種類の舌乳頭が存在する．

(1) **糸状乳頭** filiform papillae：舌体の舌背全面に存在し，角化重層扁平上皮で，白っぽくみえる．
(2) **茸状乳頭** fungiform papillae：舌体の舌背全面に赤い点として散在している．
(3) **葉状乳頭** foliate papillae：舌左右の外側縁の後方に数本の溝が走行する．
(4) **有郭乳頭** vallate papillae：分界溝 terminal sulcus の前に8～15個存在しⅤ字型に並ぶ．

　味蕾を有するのは，茸状乳頭・葉状乳頭・有郭乳頭で，茸状乳頭は幼児期には存在するが，成人では消失することが多い．

舌筋

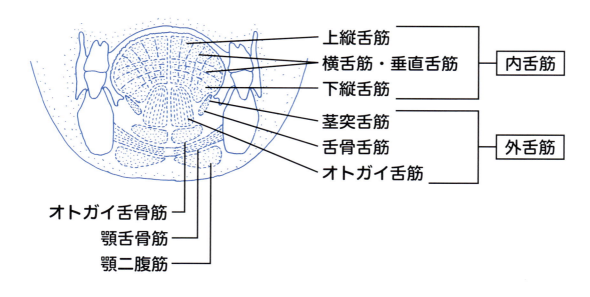

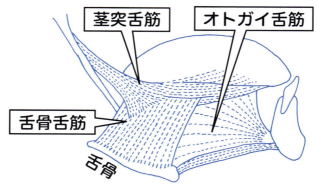

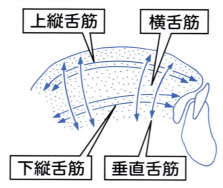

・垂直舌筋
舌を平らにする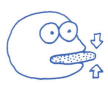

・オトガイ舌筋
舌を突き出す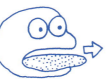

・舌背の横舌筋
舌を筒状にする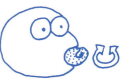

・舌骨舌筋
舌を下に引く

・横舌筋
舌を細くする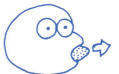

・茎突舌筋
舌を後に引く

・上縦舌筋
舌先を上げる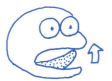

・下縦舌筋
舌先を下げる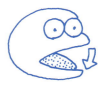

　舌 tongue は横紋筋により構成されていて，可動性に富み，咀嚼，嚥下，発音，味覚などに関与する．舌筋は，**外舌筋** extrinsic lingual muscle と **内舌筋** intrinsic lingual muscle に分けられる．

【外舌筋】
　舌全体を動かし舌の位置を変え，3種類あり頭蓋骨に起始を持ち舌内に終わる筋である．
（1）**オトガイ舌筋** genioglossus：舌中央を下にひき，舌を前に出す．
（2）**舌骨舌筋** hyoglossus：舌を後下方にひく．
（3）**茎突舌筋** styloglossus：舌を後上方にひく．

【内舌筋】
　舌自体を動かし舌の形を変え，4種類あり舌内に起始・停止する．
（1）**上縦舌筋** superior longitudinal muscle：舌を短くする．
（2）**下縦舌筋** inferior longitudinal muscle：舌を短くする．
（3）**横舌筋** transverse muscle：舌を細長くする．
（4）**垂直舌筋** vertical muscle：舌を扁平にする動きがある．
　上縦舌筋と下縦舌筋の間に横舌筋と垂直舌筋の筋が存在する．

唾液腺（口腔腺）

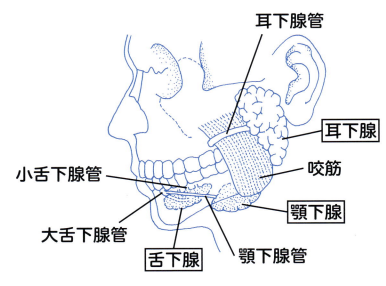

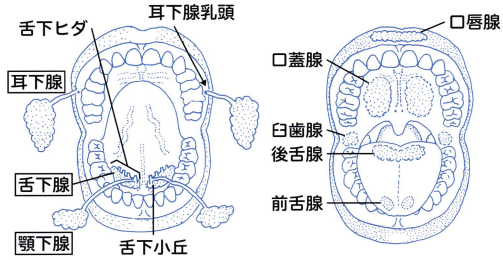

		神経核	支配神経	管・開口	栄養動脈	性状
大唾液腺	耳下腺	下唾液核	舌咽神経 （小錐体神経 →耳神経節）	耳下腺管 →耳下腺乳頭	外頸動脈 浅側頭動脈 顔面動脈	漿液性
	舌下腺	上唾液核	顔面神経 （鼓索神経→ 顎下神経節）	舌下腺管 →舌下小丘 舌下ヒダ	顔面動脈	混合性
	顎下腺			顎下腺管 →舌下小丘	舌下動脈 顔面動脈	混合性

唾液腺 salivary gland には**大唾液腺** major salivary glands と**小唾液腺** minor salivary glands があり，1日の唾液の分泌量は1～1.5リットルといわれている．

大唾液腺は，耳下腺・顎下腺・舌下腺で，小唾液腺は，口唇腺・舌腺（前舌腺・エブネル腺・後舌腺）・頬腺・口蓋腺・臼歯腺が存在する．

【大唾液腺】

(1) **耳下腺** parotid gland

大唾液腺の中で最も大きく，漿液性である．耳下腺管 parotid duct（ステンセン管 Stensen's duct）は耳下腺前縁から出て，耳下腺乳頭（上顎第一大臼歯から第二大臼歯の頬側面に相対する粘膜）に開口，口腔前庭に分泌する．

(2) **顎下腺** submandibular gland

顎下三角に位置し，下顎骨の顎下腺窩に近接し混合性（漿液性＞粘液性）である．

顎下腺管 submandibular duct（ワルトン管 Wharton's duct）は，顎下腺深部から出て舌下小丘に開口，固有口腔に分泌する．

(3) **舌下腺** sublingual gland

舌下隙に位置し，下顎骨の舌下腺窩に近接し，混合性（漿液性＜粘液性）である．

小舌下腺管 minor sublingual duct（リビナス管）は舌下ヒダに，**大舌下腺管** major sublingual duct（バルトリン管）は舌下小丘に開口，固有口腔に分泌する．

【小唾液腺】

(1) **口唇腺** labial glands

上唇・下唇の粘膜に存在，口唇粘膜に開口する混合腺である．

(2) **前舌腺** anterior lingual gland（**ブランディン・ヌーン腺** Blandin-Nuhn gland）

舌下面粘膜下の舌尖部に存在，舌下面に開口する混合腺（漿液性＜粘液性）である．

(3) **エブネル腺** glands of von Ebner（Ebner glands）

有郭乳頭・葉状乳頭付近の粘膜下に存在，乳頭周囲の溝に開口する純漿液腺である．

(4) **後舌腺** posterior lingual gland

舌根部の粘膜下で分界溝より後方で舌扁桃に付随，純粘液腺である．

(5) **頬腺** buccal glands

耳下腺乳頭付近の頬粘膜の粘膜下に存在，頬粘膜に開口する混合腺（漿液性＜粘液性）である．

(6) **口蓋腺** palatine glands

硬口蓋と軟口蓋の粘膜下に存在，口蓋粘膜の口蓋小窩に開口する混合腺（漿液性＜粘液性）である．

(7) **臼歯腺**（臼後腺） molar glands

臼後三角（下顎最後臼歯後方）を被うレトロモーラーパッド内に存在する，粘液性が非常に高い混合腺である．

口峡

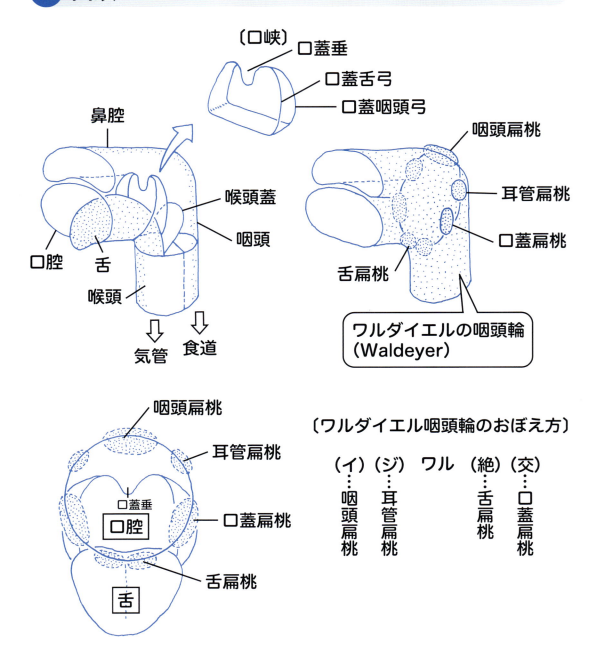

　口峡 fauces は口腔と咽頭の境で，**口蓋帆** velum palatinum・**口蓋垂** uvula・**口蓋舌弓** arcus palatoglossus・**口蓋咽頭弓** arcus palatopharyngeus・舌根で囲まれる部位をいう．口峡の周囲にはリンパ組織が発達し，**口蓋扁桃** tonsilla palatina・**舌扁桃** lingual tonsil・**咽頭扁桃** pharyngeal tonsil・**耳管扁桃** tubal tonsil が輪を作るように存在する．これを**ワルダイエルの咽頭輪** Waldeyer's tonsillar ring（ワルダイエルのリンパ咽頭輪）という．

咽頭と咽頭筋

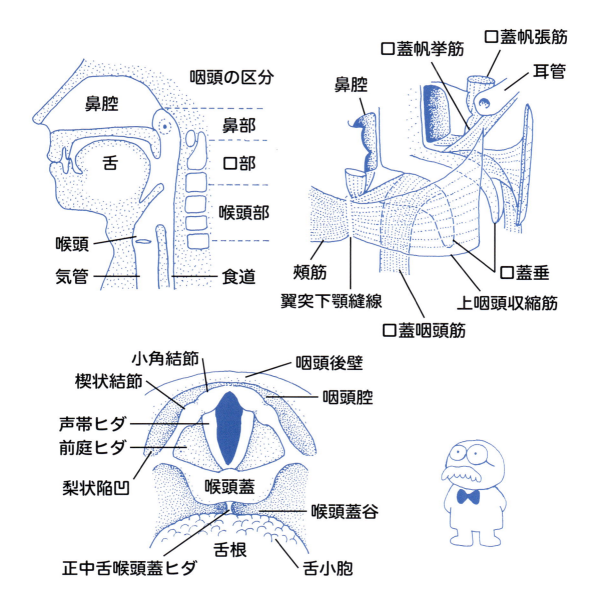

　咽頭 pharynx は鼻腔，口腔，喉頭の後部に位置する管で，咽頭は鼻部・口部・喉頭部の3部に区分される．
(1) **咽頭鼻部** nasopharynx（上咽頭）：咽頭の天井，前方は後鼻孔から鼻腔に連絡．
(2) **咽頭口部** oropharynx（中咽頭）：口峡を経て，口腔に連絡．
(3) **咽頭喉頭部** laryngopharynx（下咽頭）：喉頭口により，喉頭と連絡．
　咽頭筋は，食塊移動に関与する収縮筋と咽頭を挙上する咽頭挙筋からなる．

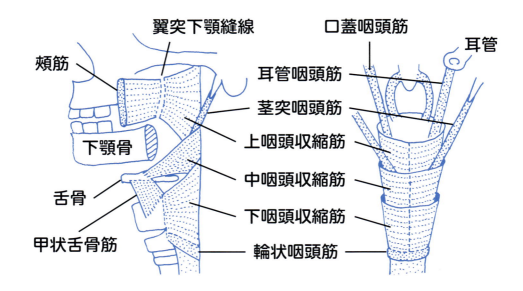

【咽頭収縮筋】
(1) 上咽頭収縮筋 superior constrictor
(2) 中咽頭収縮筋 middle constrictor
(3) 下咽頭収縮筋 inferior constrictor

【咽頭挙筋群】
(1) 茎突咽頭筋 stylopharyngeus
(2) 口蓋咽頭筋 palatopharyngeus
(3) 耳管咽頭筋 salpingopharyngeus

　咽頭の筋には咽頭縫線 pharyngeal raphe を境に左右に食塊移動に関与する上咽頭収縮筋，中咽頭収縮筋，下咽頭収縮筋からなる咽頭収縮筋と口蓋とつながる口蓋咽頭筋，茎状突起につながる茎突咽頭筋，耳管につながる耳管咽頭筋があり，いずれも咽頭を挙上する咽頭挙筋からなる．このなかで上咽頭収縮筋は蝶形骨翼状突起の内側板，横舌筋と下顎骨と上顎骨の側面にある翼突下顎縫線 pterygomandibular raphe から起こり，咽頭縫線につくが，この翼突下顎縫線は頬筋とつながる．口腔との境界では喉頭蓋谷 epiglottic vallecula，梨状陥凹 piriform fossa，咽頭周囲隙である咽頭後隙 petropharyngeal space と咽頭側隙 parapharyngeal space を構成する．

軟口蓋の筋

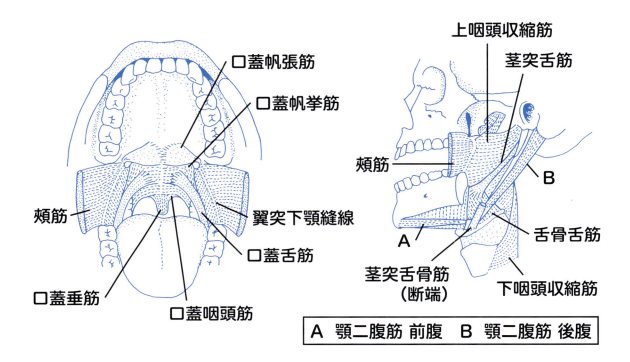

軟口蓋の運動にかかわる筋は5種類ある．

1) **口蓋帆挙筋** levator veli palatini：側頭骨岩様部下面と耳管軟骨から起始し，翼状突起の内側を通り前下方から軟口蓋に扇状に放散している．口蓋帆をひきあげる．

2) **口蓋帆張筋** tensor veli palatini：口蓋帆挙筋の前外側に存在し，蝶形骨翼状突起の基部および耳管軟骨部から起こり，翼状突起内側板の翼突鈎をまわるようにして内側に向きをかえた後，軟口蓋に扇状にひろがって終わる．口蓋帆を緊張させる．

3) **口蓋垂筋** musculus uvulae：口蓋骨の水平板の後縁にある後鼻棘から起始し，口蓋垂の末端に達する．口蓋帆を縮め後上方にひきあげる．

4) **口蓋舌筋** palatoglossus：舌の外側縁から起始し，口蓋舌弓のなかを走行し口蓋帆に達し，正中線で交錯する．口峡をせばめて口蓋帆を下にひく．

5) **口蓋咽頭筋** palatopharyngeus：耳管の骨部，翼突鈎および軟口蓋から起始し，口蓋咽頭弓のなかを外下方から咽頭の粘膜下に終わる．口峡をせばめて口蓋帆をひきさげる作用をする．

口腔周囲の重要となる隙

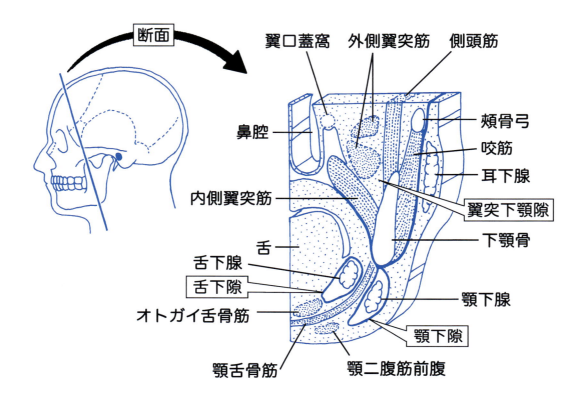

【口腔周囲隙の関係】

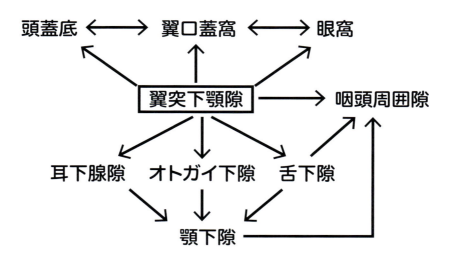

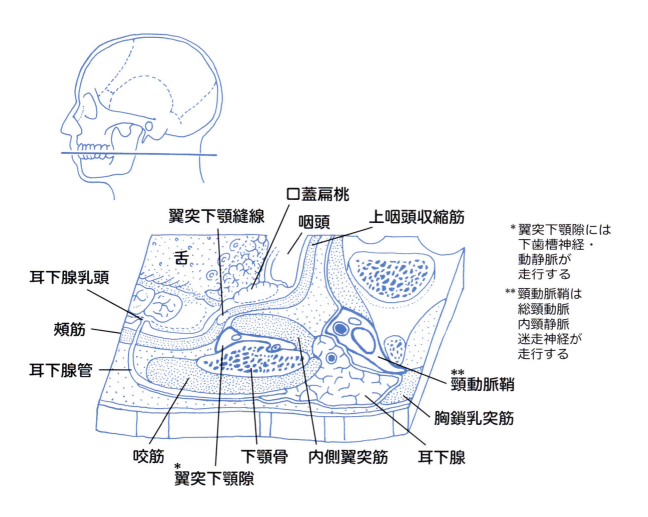

翼突下顎隙 pterygomandibular は，咀嚼筋隙 masticator space に含まれ，下顎枝と内側翼突筋と外側翼突筋に囲まれた部分をいい，内部には下歯槽神経，下歯槽動・静脈が存在する．翼突下顎隙からは**耳下腺隙** parotid space，**オトガイ下隙** submental space，**舌下隙** sublingual space，**顎下隙** submandibular space，**咽頭周囲隙** peripharyngeal space につながる．口腔内の炎症の拡大に関与する連絡路となる．

神経系 nervous system

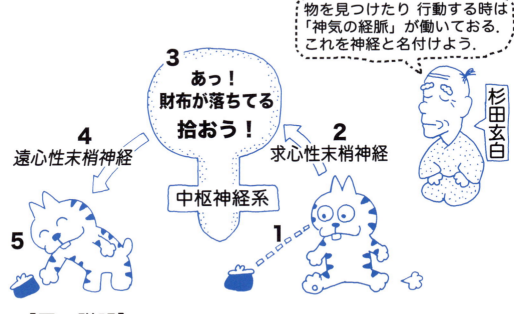

神経系 nervous system は身体内外の刺激を受容し統合処理を行う器官.
　中枢神経系 central nervous system と末梢神経系 peripheral nervous system に分けられる. 中枢神経系には脳と脊髄, 末梢神経系は脳神経と脊髄神経と自律神経 autonomic part of peripheral nervous system に分ける.
　中枢神経：脳と脊髄
　末梢神経：脳神経 12 対と脊髄神経 31 対

中枢神経系 central nervous system・脊髄 spinal cord

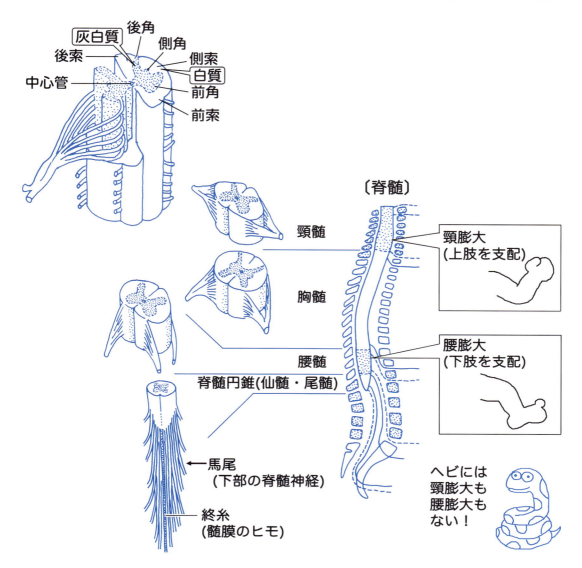

脳 brain と脊髄 spinal cord で構成される．
　脳と脊髄は髄膜（硬膜・クモ膜・軟膜）で覆われクモ膜下腔に脳脊髄液が循環している．さらに硬膜の外を頭蓋骨と椎骨で保護している．

【脊髄】
　脊柱管の中に存在し 40〜45cm の長さがあり，延髄尾側の頸髄からはじまり脊髄円錐・馬尾に終わる．
　頸膨大（上肢を支配）と腰膨大（下肢を支配）がある．脊髄断面は中央に中心管があり，その周囲に H 型の灰白質があり，その外側に白質がある．灰白質は前角（運動性）ventral horn・後角（感覚性）dorsal horn・側角（胸腰髄は交感性，仙髄は副交感性）lateral horn に分けられる．

脳 brain の区分

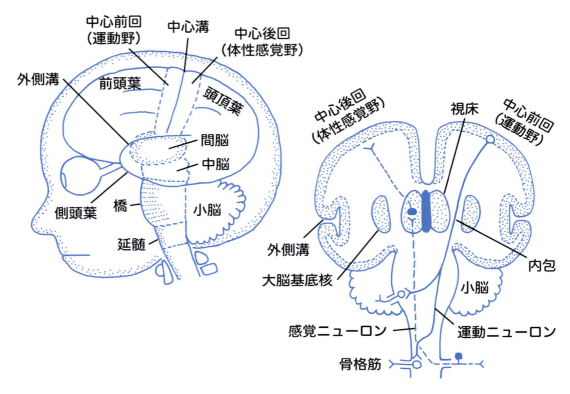

【脳の区分】

脳は延髄 medulla oblongata, 橋 pons, 小脳 cerebellum, 中脳 midbrain, 間脳 diencephalon, 終脳 telencephalon からなる. 終脳と間脳をあわせて大脳 cerebrum といい, 正中で左右の大脳半球に分かれる. 中脳・橋・延髄はあわせて脳幹 brainstem といい, 生命維持中枢（呼吸・循環）や咀嚼嚥下中枢などと脳神経核が備わっている（注：脳幹に間脳を含める考え方もある）.

【大脳皮質】

大脳皮質は大脳半球の表面にある厚さ数ミリの灰白質（神経細胞体が集まっている部分）で, 脳のシワ（脳溝 sulcus）によって6つの脳葉（前頭葉・頭頂葉・後頭葉・側頭葉・辺縁葉・島葉）に区分される. とくに目立つのは, 前頭葉と頭頂葉を分ける中心溝, 前頭葉〜頭頂葉と側頭葉を分ける外側溝である. また, 中心溝のすぐ前（前頭葉の中心前回）は運動野とよばれ, 錐体路（p.135）をつくる神経細胞体が集まっており, 中心溝のすぐ後（頭頂葉の中心後回）は体性感覚野とよばれ, 全身からの感覚情報がここに集められる.

【大脳深部】

大脳深部は神経線維が集まった白質（髄質）であるが, 深い部には大脳基底核とよばれる灰白質や, 間脳（視床）が存在する. 骨格筋を支配する運動ニューロンは, 大脳皮質運動野から出発した後, 集まって束を作り, 大脳基底核と間脳の間（内包という）を通り, 脳幹や脊髄へと下行する. 一方, 全身の感覚器からの情報を伝えるニューロンも脳幹から視床に向かってやってくる.

大脳半球 cerebral hemisphere

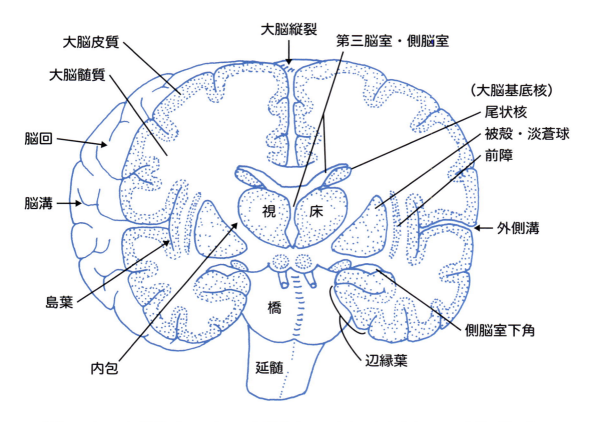

　大脳 cerebrum は終脳 telencephalon と間脳 diencephalon からなり，その容量は脳の約 80％を占める．大脳は正中の大脳縦裂で左右の大脳半球 cerebral hemisphere に区分され，表面の大脳皮質 cerebral cortex には多くのうね（脳回 gyrus）とみぞ（脳溝 sulcus）が認められ，これによって大脳皮質の部位（アドレス）が特定される．

【大脳半球の構造と機能】
　大脳皮質は神経細胞体が集まった灰白質 gray matter からなる領域で，主要な脳溝によって脳葉に分けられている．大脳皮質はさらに，脳回を中心に区分された領域ごとに種々の機能（視覚・聴覚・味覚・体性感覚・運動など）の中枢として働くことが判明している（p.124「大脳皮質の機能局在」参照）．ただし，機能局在が判明している領域は大脳皮質の約 30％であり，残りの 70％は高次機能（言語・記憶・情動・判断など）を担う領域で連合野 association area とよばれる．

　大脳皮質より深層はおもに神経線維からなる大脳髄質 cerebral medulla で，神経線維を包む髄鞘 myelin sheath の脂質成分によって白くみえるため白質 white matter ともよばれる．大脳髄質の最深部には灰白質の塊（大脳基底核 basal ganglia）があり，間脳（その大部分は感覚の中継核である視床 thalamus からなる）や大脳皮質と連絡して運動調節を行う．なお，大脳皮質と下位脳や脊髄とを連絡する神経線維の束（伝導路 neural tract）は間脳（視床）と大脳基底核の間（内包 internal capsule という）を通る．

大脳皮質の機能局在 functional brain mapping

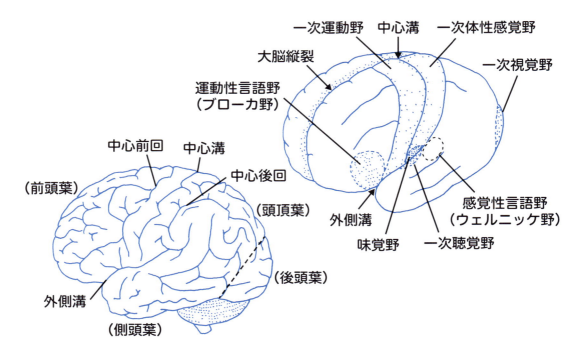

　大脳皮質では，特定の機能の中枢が存在する部位が決まっている．これを大脳皮質の**機能局在** functional brain mapping という．中枢をなす領域は脳溝で区切られている訳ではないが，およその位置は脳回を中心に特定することができる．機能局在を示す領域は大脳皮質の約30％に過ぎないが，大まかに運動中枢と感覚中枢とに区分される．

【運動中枢】
- **一次運動野** primary motor area：中心前回（中心溝の前；前頭葉の後縁部）にある錐体路の中枢．ここに起始する下行性ニューロンが反対側半身の随意運動を起こす．

【感覚中枢】
- **一次体性感覚野** primary sensory area：中心後回（中心溝の後，頭頂葉の前縁部）にある体性感覚（温痛覚・触圧覚）の中枢．反対側半身の感覚情報が送られ，意識される．
- **一次視覚野** primary visual area：後頭葉の後端に位置する視覚の中枢．
- **一次聴覚野** primary auditory area：側頭葉上面（外側溝内の横側頭回）の聴覚中枢．
- **味覚野** gustatory area：頭頂葉（一次体性感覚野の下部に接する部）に位置する．
- **一次嗅覚野** primary olfactory area：側頭葉先端（梨状葉）に位置する．

【言語中枢】
　連合野（上記中枢以外の領野；記憶・判断などに働く）は，脳全体で働く高次機能に関わるため，機能局在が不明であるが，言語機能に関しては中枢が判明している．
- **運動性言語野** motor speech area：ブローカ野ともいい，前頭葉下部（外側溝に接する）に位置する．運動野に連絡して発語・書字運動を統合支配する．
- **感覚性言語野** sensory speech area：ウェルニッケ野ともいい，側頭葉の上側頭回（一次聴覚野に接する）に位置する．耳や目に入る言語の理解に関わる．

ホムンクルス homunculus

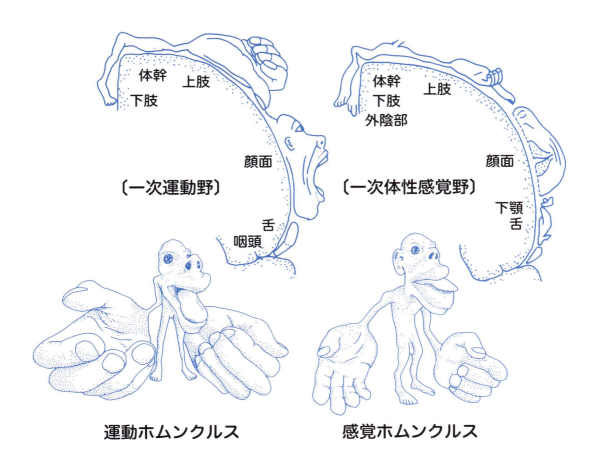

運動ホムンクルス　　　　感覚ホムンクルス

【体部位局在とホムンクルス】

　一次運動野や一次体性感覚野においては，体の各部位を支配する領域が決まっている．これを**体部位局在** somatotopic organization といい，カナダの脳外科医 W.G. Penfield によって具体的局在が明らかにされた（1950）．

　運動においても体性感覚においても，顔面や手を支配する皮質領域はきわめて広く，他の部位に比べて多くのニューロン（神経細胞）が関与していることを示す．このことは顔面や手が精密な運動を行い，かつ敏感であることを証明している．この皮質領域の広さの割合で体を再構成した模式図をペンフィールドの**ホムンクルス** homunculus という．

髄膜 meninges

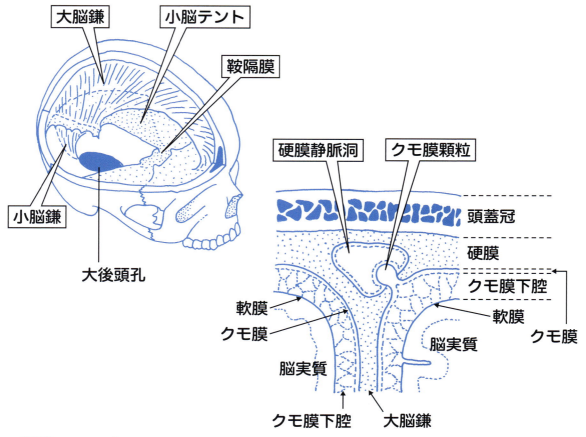

【髄膜 meninges】
　脳と脊髄を包む結合組織性の髄膜で，脳の髄膜，脊髄の髄膜とで区別する．髄膜は最外側から，**硬膜** dutra mater，**クモ膜** arachnoid mater，**軟膜** pia mater の3つからなる．脳の静脈血を集める**硬膜静脈洞** dural venous sinuses，頭蓋骨と硬膜との間にある間隙を硬膜上腔とよび，中硬膜動脈や三叉神経硬膜枝などが分布する．

1）硬膜

　脳硬膜は左右の大脳半球の間にある**大脳鎌** falx cerebri，左右の小脳半球の間にある**小脳鎌** falx cerebelli，大脳の後頭葉と小脳との間にある**小脳テント** tentorium cerebelli がある．

　脊髄硬膜は大後頭孔から外・内葉の2層に分かれ，外葉は脊柱管の骨膜，内葉が脊髄硬膜となる．

2）クモ膜

　脳クモ膜は硬膜に向かって顆粒状の突起である**クモ膜顆粒** arachnoid granulations を形成し，クモ膜下腔の脳脊髄液を硬膜静脈洞に導く．また，軟膜とクモ膜の間に間隙ができ，**クモ膜下腔** subarachnoid space とよび**脳脊髄液** cerebrospinal fluid（リンパ液）が充満する．

3）軟膜

　軟膜は結合組織性の膜で，豊富な血管をもち，脳や脊髄の全表面，溝，裂もおおう．

脳室系 ventricle (system)

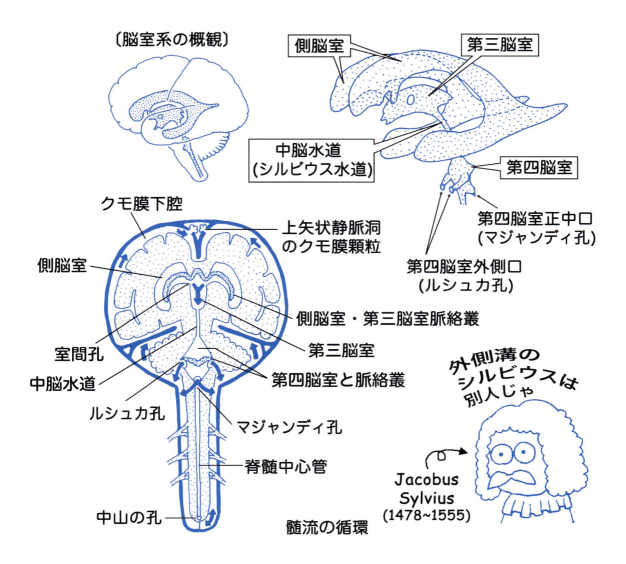

【脳室系 ventricle】

神経管の内腔が脳の発生とともに拡がってできたもの．脳全体につながっている．脈絡叢で生成された脳脊髄液は第四脳室からクモ膜下腔に入り，クモ膜顆粒などから排出される．

1) **側脳室** lateral ventricle：左右の大脳半球内にある（ひらがなの「つ」の字形）
2) **室間孔** interventricular foramen：側脳室と第三脳室の連絡口
3) **第三脳室** third ventricle：間脳の内腔
4) **中脳水道** aqueduct of midbrain：中脳内の管状の内腔（脈絡叢はない）
5) **第四脳室** forth ventricle：橋〜延髄内の脳室．第四脳室正中口（マジャンデイ孔）と外側口（ルシュカ孔）で**クモ膜下腔** subarachnoid space につながる．下方は脊髄中心管に続く．

脳幹 brainstem：中脳 midbrain

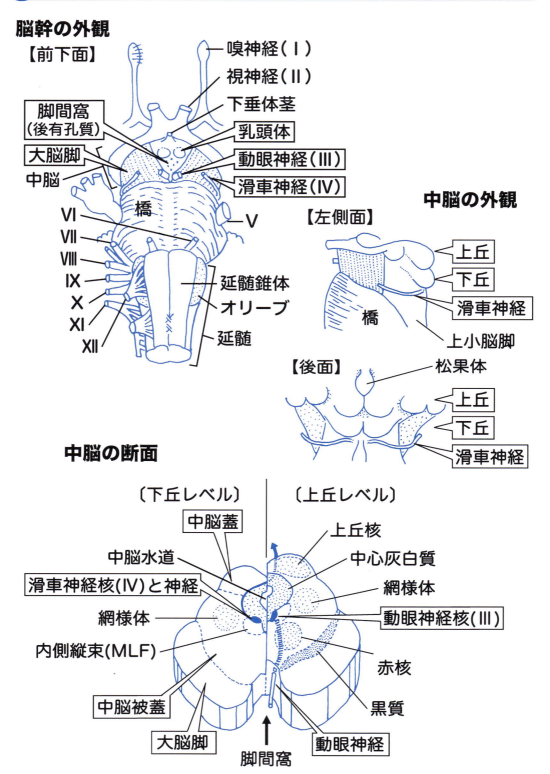

【脳幹 brainstem】

　大脳と脊髄の間で，小脳の前方に位置する脳の下部領域を**脳幹**といい，Ⅲ～Ⅻ脳神経核を備えるほか，**生命維持中枢**（呼吸中枢・循環中枢・嚥下中枢）や**網様体**（大脳覚醒に働く上行網様体賦活系が起こる）をもち，呼吸・循環・消化・意識などの生命活動を営む中枢として働いている．また，脳幹は大脳と脊髄を連絡するニューロンの通路でもあり，多数の伝導路（p.133 参照）が通る．
　脳幹は，狭義には中脳・橋・延髄が直列した脳領域をさすが，広義には間脳を含める．

【中脳 midbrain】

　狭義の脳幹の最上部で，断面では正中背側に**中脳水道（シルビウス水道）** cerebral aqueduct; aqueduct of midbrain があり，上は間脳の第三脳室，下は橋～延髄の第四脳室に続く．中脳水道は**中心灰白質** central gray substance で囲まれ，周囲には背側の**中脳蓋** tectum of midbrain，腹側の**中脳被蓋** tegmentum が位置し，中脳前面の両側には**大脳脚** cerebral crus が突出する．

【中脳蓋】

　中脳蓋の背面には上下左右に 4 つの隆起（**四丘体** quadrigeminal bodies）がある．上の 2 個を**上丘** superior colliculus，下の 2 個を**下丘** inferior colliculus といい，上丘は視神経（一部），下丘は聴神経の通路となっている．

【中脳被蓋】

　中脳被蓋には次のような構造が備わっている．

1）被蓋には**動眼神経核** nucleus of oculomotor nerve，**滑車神経核** nucleus of trochlear nerve，**動眼神経副核** accessory nuclei of oculomotor nerve（瞳孔の反射，遠近調整）の起始核がある．
2）歯根膜や咀嚼筋の筋紡錘，歯根膜の知覚として**三叉神経中脳路核** spinal nucleus of trigeminal nerve がある．
3）不随意運動に関係する**赤核** red nucleus，意識に関係する**網様体** sagulum nucleus，脊髄から大脳半球への上行路などがある．
4）大脳基底核，脳幹網様体，赤核や中心灰白質から起こり，脳幹の被蓋（背側部）を通って延髄のオリーブ核に入る経路（**中心被蓋路** central tegmental tract）がある．オリーブ核から出たニューロンは小脳に入り（オリーブ小脳路），小脳から網様体などに出力される．

【大脳脚】

　大脳脚は大脳皮質から脳幹や脊髄に至る下行性伝導路（**錐体路** pyramidal tract など）が通る．
　また，被蓋と大脳脚の間には運動調節に関わる**黒質** substantia nigra という黒い神経核がある．黒質は，運動調節中枢である大脳基底核にニューロンを送り，伝達物質としてドパミンを放出して運動調節に働く．このため，黒質の変性でドパミンが不足すると大脳基底核の機能障害を生じ，運動調節不全による不随意運動や無動などを引き起こす（**パーキンソン病** Parkinson disease）．

脳幹 brainstem：橋 pons

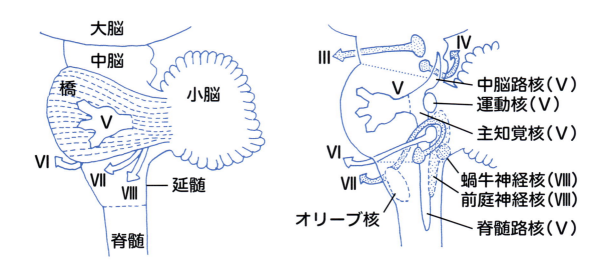

　橋 pons は小脳の腹側で中脳と延髄の間に位置する領域で，脳幹の大半を占める．橋の腹側部は多数の横走する線維（横橋線維）を含み，両側で**中小脳脚** middle cerebellar peduncle（**橋腕** brachium pons）となって左右の小脳半球と連絡する（橋という名の由来とされる）．

【橋に出入りする脳神経】
　橋に出入りする脳神経は，三叉神経（Ⅴ：橋と橋腕の移行部），外転神経（Ⅵ：橋下縁），顔面神経（Ⅶ：橋下縁，オリーブ外側縁の上），内耳神経（Ⅷ：顔面神経の外側）の4種である．内耳神経は小脳と橋の境界（**小脳橋角** cerebellopontine angle）に位置し，神経鞘腫（髄鞘の腫瘍）を発症すると難聴・平衡覚障害に加えて近傍の顔面神経にも障害が起こる．

【橋の脳神経核】
　脳神経Ⅴ～Ⅷの神経核は橋を中心として脳幹の背側部（被蓋）に位置する．
1）**三叉神経核**：最大の脳神経核で，感覚性の中脳路核（深部感覚），主知覚核（顔面の感覚），脊髄路核（温痛覚）に加えて運動核（咀嚼筋などを支配）から構成される．
2）**外転神経核**：眼の外側直筋を支配．動眼神経（Ⅲ），滑車神経（Ⅳ），前庭神経と連絡する．
3）**顔面神経核**：表情筋を支配．上唾液核（→涙腺や唾液腺）や孤束核（味覚）も含まれる．
4）**内耳神経核**：前庭神経核（平衡覚）と蝸牛神経核（聴覚）で構成される．

脳幹 brainstem：橋の内部構造

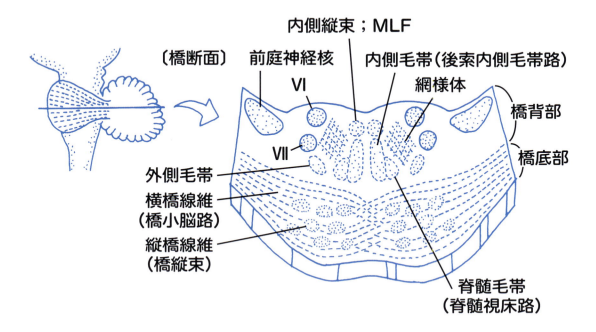

橋の内部は，背側の橋背部（橋被蓋）と腹側の橋底部（橋腹側部）に大別される．

【橋背部（橋被蓋 tegmentum of pons）】
網様体を基本構造とし，Ⅴ～Ⅷ脳神経核に加えて以下の神経路が走る．
1) **内側縦束** medial longitudinal fasciculus（MLF）：正中部両側で内側毛帯の背側を通る眼球運動の神経路．Ⅲ，Ⅳ，Ⅴ，前庭神経核などを連絡して眼球運動調節に働く．
2) **内側毛帯** medial lemniscus：反対側の体肢からの精細触覚を視床（→大脳皮質）に送る（後索内側毛帯路）．同側の舌からの味覚路でもある．
3) **脊髄毛帯** spinal lemniscus：反対側の温痛覚を視床（→大脳皮質）に送る（脊髄視床路）．
4) **外側毛帯** lateral lemniscus：内側毛帯の外側を上行する聴覚路（2次ニューロン）が通る．

【橋底部 basilar part of pons（橋腹側部 ventral part of pons）】
大脳の発達に伴い，大脳と橋・延髄・脊髄および小脳を連絡する神経線維が通る．
1) **縦橋線維（橋縦束）**：錐体路（皮質脊髄路・皮質延髄路）や皮質橋路（大脳皮質→橋核）の線維がつくる．橋核からの線維は横橋線維となって小脳に向かう．
2) **横橋線維**：皮質橋路線維が橋核で中継され，反対側の小脳に向かう経路（橋小脳路）．

【延髄 medulla oblongata】

髄脳 myelencephalon ともよばれ，上は橋 pons と小脳 cerebellum，下方は脊髄につながる．延髄の下部は中心管が開き第四脳室に移行する．腹側では前正中裂という溝があり，左右に，延髄錐体 pyramid とオリーブ inferior olive がある．

錐体には随意運動を支配する神経線維（皮質脊髄路または錐体路）が縦走し，外側には舌下神経 hypoglossal nerve がでる舌下神経溝がある．

オリーブには平衡などの不随意運動の調節に関係する神経細胞核（オリーブ核 olivary nucleus）がある．

1) 後側から舌咽 glossopharyngeal・迷走 vagus・副神経 accessory nerve
2) 下半背側部には，頭部を除く皮膚感覚（触覚）や筋，腱などの感覚線維
   a) 内耳神経 vestibulocochlear nerve（前庭神経核 vestibular nuclei の一部）
   b) 三叉神経脊髄路核 spinal nucleus of trigeminal nerve：口腔の痛み，温度
   c) 舌下神経核 nucleus of hypoglossal nerve：運動
   d) 舌咽神経・迷走神経を含む迷走神経背側核 posterior nucleus of vagus nerve
   e) 疑核 nucleus ambiguous：運動
   f) 孤束核 nuclei of solitary tract：味覚
   g) 下唾液核 inferiorv salivatory nucleus：耳下腺分泌

内臓器官の自律反射の働きや，内臓の運動，味覚や唾液分泌，嘔吐反射，咳嗽反射，咀嚼反射などの中枢，嚥下反射，呼吸中枢，血管運動などの中枢などがある．

伝導路 tract

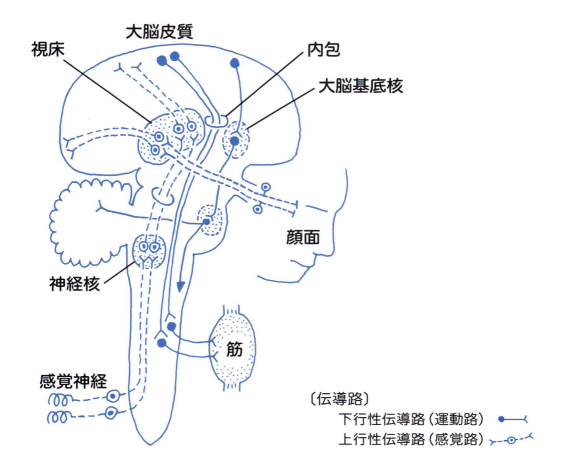

〔伝導路〕
下行性伝導路（運動路） ●━┥
上行性伝導路（感覚路） ⊱○━┥

【伝導路】
　末梢の感覚受容器や効果器（筋・分泌腺）と中枢神経系（脳・脊髄）をつなぐニューロンの連絡を **神経路** neural pathway といい，そのうち，中枢神経系の内部で起始と終止が共通のニューロンの束を **伝導路** neural tract という．
　伝導路には，中枢の指令を末梢の効果器（筋など）に送る下行性伝導路（運動路）と，末梢で受けとった刺激を中枢に届ける上行性伝導路（感覚路）がある．

1) **下行性伝導路（運動路）**：大脳皮質運動野から全身の骨格筋に指令を出して随意運動にはたらく錐体路（皮質脊髄路・皮質延髄路）と，随意運動の調節に働く経路がある．
2) **上行性伝導路（感覚路）**：身体内外の感覚情報を中枢に送り届ける伝導路．歯の痛みや舌触りなどは三叉神経を通って大脳皮質体性感覚野へ送られる．
3) **深部感覚の伝導路**：関節内圧や腱の緊張度などは小脳に送られて反射的に対応されるので意識にはのぼらない（大脳皮質に送られて初めて意識にのぼる）．

反射路 reflex pathway

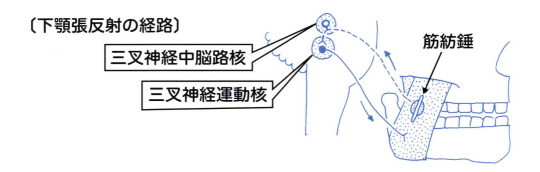

〔下顎張反射の経路〕

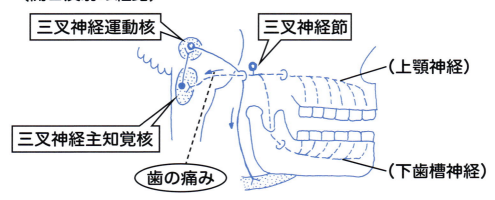

〔開口反射の経路〕

【反射路】
　顔や口腔内が刺激されると無意識に口が閉じたり開いたりする．これは三叉神経を介して起こる反射で，刺激部位によっていろいろな反射が出現する．
　この時，受容器から求心性線維に入り，中枢で遠心性線維に伝わり，効果器に作用する経路（伝導路）を反射路という．
　三叉神経を介する反射は閉口反射と開口反射に大別され，開口反射は激烈な痛みのような刺激で発現する．
1) **閉口反射** jaw-closing reflex
　　下顎張反射（閉口筋の伸長），**歯根膜閉口反射**（歯根膜刺激），**閉口反射**（口蓋，舌刺激）
2) **開口反射** jaw-opening reflex（皮膚，粘膜刺激，三叉神経痛，急性歯髄炎）
　　三叉神経痛，急性歯髄炎，歯根膜炎などの激烈な痛みで起きる．

下行性伝導路：錐体路

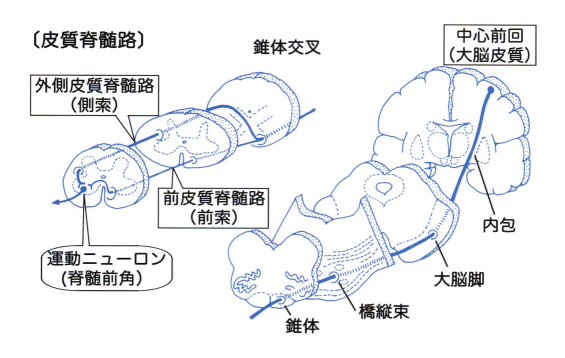

〔皮質脊髄路〕

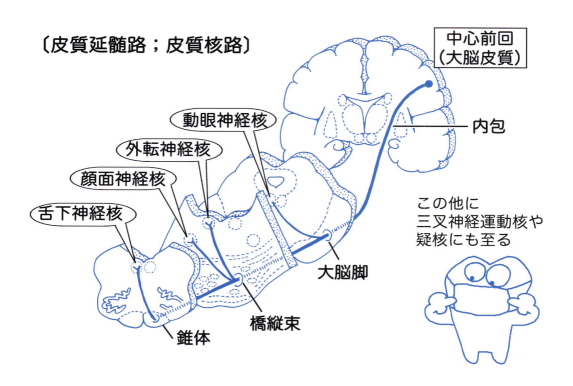

〔皮質延髄路；皮質核路〕

【下行性伝導路】

1）錐体路
　（1）**皮質脊髄路** corticospinal tract
　　　外側皮質脊髄路 lateral corticospinal tract：四肢の筋を支配する．
　　　　　中心前回－内包－錐体で交叉－側索－運動ニューロン
　　　前皮質脊髄路 anterior corticospinal tract：体幹の運動を支配する．
　　　　　中心前回－内包－錐体－前索－脊髄で交叉－運動ニューロン
　（2）**皮質延髄路** corticobulbar tract（皮質核路）：表情筋や咀嚼筋，眼の筋を支配する．
　　　大脳皮質運動野の神経細胞の軸索が内包を通って下行し，中脳，橋，延髄で交叉して反対側の脳神経核（動眼神経核，外転神経核，三叉神経運動核，顔面神経核，疑核，舌下神経核など）に至る．

2）運動制御に関わる下行性伝導路（かつて錐体外路系とよばれた）
　網様体脊髄路，前庭脊髄路，赤核脊髄路，視蓋脊髄路（視覚），内側縦束（動眼神経核，外転神経核，滑車神経核）：運動路の調節にはたらく．

【上行性伝導路】

1）表在感覚（温痛覚・触圧覚）の伝導路
　（1）**外側脊髄視床路** lateral spinothalamic tract：温・痛覚
　　　受容器－脊髄神経節－後根－後角－交叉－反対側の側索－視床－大脳皮質
　（2）**前脊髄視床路** anterior spinothalamic tract：粗大触・圧覚
　　　受容器－脊髄神経節－後根－後角－交叉－反対側の前索－視床－大脳皮質
　（3）**後外側路**：識別性触・圧覚
　　　受容器－後根－後索－延髄薄束核－交叉－反対側で内側毛帯－視床－大脳皮質（上肢）
　　　　　　　　　　　　楔状束核－交叉－反対側で内側毛帯－視床－大脳皮質（下肢）

2）深部感覚の伝導路
　（1）**副楔状束核小脳路** cuneocerebellar tract：上肢の非意識性深部感覚
　（2）**前脊髄小脳路** anterior spinocerebellar tract：下肢の非意識性深部感覚
　（3）**後脊髄小脳路** posterior spinocerebellar tract：下肢の非意識性深部感覚

3）顔面感覚の伝導路
　三叉神経視床路 trigeminothalamic tract：顔面部や口腔内の温・痛・触・圧覚
　（1）受容器（識別性触・圧覚）－三叉神経節－橋－三叉神経主知覚核
　（2）受容器（非識別性触・圧覚）－三叉神経節－橋－三叉神経脊髄路核
　　　　－交叉－反対側－視床の後内側腹側核－大脳皮質
　腕傍核扁桃体路（痛覚など）
　　　三叉神経節－外側腕傍核－扁桃体中心核（情動）

上行性伝導路：温痛覚・触圧覚

〔温痛覚〕

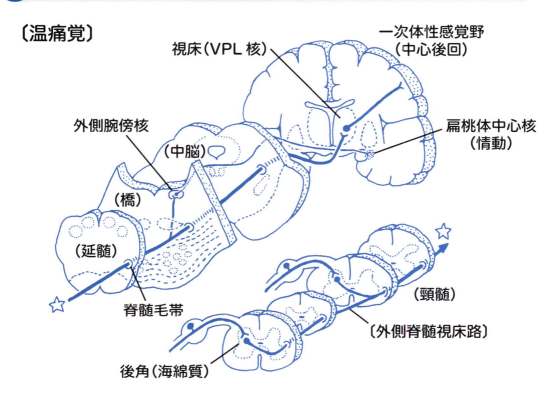

〔触圧覚〕

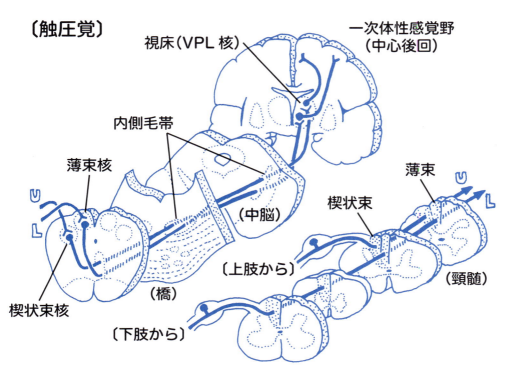

上行性伝導路：深部感覚・顔面と口腔の感覚

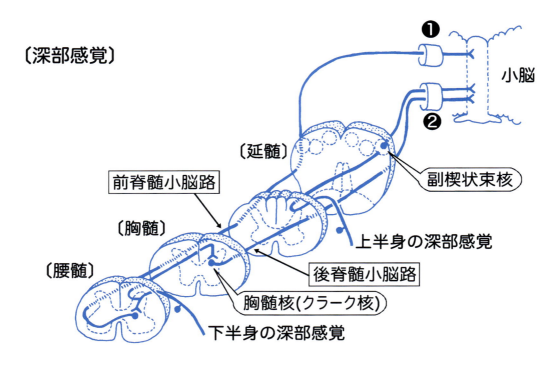

〔深部感覚〕

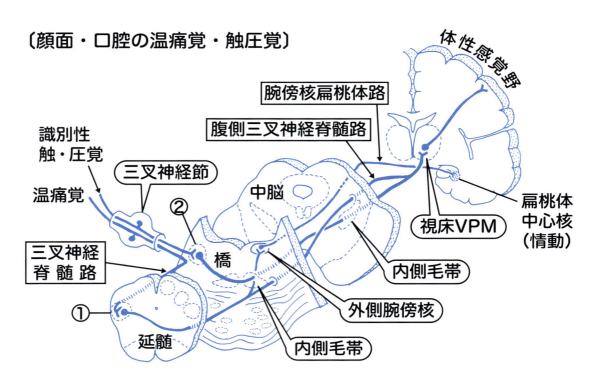

〔顔面・口腔の温痛覚・触圧覚〕

実物大 頭蓋骨を作ろう！

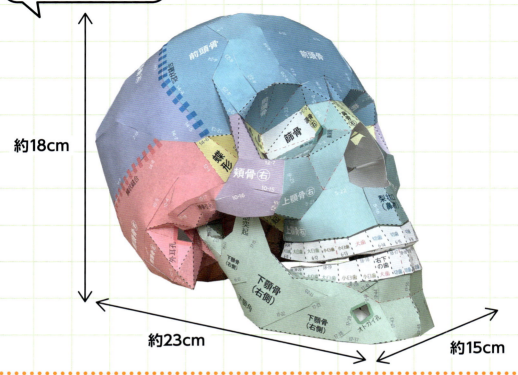

約18cm ／ 約23cm ／ 約15cm

頭蓋骨ペーパークラフト

著 **高柳雅朗** 埼玉県立大学

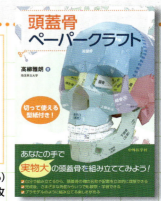

- ☑ **イラスト入りの解説で頭蓋骨を学べる**
  解剖学学習の補助教材、自由研究、各種ワークショップに最適です
- ☑ **自分で組み立てるから、理解が深まる**
  組み立てる過程で、自然と名称や位置関係を学習できます
- ☑ **実物大の頭蓋骨模型！**
  手に取って様々な角度から観察することで理解が深まります

● ISBN978-4-498-00046-9　● 定価 1,980円（本体 1,800円 ＋ 税10%）
● A4 判　● 書籍内容：解説 10頁、組み立てガイド 11頁、パーツ紙 12枚

中外医学社　〒162-0805　東京都新宿区矢来町62番地　TEL：03 (3268) 2701　FAX：03 (3268) 2722
WEB　http://www.chugaiigaku.jp/　MAIL　sales@chugaiigaku.jp

💡 丁寧な解説で頭蓋骨が**学べる**
💡 写真付きガイドで作りながら頭蓋骨が**わかる**

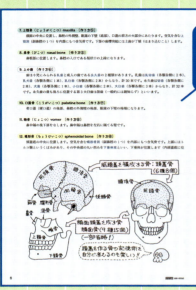

解説
頭蓋を構成する骨、頭蓋冠と縫合などについて詳しく説明

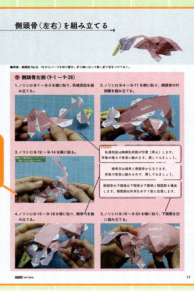

組み立てガイド
組み立て工程をカラー写真で解説

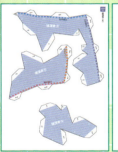 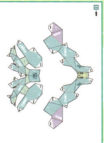 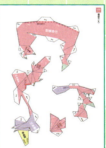

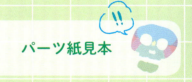

パーツ紙見本

※パーツ紙にミシン目はありません。
　カッター・ハサミ等で切り抜いてください。

💡 作ったあとも、繰り返し**学べる・遊べる**
360度上下左右から観察したり、自分や友人の頭と比較して学べる！

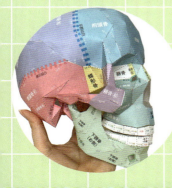 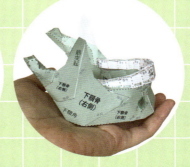 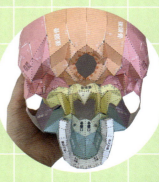

脳神経 cranial nerves

脳神経と通過する孔や管一覧

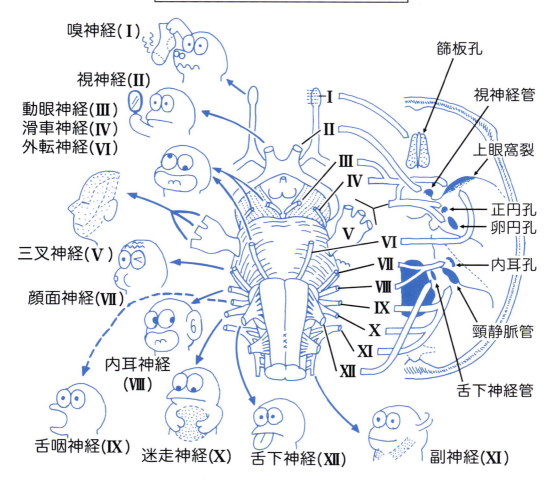

脳に出入りする末梢神経を脳神経といい 12 対存在する．脳神経は頭蓋底を通過し主に頭頸部（一部は胸部・腹部内臓）に向かう．神経の機能は感覚性と運動性，両方を持つ混合性，さらに副交感性を含む脳神経もある．

顎顔面領域に特に関連する脳神経は三叉神経，顔面神経，舌咽神経，迷走神経，舌下神経である．

【12 脳神経の覚え方】

かいで	みる	うごく	くるまの	3 みつの	そと
嗅神経	視神経	動眼神経	滑車神経	三叉神経	外転神経

かお	みみ	のどの	まよう	ふく	ぜつ
顔面神経	内耳神経	舌咽神経	迷走神経	副神経	舌下神経

第5章 神経系

三叉神経 trigeminal nerve

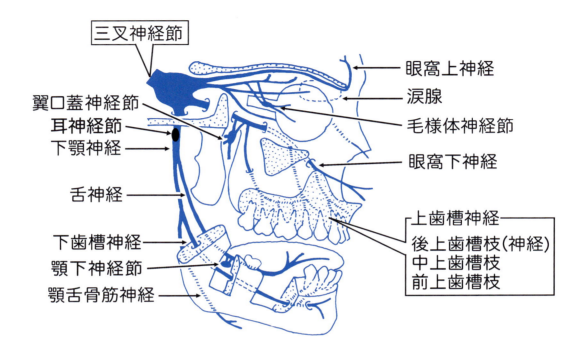

　第Ⅴ脳神経で神経根の太さが脳神経の中で最大．感覚性と運動性の神経線維を含む混合性神経である．橋 pons の外側から起こり神経の大部分は感覚性（求心性）線維で，一部の運動性（遠心性）線維は運動根という．**三叉神経節** trigeminal ganglion は感覚性の神経節細胞が集団をなす感覚性の神経節で末梢側に3つの枝〔**眼神経**（第1枝），**上顎神経**（第2枝），**下顎神経**（第3枝）〕を分岐する．3枝のうち，下顎神経のみが運動性線維を含む．

【三叉神経の枝】
　第1枝：**眼神経** ophthalamic nerve（感覚性）上眼窩裂（蝶形骨）
　第2枝：**上顎神経** maxillary nerve（感覚性）正円孔（蝶形骨）
　第3枝：**下顎神経** mandibular nerve（感覚性＋運動性）卵円孔（蝶形骨）

眼神経 ophthalmic nerve

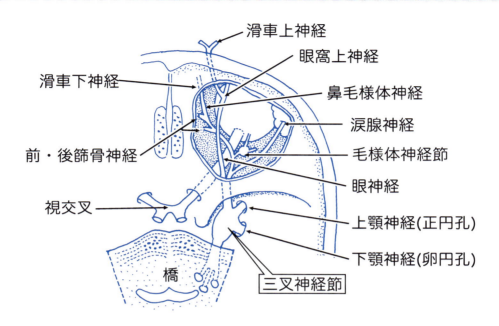

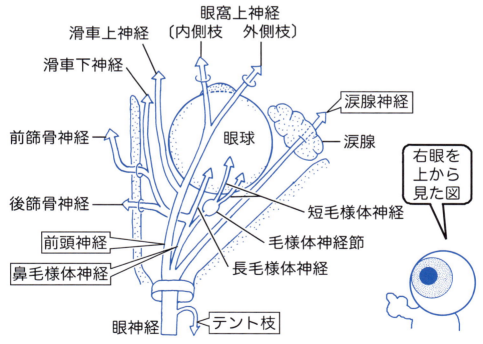

【眼神経（感覚性）】
　眼神経（第1枝）は上眼窩裂から眼窩に入り，眼球内や鼻腔，前頭部に分布する．
　①**テント枝**：小脳テントに分布（感覚性）
　②**涙腺枝**：涙腺に分布（感覚性＋顔面神経の枝・翼口蓋神経節経由の副交感性）
　③**前頭神経**：前頭部・鼻背の皮膚（眼窩上神経：感覚性）眼窩上孔・眼窩上切痕を通過する．
　④**鼻毛様体神経**：眼球・鼻腔・副鼻腔の粘膜，内眼角の皮膚などに分布（感覚性）

上顎神経 maxillary nerve

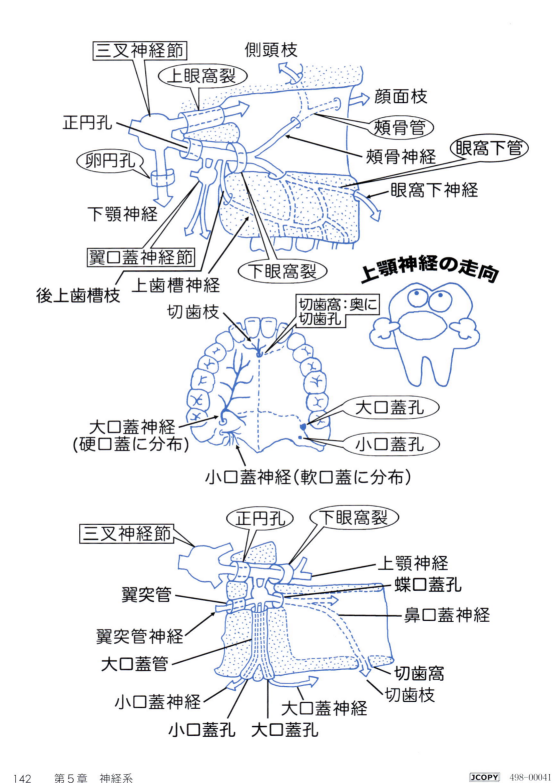

【上顎神経 maxillary nerve（感覚性）】

　上顎神経は三叉神経節から出て正円孔を通り，翼口蓋窩に入る．さらに下眼窩裂を通り眼窩に入る（この段階で眼窩下神経となる）．眼窩下神経は眼窩下溝，眼窩下管，眼窩下孔を通過し顔面中央部の皮膚に分布する．三叉神経に関連する神経節は三叉神経節（感覚性）である．

【上顎神経の枝】

① **硬膜枝**：脳硬膜に分布（感覚性）
② **頬骨神経** zygomaticofacial nerve：頬骨付近の皮膚に分布（感覚性）涙腺神経への交通枝（顔面神経の枝・翼口蓋神経節経由の副交感性）
③ **鼻口蓋神経** nasopalatine nerve：鼻粘膜に分布（感覚性＋顔面神経の枝・翼口蓋神経節経由の副交感性）蝶口蓋孔を通過する．
④ **翼口蓋神経**：上顎神経と翼口蓋神経節の間をつなぐ（感覚性＋顔面神経の枝・翼口蓋神経節経由の副交感性）
⑤ **眼窩下神経** infraorbital nerve：顔面中央部の皮膚，上顎の歯髄・歯根膜・歯肉に分布
　ⅰ）**後上歯槽枝** posterior superior alveolar branches：大臼歯に分布（上顎結節の歯槽孔を通過）
　ⅱ）**中上歯槽枝** middle superior alveolar branches：小臼歯に分布
　ⅲ）**前上歯槽枝** anterior alveolar branches：前歯に分布
　ⅳ）**上歯神経叢** superior dental plexus：前・中・後上歯槽枝が吻合し神経叢を形成

下顎神経 mandibular nerve

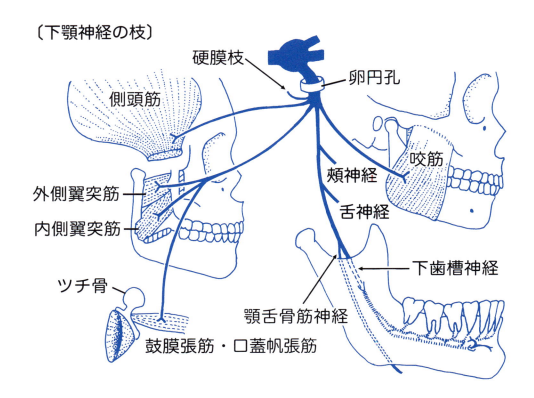

〔下顎神経の枝〕

【下顎神経】
　下顎神経は**蝶形骨大翼**の卵円孔を通り，**側頭下窩**に出て分岐する．

舌神経の枝 branches of lingual nerve

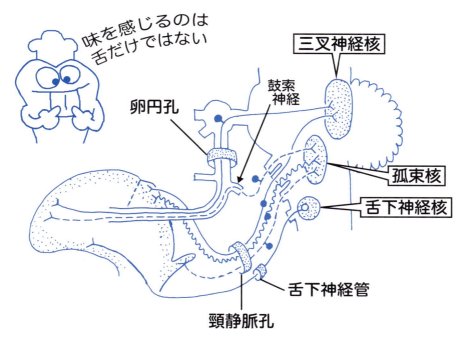

下顎神経は舌神経と下歯槽神経の2終枝に分かれる.

①**下歯槽神経** inferior alveolar nerve：下顎の歯髄・歯根膜・歯肉に分布（感覚性）
　ⅰ）**顎舌骨筋神経** nerve to mylohyoid：顎舌骨筋・顎二腹筋前腹（二腹筋枝）に分布（運動性）
　ⅱ）**オトガイ神経** mental nerve：オトガイ孔を通過する神経．下口唇に分布（感覚性）
　ⅲ）**歯神経叢** inferior dental plexus：下顎骨内で形成される神経叢（感覚性）
②**舌神経** lingual nerve：舌前2/3粘膜，顎下腺・舌下腺に分布（感覚性＋顔面神経の枝・鼓索神経の味覚線維と副交感性）
③**硬膜枝** meningeal branch：脳硬膜に分布（感覚性）**棘孔**を通過
④**咬筋神経** masseteric nerve：咬筋に分布（運動性）
⑤**深側頭神経** deep temporal nerve：側頭筋に分布（運動性）
⑥**外側翼突筋神経** nerve to lateral pterygoid：外側翼突筋に分布（運動性）
⑦**内側翼突筋神経** nerve to medial pterygoid：内側翼突筋に分布（運動性）
⑧**頬神経** buccal nerve：頬粘膜，頬部の皮膚に分布（感覚性）
⑨**耳介側頭神経** auriculotemporal nerve：耳下腺，側頭部の皮膚に分布（感覚性＋舌咽神経の枝・鼓室神経-小錐体神経-耳神経節経由の副交感性）
　ⅰ）関節枝：顎関節に分布（感覚性）
　ⅱ）外耳道神経：外耳道の皮膚，鼓膜に分布（感覚性）
　ⅲ）**耳下腺枝**：耳下腺に分布（感覚性＋舌咽神経の枝・鼓室神経-小錐体神経-耳神経節経由の副交感性）
　ⅳ）前耳介神経：耳介の前面・下部の皮膚に分布（感覚性）
　ⅴ）**浅側頭枝**：側頭部・頭頂部の皮膚に分布（感覚性）耳介側頭神経の終枝

三叉神経核 trigeminal nucleus

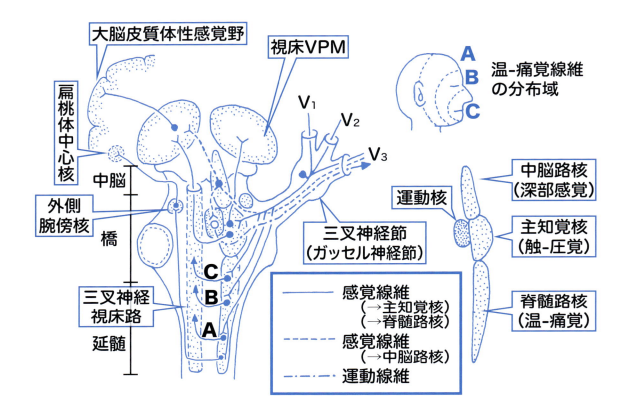

【三叉神経の神経核（脳幹に存在）】
　①**三叉神経運動核**（運動性：咀嚼筋など）
　②**三叉神経主感覚核**（感覚性：触・圧覚）
　③**三叉神経中脳路核**（感覚性：深部感覚）
　④**三叉神経脊髄路核**（感覚性：温・痛覚）

　Ⅰ，Ⅱをのぞく脳神経（Ⅲ～Ⅻ）の神経核は脳幹に位置する．その中で橋に神経核をもつのは三叉神経～内耳神経（Ⅲ～Ⅷ）であるが，三叉神経核は中脳～延髄に及ぶ．

※**外側腕傍核** lateral parabrachial nucleus から**扁桃体中心核** central amygdala へ投射する経路が痛覚と情動に関与していることが明らかにされている．

脳幹と神経核

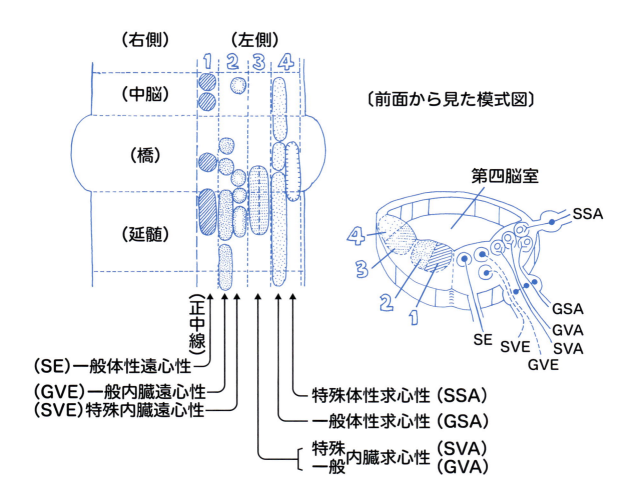

SE（somatic efferent）
GVE（general visceral efferent）
SVE（special visceral efferent）
SSA（special somatic afferent）
GSA（general somatic afferent）
SVA（special visceral afferent）
GVA（general viisceral afferent）

顔面神経 facial nerve

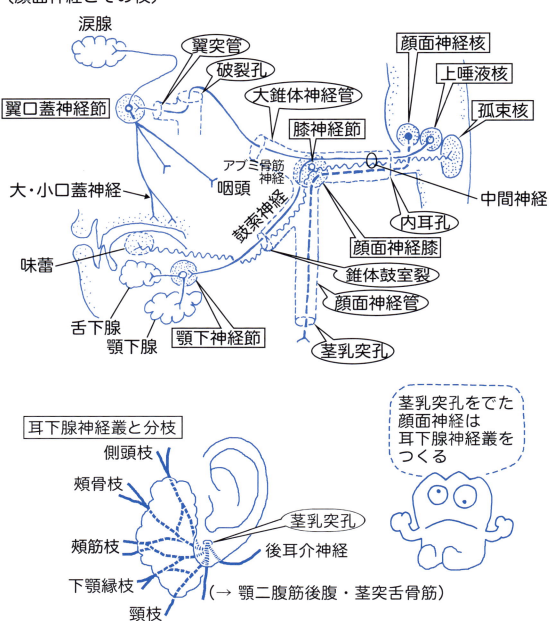

第Ⅶ脳神経で顔面表情筋を支配する運動性を主とする脳神経である．**橋** pons と延髄の間からでて内耳孔に入り茎乳突孔から末梢に向かう．内耳孔から茎乳突孔までの側頭骨内の管を顔面神経管という．顔面神経が顔面神経管内を通過する間に大錐体神経，アブミ骨筋神経，鼓索神経を分岐する．顔面神経は運動性に加え，味覚線維（特殊感覚性）や副交感性の神経線維を持ち，混合性＋副交感性の役割をおこなう．顔面神経に関連する神経節は，膝神経節（感覚性），翼口蓋神経節，顎下神経節（副交感性）である．

【顔面神経管内での枝】

1) **大錐体神経** greater petrosal nerve：**顔面神経膝**にあたる**膝神経節**から分岐し翼突管に至り，**翼突管神経**となり翼口蓋に至る翼口蓋神経節を形成し口蓋や涙腺，鼻粘膜などに分布（副交感性＋味覚）
2) **アブミ骨筋神経** nerve to stapedius：アブミ骨筋に分布（運動性）
3) **鼓索神経** chorda tympani nerve：茎乳突孔の手前，顔面神経管内で分岐し鼓室を通過し錐体鼓室裂から側頭下窩に出て舌神経と合流し舌に向かう．舌前2/3の粘膜，顎下腺・舌下腺に分布（味覚；特殊感覚性・副交感性）

【茎乳突孔を出た枝（運動性のみ）】

1) **後耳介神経** posterior auricular nerve：後頭筋，頭頂側頭筋，顎二腹筋後腹，茎突舌骨筋などに分布
2) **耳下腺神経叢** parotid plexus
　①**側頭枝** temporal branches：眼輪筋，前頭筋，側頭頭頂筋，耳介筋，皺眉筋などに分布
　②**頬骨枝** zygomatic branches：眼輪筋，大頬骨筋に分布
　③**頬筋枝** buccal branches：小頬骨筋，口角挙筋，鼻筋，口輪筋，頬筋に分布
　④**下顎縁枝** lingual branches：笑筋，口角下制筋，下唇下制筋，オトガイ筋に分布
　⑤**頸枝** cervical branches：広頸筋に分布

口腔領域に必要な神経節

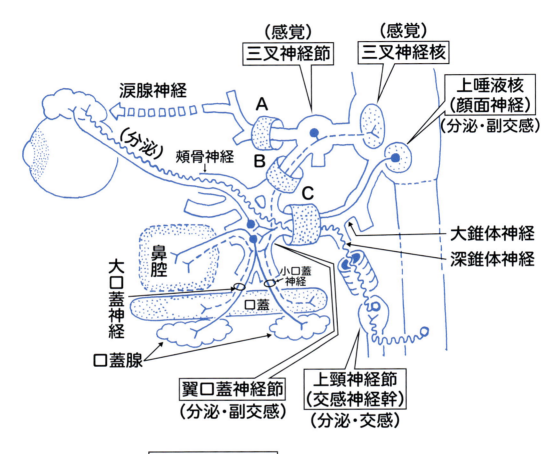

翼口蓋神経節 pterygopalatine ganglion

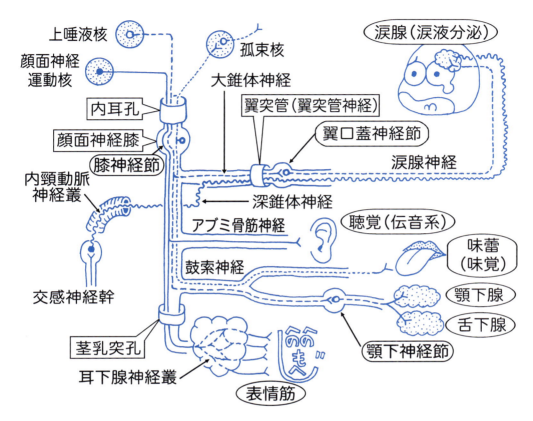

　大錐体神経 greater petrosal nerve は膝神経節から錐体の前内方から破裂孔を貫いて頭蓋の外にでて，深錐体神経と合して翼突管神経 nerve of pterygoid canal となり，翼口蓋窩で翼口蓋神経節に入り，神経を節後神経に乗り換えて涙腺，口蓋や鼻腔の腺の分泌を促す．

【翼口蓋神経節の枝】
1) 神経節に入ってくる神経
　a) 上唾液核からの大錐体神経（副交感性）
　b) 側角からの交感性の深錐体神経（交感性）
　c) 三叉神経主知覚核に投射する翼口蓋神経（感覚性）
2) 神経節からでる枝
　涙腺，鼻腔や口蓋の腺に分布する副交感神経や鼻腔や口蓋の粘膜に分布する枝がある．
　a) **眼窩枝** oribital branches：涙腺および篩骨洞，蝶形骨洞粘膜に分布．
　b) **後鼻枝**（外側・内側後鼻枝）posterior nasal branches：鼻腔の粘膜に分布（鼻水分泌）．切歯管を通って口蓋に達する枝を鼻口蓋神経 nasopalatine nerve といい，この神経から切歯に枝をだす．
　c) **咽頭枝** pharyngeal nerve：咽頭鼻部側壁の粘膜（粘膜分泌）
　d) **大口蓋神経** greater palatine nerve：大口蓋管を通り，口蓋からでて硬口蓋の粘膜や腺，歯肉に分布（口蓋腺分泌，硬口蓋の感覚・味覚）
　e) **小口蓋神経** lesser palatine nerve：小口蓋孔にでて軟口蓋の粘膜や腺に分布（口蓋腺分泌，軟口蓋感覚）

第 5 章　神経系

顎下神経節 submandibular ganglion

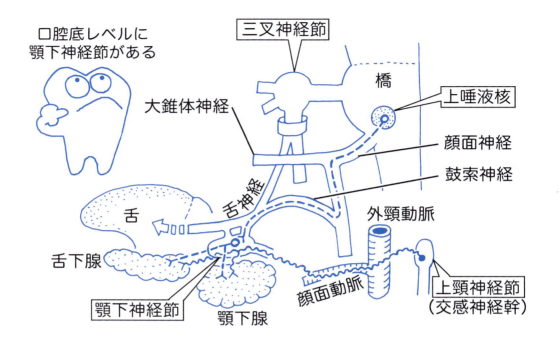

　顔面神経核 motor nucleus of facial nerve は橋の下縁から内耳道に入り，顔面神経管に入るが，途中の曲部は顔面神経膝 geniculum nervi facialis とよばれ，膝神経節 geniculate ganglion が存在する．この神経節から大錐体神経 greater petrosal nerve がでる．

【顎下神経節 submandibular ganglion】
　顎下腺の内側上方，舌神経の下方にある．
①三叉神経 trigeminal nerve の舌神経 lingual nerve の感覚線維
②上唾液核からの副交感線維
③膝神経節からの味覚神経
　鼓索神経 chorda tympani は顔面神経 facial nerve から分岐し，下顎神経の枝の舌神経に合流する．顎下腺，舌下腺に達する副交感性の分泌線維と弧束核からの味覚線維からなる．
1) **顎下神経節に入る神経**
　 a）舌神経からの知覚神経
　 b）鼓索神経からの副交感神経
2) **神経節からでる神経**
　 a）腺枝：多数の小枝で，顎下腺，舌下腺に分布，唾液の分泌
　 b）舌神経との交通枝：再び舌神経中にもどる枝

舌咽神経 glossopharyngeal nerve

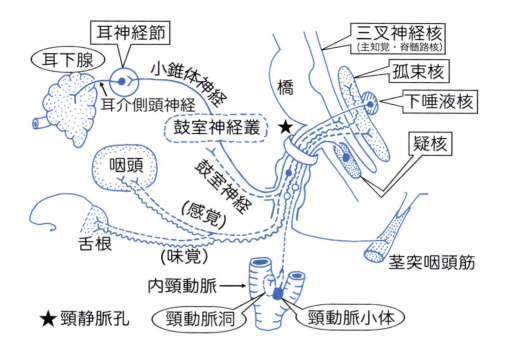

　第Ⅸ脳神経で咽頭鼻部・口部，軟口蓋，舌根の感覚性（一部味覚）と茎突咽頭筋の支配（運動性）を持つ混合性神経で耳下腺の分布に関する副交感性も含む，混合性＋副交感性の神経である．延髄オリーブ後縁からでる．迷走神経，副神経とともに頸静脈孔から末梢に向かう．

　上神経節，下神経節（感覚性）と耳神経節（副交感性）が関連する神経節である．

舌咽神経と迷走神経の神経節・神経核

〔舌咽神経と迷走神経〕

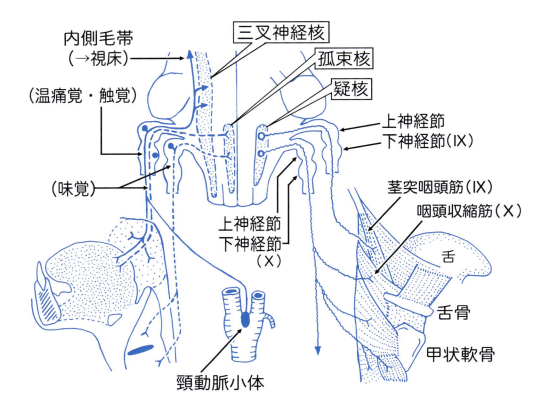

耳神経節と耳介側頭神経

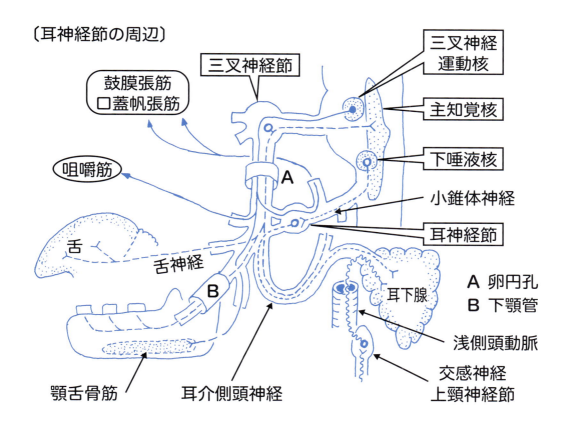

〔耳神経節の周辺〕

A 卵円孔
B 下顎管

【舌咽神経の枝】
1) **鼓室神経** tympanic nerve：鼓室内で鼓室神経叢を形成し，その後**小錐体神経** lesser petrosal nerve となり，**耳神経節** otic ganglion に至る（副交感性）
2) 咽頭枝 pharyngeal branches：迷走神経と咽頭神経叢を形成し，咽頭に分布（感覚性）
3) 頸動脈洞枝 carotid branches：頸動脈洞に分布（感覚性）
4) **茎突咽頭枝** stylopharyngeal branches：茎突咽頭筋に分布（運動性）
5) **扁桃枝** tonsillar branches：口蓋扁桃，軟口蓋，口峡に分布（感覚性）
6) **舌枝** lingual branches：舌根の粘膜に分布（感覚性・味覚）

迷走神経 vagus nerve

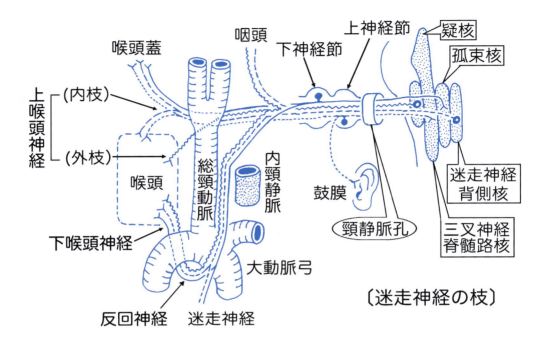

〔迷走神経の枝〕

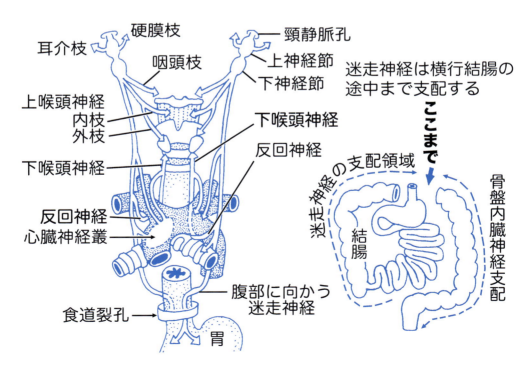

疑核

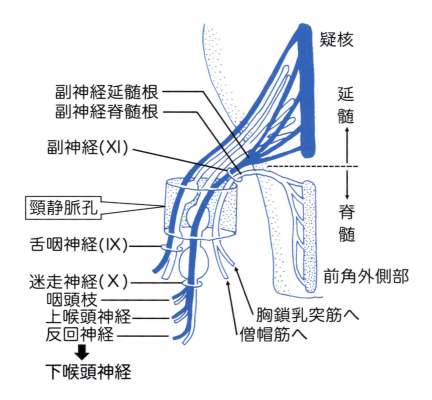

　第Ⅹ脳神経は副交感性の神経線維を胸部・腹部の臓器に投射する．喉頭，喉頭蓋の一部や咽頭喉頭部の感覚性の線維を送るとともに軟口蓋や咽頭筋，喉頭筋に運動性線維を投射する．混合性＋副交感性の神経である．

顎顔面領域に関連する神経節

　三叉神経節（感覚性），顎下神経節（副交感性），膝神経節（感覚性），翼口蓋神経節（副交感性），耳神経節（副交感性），舌咽神経上神経節・下神経節（感覚性），迷走神経上神経節・下神経節（感覚性），上頸神経節（交感性）（p.159 脳神経関連表参照）

【翼口蓋神経節 pterygopalatine ganglion】
　顔面神経（中間神経）の枝の大錐体神経 greater petrosal nerve が翼突管神経 nerve of pterygoid canal となり翼口蓋神経節に達する．

【神経節から末梢枝に向かう枝】
a) **眼窩枝**：涙腺，篩骨洞，蝶形骨洞に分布（涙，粘液分泌）
b) **後鼻枝**（内側・外側後鼻枝）：鼻粘膜（鼻水分泌）
c) **咽頭枝**：咽頭鼻部粘膜に分布（粘液分泌）
d) **大口蓋神経**：大口蓋孔から硬口蓋に分布（口蓋腺分泌，硬口蓋の感覚・味覚）
e) **小口蓋神経**：小口蓋孔から軟口蓋に分布（口蓋腺分泌，軟口蓋の感覚・味覚）

脳神経関連表

【脳神経（神経核）・脊髄神経，末梢神経（神経節）関連表】

脳神経	神経核	神経節	関連器官
三叉神経	三叉神経中脳路核 三叉神経主知覚核 三叉神経脊髄路核 三叉神経運動核	三叉神経節	顎顔面皮膚・ 口腔粘膜・歯根膜・歯髄 咀嚼筋，顎二腹筋前腹， 顎舌骨筋
顔面神経	顔面神経運動核 上唾液核 孤束核 （三叉神経脊髄路核）	 翼口蓋神経節 顎下神経節 膝神経節	顔面表情筋，茎突舌骨筋， 顎二腹筋後腹 涙腺，鼻腺，口蓋腺 顎下腺，舌下腺 舌前 2/3 味覚（耳珠前方）
舌咽神経	孤束核 （三叉神経脊髄路核） 疑　核 下唾液核	上神経節・下神経節 耳神経節	舌後 1/3 味覚・知覚， 軟口蓋・上咽頭・中咽頭の 知覚（耳介後部） 茎突咽頭筋 耳下腺
迷走神経	迷走神経背側核 疑　核 孤束核 （三叉神経脊髄路核）	各器官内 or 近傍の神経節 上神経節・下神経節	内臓（心臓・胃・腸管） 咽頭収縮筋，口蓋垂筋・ 口蓋帆挙筋・口蓋舌筋・ 口蓋咽頭筋，喉頭筋 下咽頭・喉頭の知覚（耳介）
舌下神経	舌下神経核		舌　筋
交感神経	胸髄側核	上顎神経節	動脈神経鞘を経由して 顎顔面領域の各器官へ

（三叉神経脊髄路核）
青文字：感覚神経，グレー文字：運動神経，黒文字：自律神経（交感神経・副交感神経）

歯と歯周組織の構造

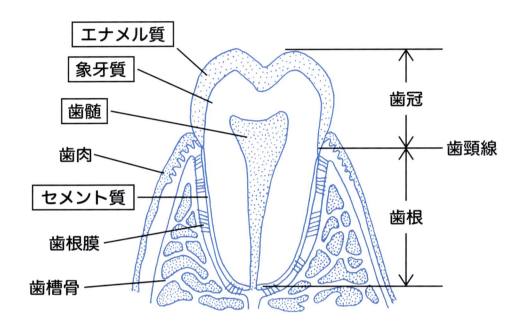

　歯は，**歯冠** crown と**歯根** root で構成され，歯冠と歯根の境界は**歯頸線** cervical line である．歯の硬組織は，**エナメル質** enamel・**象牙質** dentine・**セメント質** cementum で，軟組織は**歯髄** dental pulp である．

歯冠：噛む機能を営む部分
歯根：歯を支える部分
エナメル質：歯冠の表面を覆う部分
象牙質：エナメル質を裏打ちする部分
セメント質：歯根の表面を覆う部分
歯髄：歯髄腔内の細胞・神経・血管など

　歯は**歯槽骨** alveolar bone に植立しており，**歯根膜** periodontal membrane で歯槽骨と固定されて，歯の固定様式を**釘植** gomphosis という．
　歯を顎骨に固定する働きを持つ**歯周組織** periodontal tissue は，歯根膜・歯槽骨・歯肉 gingiva・セメント質である．

歯の名称と記号

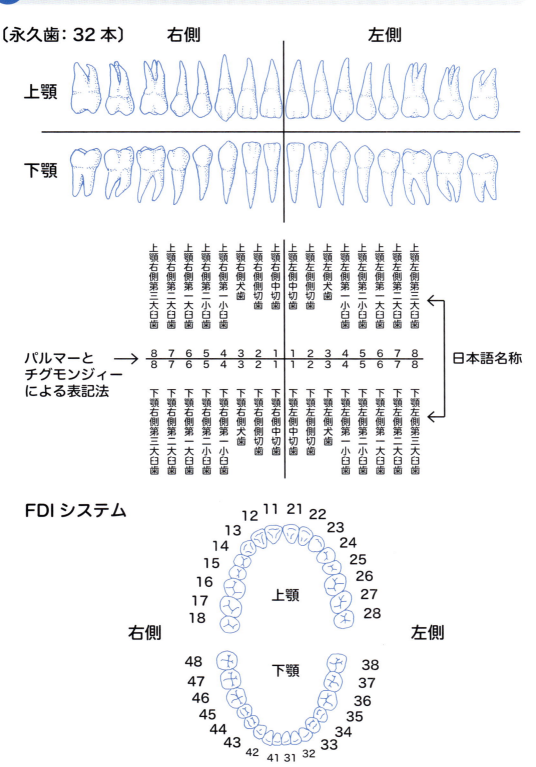

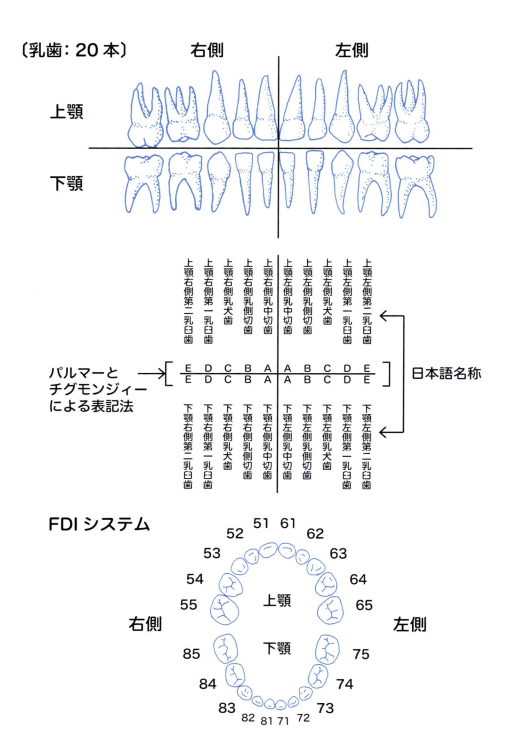

162　第6章　歯の形態

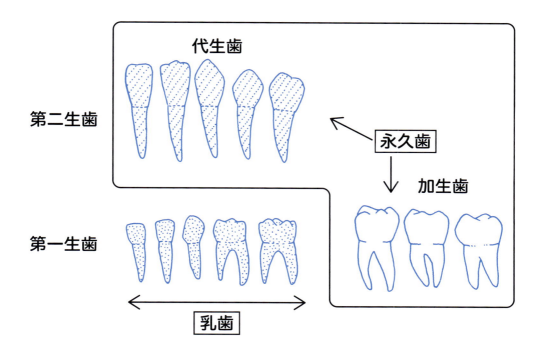

　乳歯 deciduous teeth（milk teeth）は，生後6カ月頃から萌出し，2歳半〜3歳くらいで乳歯歯列弓が完成する．6歳〜12歳くらいで乳歯歯根が吸収され，脱落する．それと交換して代生歯が萌出する．代生歯 succedaneous teeth は乳歯に代わって萌出する歯で，永久歯では中切歯・側切歯・犬歯・第一小臼歯・第二小臼歯となる．乳歯列の後方に萌出する第一大臼歯・第二大臼歯・第三大臼歯は加生歯 additional teeth とよばれる．

　また，乳歯と大臼歯は口腔内に最初に萌出することから第一生歯，代生歯は二回目に萌出することから第二生歯という．

【パルマー（Palmer）とチグモンジィー（Zsigmondy）の方法】
　歯を正中部から，永久歯では数字の **1〜8**，乳歯ではアルファベット **A〜E** で歯種を表す．位置は正中線を縦線で，上・下顎の区分を横線で示す．╋で1/4顎を示す（右上|，|左上，右下|，|左下）．

【FDI（国際歯科連盟）方式（Two-Digit system）】
　2桁の数字で歯の位置と種類を示す．1の位の数字は歯の種類で永久歯は，正中から遠心に向かって **1〜8**，乳歯は **1〜5** の数字を使用する．10の位の数字は，歯の位置を示す．歯の位置は，右上→左上→左下→右下の順で永久歯では10の位は **1〜4**，乳歯では10の位は **5〜8** の数字を使用する．

歯の英語表記

1) **永久歯**：permanent teeth
    a）切歯：incisor
        中切歯：central incisor
        側切歯：lateral incisor
    b）犬歯：canine
    c）小臼歯：premolar
        第一小臼歯：first premolar
        第二小臼歯：second premolar
    d）大臼歯：molar
        第一大臼歯：first molar
        第二大臼歯：second molar
        第三大臼歯：third molar（智歯：wisdom tooth）
2) **乳歯**：deciduous teeth（milk teeth）
    a）乳切歯：deciduous incisor
        乳中切歯：deciduous central incisor
        乳側切歯：deciduous lateral incisor
    b）乳犬歯：deciduous canine
    c）乳臼歯：deciduous molar
        第一乳臼歯：deciduous（primary）first molar
        第二乳臼歯：deciduous（primary）second molar
3) **上顎**：maxilla（upper）
4) **下顎**：mandible（lower）

口腔内の方向用語

1) **唇側** labial：切歯，犬歯の口唇（口腔前庭）に向く側
2) **頬側** buccal：小臼歯，大臼歯の頬（口腔前庭）に向く側
3) **口蓋側** palatal：上顎で固有口腔に向く側（舌側でも可）
4) **舌側** lingual：下顎で固有口腔に向く側
5) **近心（側）** mesial：歯列上で正中に近づく方向
6) **遠心（側）** distal：歯列上で遠ざかる方向

歯冠の方向用語

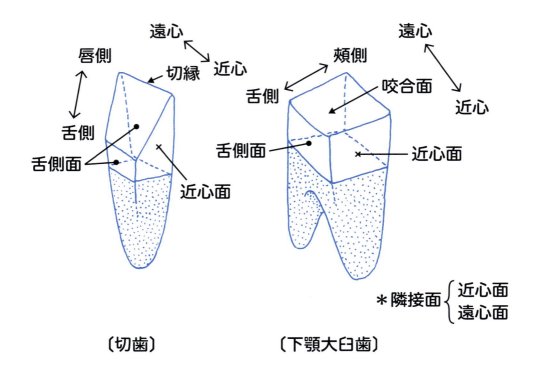

〔切歯〕　　　〔下顎大臼歯〕

　歯冠の方向を表記する場合は以下の用語を用いる．
1) **唇側面** labial surface・**頬側面** buccal surface：口唇および頬に接する面
2) **舌側面** lingual（palatal）surface：舌・口蓋に接する面
3) **隣接面** proximal surface：隣在歯に接する面＝近心面 mesial surface・遠心面 distal surface．
　隣接面には，**接触点** contact point があり，隣在歯と接する点である．
4) **咬合面** occlusal surface：歯が咬み合う面（臼歯のみ）
5) **切縁** incisal edge：前歯の歯冠頂縁端

歯髄腔の構造

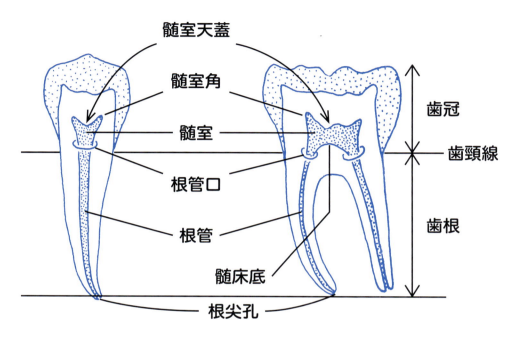

＊髄室＋根管＝歯髄腔

【歯髄腔の構造】
1) **歯髄腔** pulp cavity：歯髄が入っている空洞
2) **髄室** pulp chamber：歯髄腔の歯冠に相当する部分
3) **根管** root pulp：歯髄腔の歯根に相当する部分
4) **根管口** orifice of root canal：髄室から根管への入り口
5) **髄室天蓋（髄室蓋）** occlusal wall of chamber：髄室の天井の部分
6) **髄床底（髄室床）** floor of pulp chamber：髄室の床にあたる部分（複根歯に存在）
7) **髄室角** horn of pulp chamber：髄室天蓋が突出した部分
8) **根尖孔** apical foramen：根の先端部は根尖 root apex で，そこにあいている孔

根管の形態

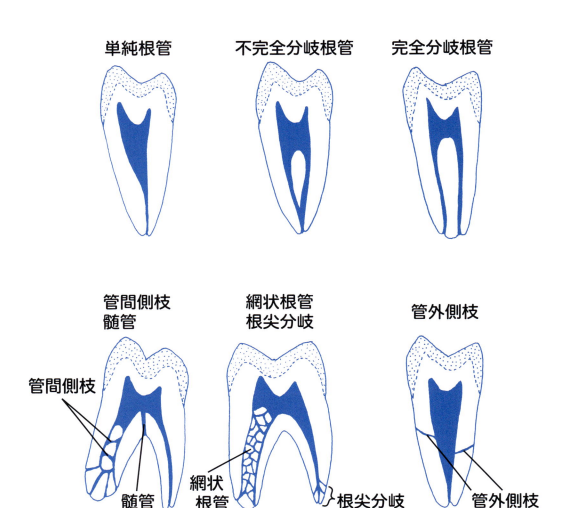

根管とは，歯根部の歯髄腔をいう．
 単純根管：歯根が単根で，根管の単根．
 不完全分岐根管：根管が途中で分かれ，根尖（端）は単根管．
 完全分岐根管：根管が途中で分かれ，根尖（端）で分岐．
 網状根管：分岐根管の間を側枝が網状に走行．
 根尖（端）分岐：主根管が根尖（端）で分岐．
 管間側枝：主根管と主根管を結ぶ．
 管外側枝：主根管から根表面に分岐．
 髄管：多根歯の髄床底と根分岐部の歯根膜をつなぐ細い管．

咬頭数・歯根数・根管数

永久歯

上顎	咬頭数	歯根数	根管数	下顎	咬頭数	歯根数	根管数
中切歯		1	1	中切歯		1	1
側切歯		1	1	側切歯		1	1
犬歯		1	1	犬歯		1	1
第一小臼歯	2	2	2	第一小臼歯	2〜3	1	1
第二小臼歯	2	1	1	第二小臼歯	3	1	1
第一大臼歯	4	3	3〜4	第一大臼歯	5	2	3〜4
第二大臼歯	4	3	3	第二大臼歯	4〜5	2	3

乳歯

上顎	咬頭数	歯根数	根管数	下顎	咬頭数	歯根数	根管数
乳中切歯		1	1	乳中切歯		1	1
乳側切歯		1	1	乳側切歯		1	1
乳犬歯		1	1	乳犬歯		1	1
第一乳臼歯	2〜4	3	3	第一乳臼歯	4〜5	2	3〜4
第二乳臼歯	4	3	3	第二乳臼歯	5	2	3〜4

＊標準的な咬頭数・歯根数・根管数を示す．これらにはバリエーションがある．

ミュールライター Mühlreiter の三徴候

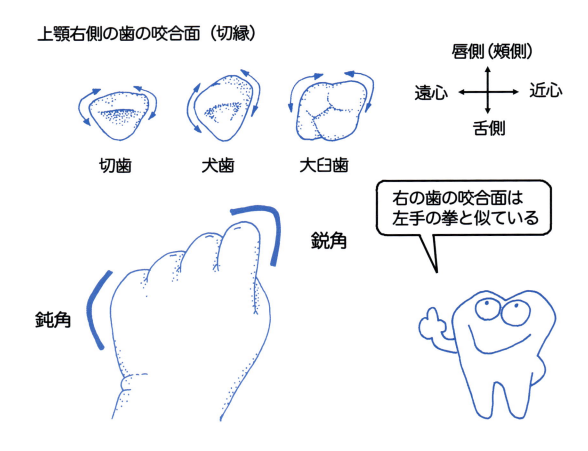

歯の左右を鑑別するのに有効である．
1) **隅角徴**：歯を唇側面または頰側面から観察すると，近心隅角は鋭角で遠心隅角は鈍角である．
2) **歯根徴**：歯を唇側面または頰側面から観察すると，切縁または咬合面に対して歯根の長軸が作る角度は，近心側で鈍角，遠心側で鋭角である（歯根は遠心側に傾いている）．
3) **弯曲徴**：歯を切縁側または咬合面側から観察すると近心面と唇側（頰側）面のなす角は鋭角で，遠心側と唇側（頰側）面のなす角は鈍角である．

上顎第一小臼歯では，隅角徴・弯曲徴は他の歯とは逆になる．
下顎中切歯は，これらの特徴があまり認められない．

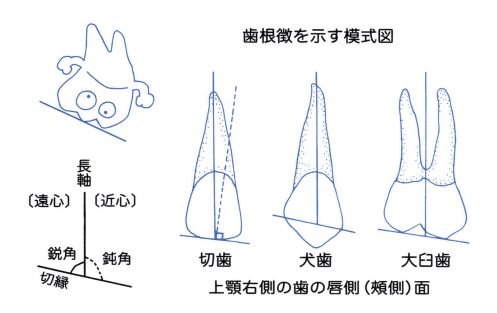

歯根徴を示す模式図

上顎右側の歯の唇側（頬側）面

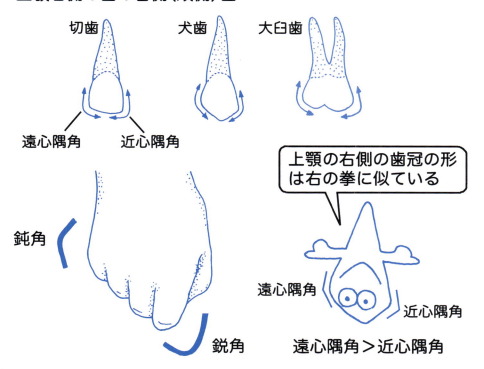

上顎右側の歯の唇側（頬側）面

上顎の右側の歯冠の形は右の拳に似ている

遠心隅角＞近心隅角

第6章 歯の形態

永久歯の形態的特徴

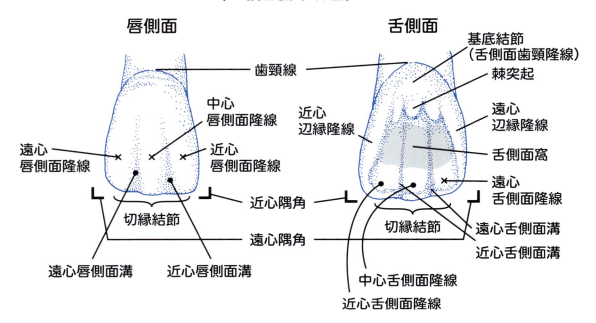

【切歯】

1) **上顎中切歯**

　　切歯群の中で最も大きい．

　　永久歯の中で最も歯冠長が長い．

　　萌出直後は，3個の**切縁結節** mamelon が存在する．

　　舌側面の近遠心辺縁隆線が発達し，舌側面窩が深いものを**シャベル型切歯** shovel-shaped incisor という．

　　唇側面が凹んだ状態を**複シャベル型切歯** double shovel-shaped incisor という．

2) **上顎側切歯**

　　上顎中切歯に比べて，退化傾向が強い．

　　矮小歯 microdont，**円錐歯**，先天性欠如となることもある．

　　舌側面に**盲孔** lingual pit・**斜切痕** linguogingival fissure が見られることがある．

3) **下顎中切歯**

　　永久歯の中で歯冠近遠心径が最も小さい．

　　歯冠の近心半部と遠心半部が同形同大．

　　歯根の遠心面に縦溝が存在する．

4) **下顎側切歯**

　　下顎中切歯より大きい．

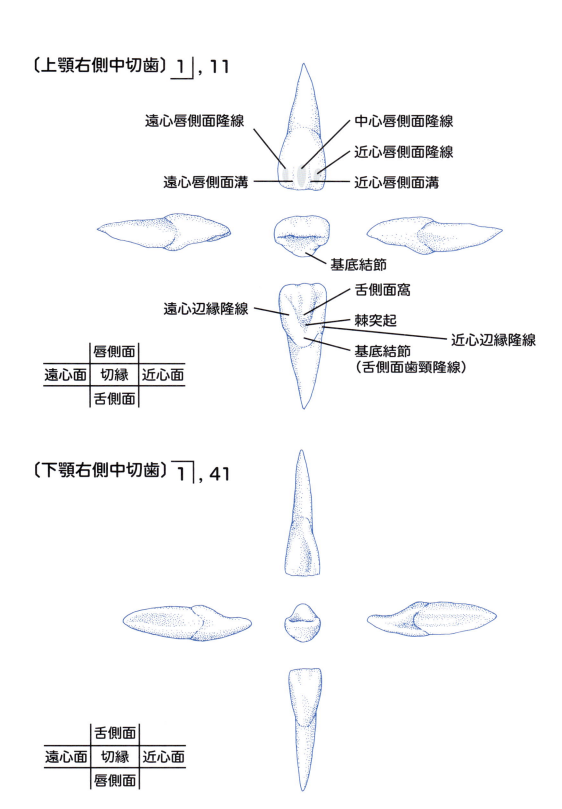

〔上顎右側側切歯〕2|, 12

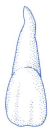

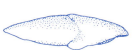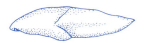

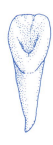

	唇側面	
遠心面	切縁	近心面
	舌側面	

〔下顎右側側切歯〕2|, 42

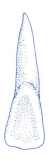

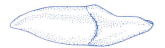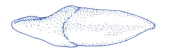

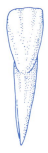

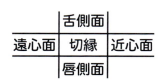

	舌側面	
遠心面	切縁	近心面
	唇側面	

〔上顎右側犬歯〕3|, 13

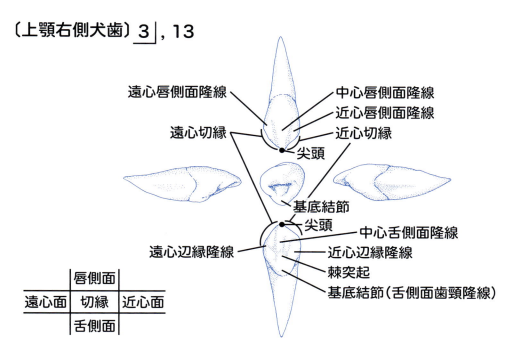

〔下顎右側犬歯〕3|, 43

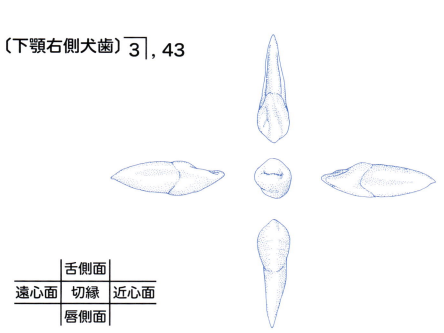

【犬歯】

1) **上顎犬歯**

切歯群と小臼歯群の間に位置する．
口角に位置する．
永久歯の中で歯根が最も長い．
歯冠切縁には近心よりに尖頭がある．
近心切縁は遠心切縁より短い．
歯頸部のくびれが強い．

2) **下顎犬歯**

上顎犬歯より近遠心径（幅径）は短い．
歯冠切縁の近心寄りに尖頭がある．
近心切縁は遠心切縁より短い．
上顎に比べて，歯頸部のくびれは弱い．

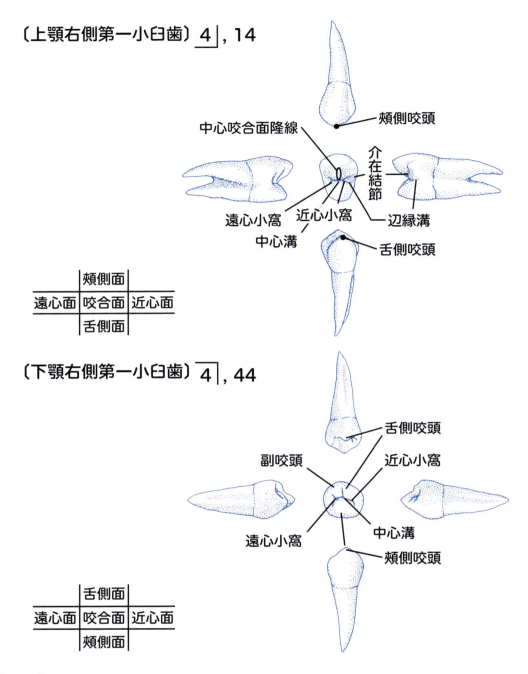

【小臼歯】

1) **上顎第一小臼歯**

　　咬合面観は五角形，2咬頭で頬側咬頭と舌側咬頭からなり，中心溝で区分される．

　　各咬頭から溝に向かって，中心咬合面隆線（三角隆線・主隆線）が走る．

　　中心溝の近心と遠心には，近心小窩と遠心小窩が存在する．

　　近心辺縁隆線上には**辺縁溝** mesial marginal groove（**横副溝** mesial marginal developmental groove）が存在し，その頬側には**介在結節** interstitial tubrcle がある．

　　弯曲徴・隅角徴は他の歯と逆になる．

〔上顎右側第二小臼歯〕5⏌, 15

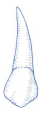

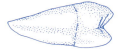 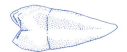

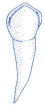

	頬側面	
遠心面	咬合面	近心面
	舌側面	

〔下顎右側第二小臼歯〕5⏌, 45

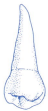

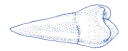 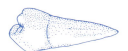

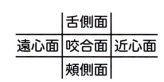

	舌側面	
遠心面	咬合面	近心面
	頬側面	

2) **上顎第二小臼歯**

　　上顎第一小臼歯より小さく，丸みをおびる．

3) **下顎第一小臼歯**

　　舌側の咬頭の発達が悪く，遠心辺縁隆線の舌側末端部に**副咬頭** accessory cusp が出現する．

4) **下顎第二小臼歯**

　　下顎第一小臼歯よりも歯冠の舌側部の発達が良い．

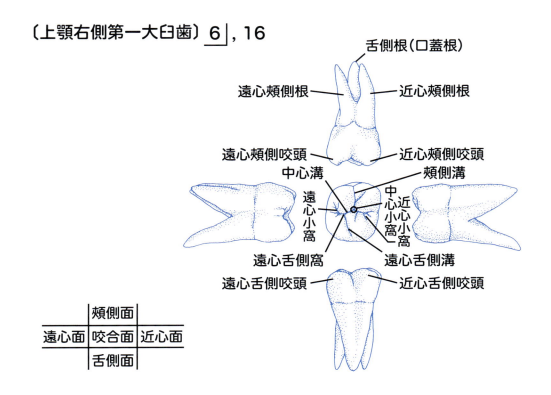

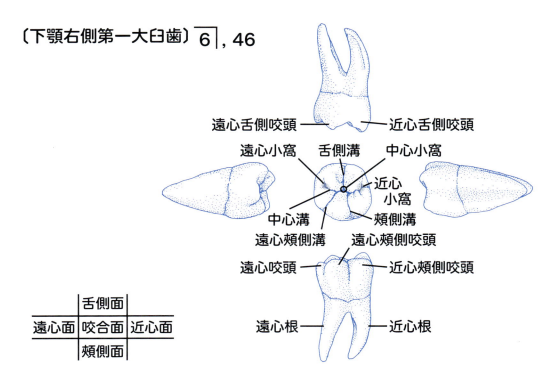

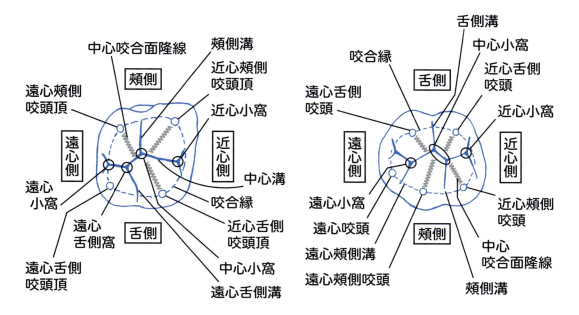

【大臼歯】

1) 上顎第一大臼歯

　　咬合面観は平行四辺形，咬頭は4咬頭で近心頰側咬頭・遠心頰側咬頭・近心舌側咬頭・遠心舌側咬頭である．

　　最大：近心頰側咬頭，最小：遠心舌側咬頭

　　最高：近心舌側咬頭，最低：遠心舌側咬頭

　　各咬頭頂からは，中心咬合面隆線（三角隆線・主隆線）が走行し，その近心・遠心に副隆線が見られるが，遠心舌側咬頭では隆線の発達は悪い．

　　中心溝より，頰側に頰側溝，舌側に遠心舌側溝がある．

　　中心溝の近心端に近心小窩，遠心端に遠心舌側窩がある．

　　歯根は3根（近心頰側根・遠心頰側根・舌側根）

2) 下顎第一大臼歯

　　咬合面観は長方形，咬頭は5咬頭で頰側に近心頰側咬頭・遠心頰側咬頭・遠心咬頭，舌側に近心舌側咬頭・遠心舌側咬頭である．

　　最大：近心頰側咬頭，最小：遠心咬頭

　　最高：近心舌側咬頭，最低：遠心咬頭

　　各咬頭頂からは，中心咬合面隆線（三角隆線・主隆線）が走行し，その近心・遠心に副隆線が見られるが，遠心咬頭では，隆線の発達は悪い．

　　中心溝より，頰側の近心側に頰側溝，遠心側に遠心頰側溝，舌側に舌側溝がある．

　　中心溝の中央に中心小窩，中心溝の近心端に近心小窩，遠心端に遠心小窩がある．

　　歯根は2根（近心根・遠心根）

〔上顎右側第二大臼歯〕7⏋, 17

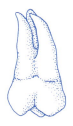

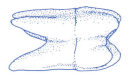 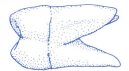

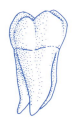

	頰側面	
遠心面	咬合面	近心面
	舌側面	

〔下顎右側第二大臼歯〕7⏋, 47

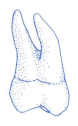

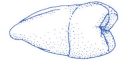 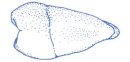

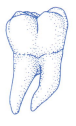

	舌側面	
遠心面	咬合面	近心面
	頰側面	

〔上顎右側第三大臼歯〕8⌋, 18

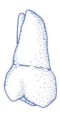

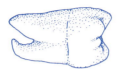 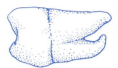

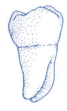

	頰側面	
遠心面	咬合面	近心面
	舌側面	

〔下顎右側第三大臼歯〕8⌋, 48

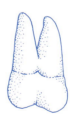

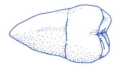 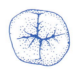 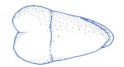

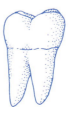

	舌側面	
遠心面	咬合面	近心面
	頰側面	

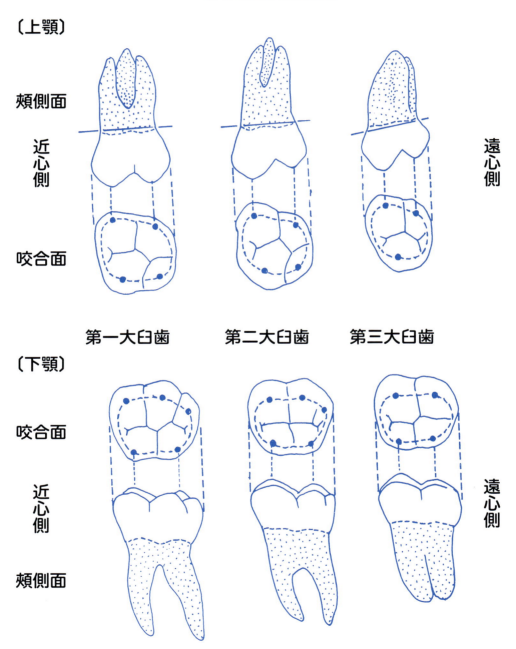

182　第6章　歯の形態

乳歯の特徴

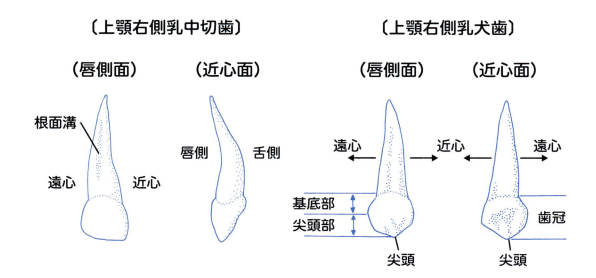

一般に代生歯より小さい．
歯冠色は青白色である．
歯冠歯頸部は歯帯が発達し，乳臼歯では近心頰側基底部に臼歯結節を作る．
固有咬合面は歯帯の発達により小さい．
乳前歯は根尖1/3が唇側に屈曲し，乳臼歯は根幹 root trunk が短く，根の離開度が大きい．
歯髄腔の占める割合が大きく，髄角は突出している．

1）**乳切歯**

a）**上顎乳中切歯**

隆線・溝の発達が悪い．
舌側面窩が浅い．
歯根唇側面に根面溝がある．

b）**上顎乳側切歯**

歯根唇側面に根面溝はみられない．

c）**下顎乳中切歯**

乳切歯の中で最も小さい．

d）**下顎乳側切歯**

下後乳切歯よりやや大きい．

2）乳犬歯
   a）**上顎乳犬歯**
   歯冠唇側面観は正五角形である．
   歯冠長の尖頭部と基底部の長さがほぼ同じである．
   歯冠切縁の尖頭はほぼ歯冠の中央に位置する（近心切縁＝遠心切縁）．
   b）**下顎乳犬歯**
   歯冠切縁の尖頭は近心よりにある（近心切縁＜遠心切縁）．
3）乳臼歯
   a）**上顎第一乳臼歯**
   咬合面観は小臼歯タイプ（2咬頭），移行タイプ（3咬頭），大臼歯タイプ（4咬頭）がある．
   歯根は3根（頰側2根・舌側1根）である．
   b）**下顎第一乳臼歯**
   咬頭は4咬頭〜5咬頭で，咬合面観には遠心トリゴニッド隆線 distal trigonid ridge とトリゴニッド切痕 trigonid notch が出現する．
   ＊遠心トリゴニッド隆線：近心頰側咬頭と近心舌側咬頭の咬合面隆線が結合してできる隆線をいう
   ＊トリゴニッド切痕：舌側面の近心舌側咬頭と近心辺縁隆線の間にみられる切痕をいう
   歯冠頰側面は歯帯が発達し，近心頰側基底部に臼歯結節 mesiobuccal tubercle が出現する．
   歯根は2根（近心根・遠心根）
   c）**上顎第二乳臼歯**
   基本形態が上顎第一大臼歯に類似する（4咬頭・3根）．
   d）**下顎第二乳臼歯**
   基本形態が下顎第一大臼歯に類似する（5咬頭・2根）．

上顎右側乳臼歯と上顎右側第一大臼歯

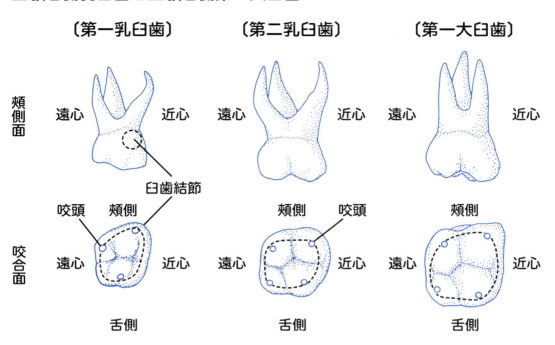

下顎右側乳臼歯と下顎右側第一大臼歯

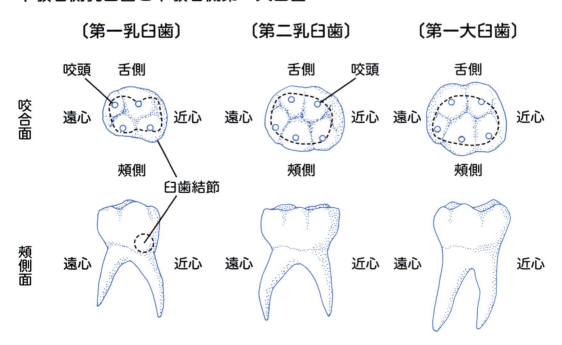

〔上顎右側乳中切歯〕A|, 51

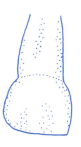

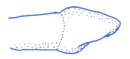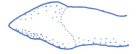

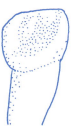

	唇側面	
遠心面	切縁	近心面
	舌側面	

〔下顎右側乳中切歯〕A|, 81

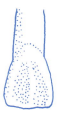

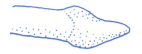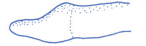

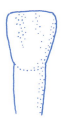

	舌側面	
遠心面	切縁	近心面
	唇側面	

〔上顎右側乳側切歯〕B⌋, 52

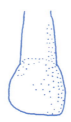

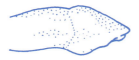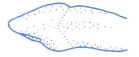

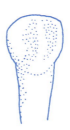

	唇側面	
遠心面	切縁	近心面
	舌側面	

〔下顎右側乳側切歯〕B⌋, 82

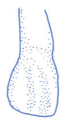

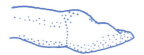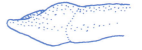

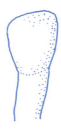

	舌側面	
遠心面	切縁	近心面
	唇側面	

〔上顎右側乳犬歯〕C|, 53

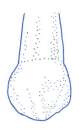

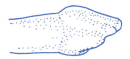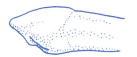

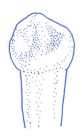

	唇側面	
遠心面	切縁	近心面
	舌側面	

〔下顎右側乳犬歯〕C|, 83

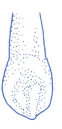

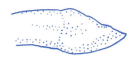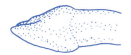

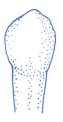

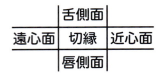

	舌側面	
遠心面	切縁	近心面
	唇側面	

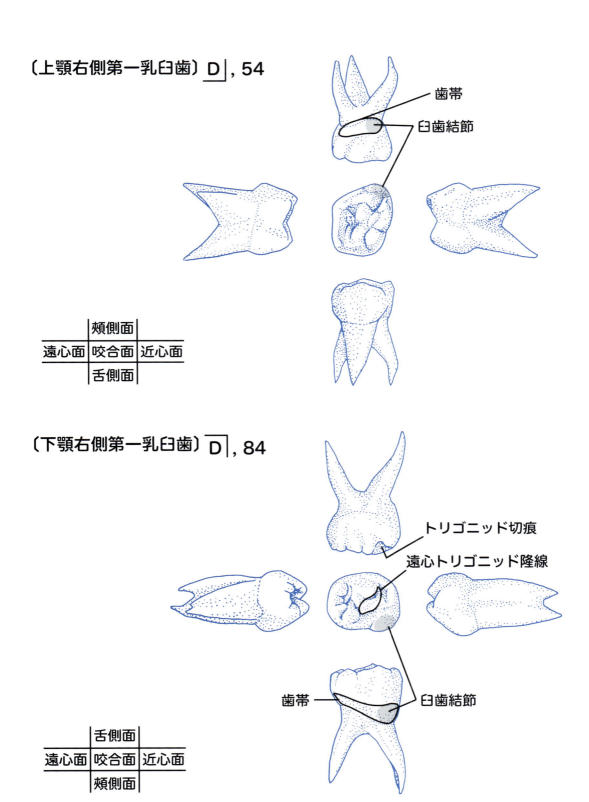

〔上顎右側第二乳臼歯〕E⌋, 55

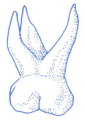
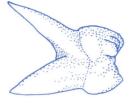

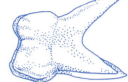

	頰側面	
遠心面	咬合面	近心面
	舌側面	

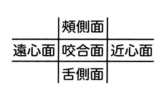

〔下顎右側第二乳臼歯〕E⌋, 85

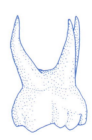
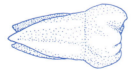

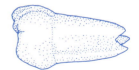
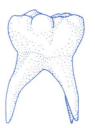

	舌側面	
遠心面	咬合面	近心面
	頰側面	

歯の異常

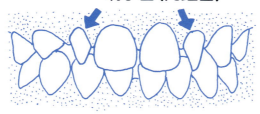

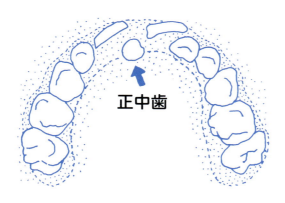

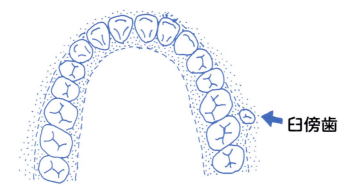

【歯数の異常】
1) **歯数過剰**
   a) 正中歯 mesiodens：上顎中切歯の間または舌側にみられる歯
   b) 臼後歯 distomolar：第三大臼歯の遠心側にみられる歯
   c) 臼傍歯 paramolar：大臼歯の近心頬側にみられる歯
2) **歯数不足**
   上顎側切歯，第三大臼歯の欠如がみられる．

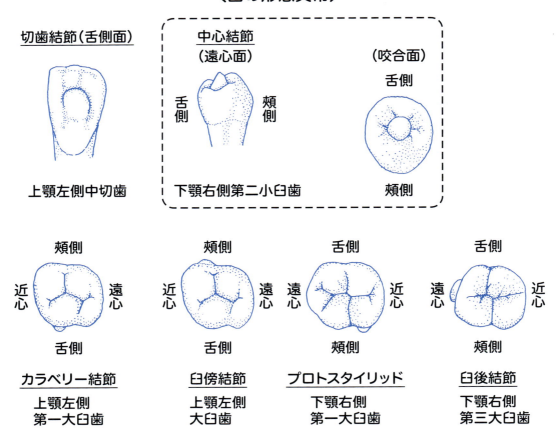

【大きさの異常】

1) **巨大歯** giant tooth：通常より大きい歯．
2) **矮小歯** microdont：通常より小さい歯．上顎側切歯に見られることがある．

【形態の異常】

1) **歯冠の異常**
   a) **盲孔** lingual pit：上顎側切歯に多く見られる．舌側面窩が歯頸側に向かって走行，舌側面歯頸隆線（基底結節）に潜り込んでできる小窩．
   b) **斜切痕** linguogingival fissure：舌側面歯頸隆線（基底結節）にできる縦に走行する溝．
   c) **切歯結節** incisive tubercle：上顎切歯の舌側面歯頸隆線（基底結節）が著しく突出したもの．
   d) **犬歯結節** canine tubercle：上顎犬歯の舌側面歯頸隆線（基底結節）が著しく突出してもの．

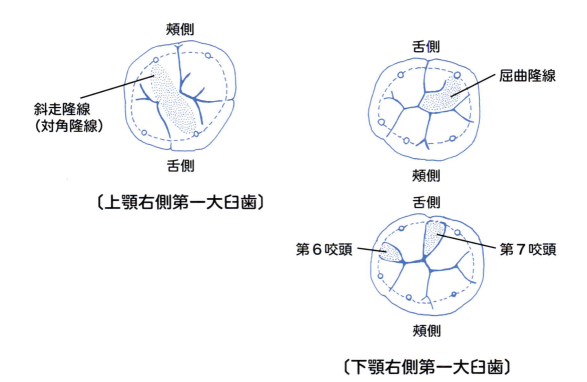

〔上顎右側第一大臼歯〕

〔下顎右側第一大臼歯〕

e）**中心結節** central tubercle：下顎第二小臼歯と下顎第三大臼歯に多く見られる．咬合面中央に出現する．

f）**カラベリー結節** Carabelli tubercle：上顎大臼歯および上顎第二乳臼歯の近心舌側咬頭の舌側面に出現する小結節．

g）**プロトスタイリッド** protostylid：下顎大臼歯および下顎第二乳臼歯の近心頬側咬頭の頬側に出現する小結節．

h）**臼傍結節** paramolar tubercle：大臼歯の近心頬側面に出現する．

i）**臼後結節** distomolar tubercle：第三大臼歯の遠心面に出現する．
　　＊臼傍歯・臼後歯が正常な歯と癒合すると臼傍結節・臼後結節となる．

j）**斜走隆線（対角隆線）** oblique ridge：上顎大臼歯および上顎第二乳臼歯の遠心頬側咬頭の中心咬合面隆線と近心舌側咬頭の遠心副隆線が結合したもの．

k）**屈曲隆線** defrecting wrinkle：下顎大臼歯の近心舌側咬頭の中心咬合面隆線が直角に曲がったもの．

l）**第6咬頭** 6th cusp：下顎第一大臼歯の遠心咬頭と遠心舌側咬頭の間に出現する小咬頭．

m）**第7咬頭** 7th cusp：下顎第一大臼歯の近心舌側咬頭と遠心舌側咬頭の間に出現する小咬頭．

〔歯根の形態異常〕

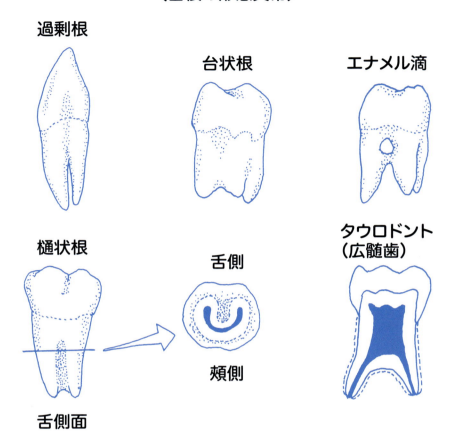

2）歯根の異常
  a）過剰根 supernumerary root：正常な歯根数よりも多いもの．
  b）台状根 prism-shaped root：上顎大臼歯に多くみられ，歯根が癒合し根尖部だけが離開している．
  c）樋状根 c-shaped root：下顎第二大臼歯に多く見られる．近心根と遠心根が頰側面で癒合し，断面が樋状と形態をとる．
  d）癒着歯 concrescent tooth：2個の歯胚から生じた歯がセメント質の肥厚により結合したもの．
  e）癒合歯 fused tooth：正常な2個の歯胚が結合したもので，歯髄と象牙質を共有している．
    ＊癒着歯・癒合歯は下顎乳前歯に多く見られる．
  f）双生歯 gaminated tooth：正常歯胚と過剰歯胚が結合したもの．
3）歯髄腔の異常
    タウロドント（広髄歯）taurodont：下顎第一乳臼歯に多い．根幹が長く，歯根が短い，歯髄腔（髄室）が大きい．

萌出の異常

1) **早期萌出**

    先天歯 { a）出産歯：出生時に萌出している歯．
           b）新生児歯：生後1カ月以内に萌出する歯．

2) **萌出遅延**

    内分泌異常などの全身疾患により通常より遅く萌出する歯．

3) **乳歯晩期残存**

    代生歯の欠如，代生歯の不萌出や転位などにより，乳歯がそのまま残る状態になる．

歯の位置の異常

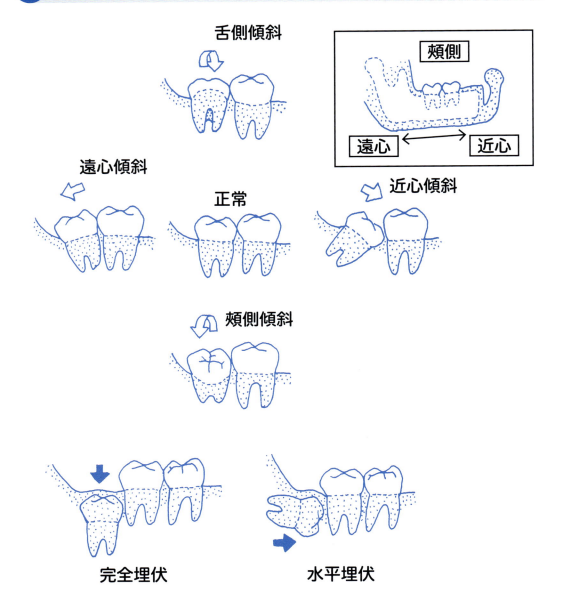

a) **転位**: 歯が正常な歯列の場所よりはずれた場合．
b) **傾斜**: 近心・遠心の軸, 唇（頬）側・舌側の軸の傾きがある場合．
c) **捻転**: 歯軸を中心とし回転が生じている場合．
d) **移転**: 互いの歯の位置が入れ替わっている場合．
e) **高位**: 歯が咬合線を越えている場合．
f) **低位**: 歯が咬合線に達していない場合（上顎犬歯に多い）．
g) **埋伏**: 顎骨内で萌出しない場合（第三大臼歯に多い）．
h) **逆生**: 歯冠が正常方向と逆の方向に萌出する場合．

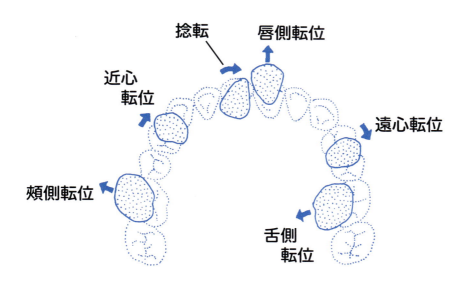

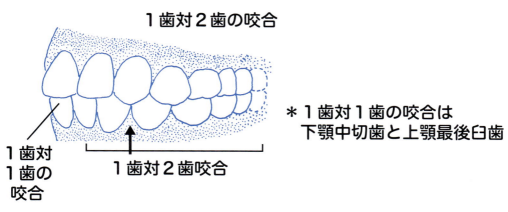

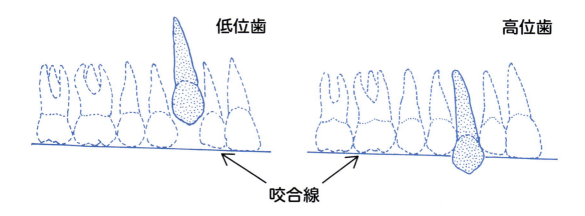

歯列弓の形態と切歯部の咬合

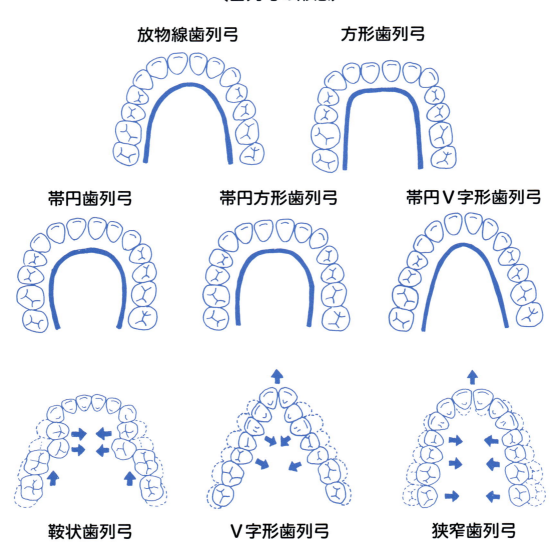

〔歯列弓の形態〕

放物線歯列弓　方形歯列弓

帯円歯列弓　帯円方形歯列弓　帯円V字形歯列弓

鞍状歯列弓　V字形歯列弓　狭窄歯列弓

【歯列弓の形態】

　歯列弓の形態から，放物線歯列弓，帯円歯列弓，帯円方形歯列弓，帯円V字形歯列弓がある．永久歯列では，上顎は半楕円形，下顎は放物線形となる．乳歯列では，上・下顎は半円形であるが，顎の発育に伴って形態は変化する．

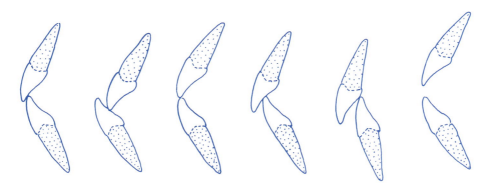

〔切歯の被蓋関係〕

鋏状咬合　反対咬合　切端咬合　屋根咬合　過蓋咬合　離開咬合

【1歯対2歯の咬合】

　上下顎の歯は原則として1歯対2歯の対合関係にあるが，下顎中切歯と上顎最後臼歯は1歯対1歯の対合関係となる．

【上下顎切歯部の咬合状態】

a）鋏状咬合 scissors-bite：上顎切歯が下顎切歯の歯冠側1/3を覆っている咬合（現代人の前歯部での正常咬合とされている）．
b）反対咬合（下顎前突）：下顎切歯が上顎切歯の前方に位置する関係．
c）切端咬合（鉗子咬合）：上・下顎切歯の切縁同士が接している関係．
d）屋根咬合（上顎前突）：上顎切歯が下顎切歯の多くの部分を覆う対咬関係．
e）過蓋咬合：上顎切歯が下顎切歯の大部分を覆う対抗関係．
f）離開咬合：臼歯部では咬合しているにもかかわらず，上・下顎切歯が接しない関係．

【歯列弓形態の異常】

a）狭窄歯列弓：歯列の中で，臼歯部が舌側に転位し，歯列が狭くなっている状態．
b）V字歯列弓：歯列弓全体がV字を呈している状態．
c）鞍状歯列弓：歯列の中で，小臼歯部だけが舌側に転位または傾斜し，この部分で歯列弓がくびれ，鞍状を呈している状態．

隣在歯との位置関係

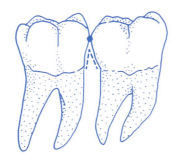
- 接触点
- 歯間隙

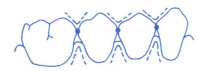

鼓形空隙
上部鼓形空隙
下部鼓形空隙

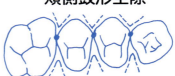

頰側鼓形空隙
舌側鼓形空隙

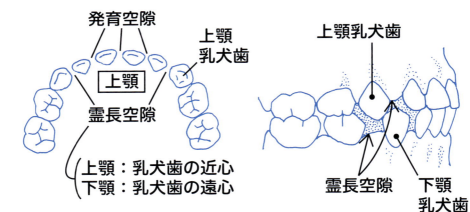

発育空隙
上顎乳犬歯
上顎
霊長空隙
上顎：乳犬歯の近心
下顎：乳犬歯の遠心

上顎乳犬歯
霊長空隙
下顎乳犬歯

1) **接触点** contact point：歯は隣接する歯と一点で接触する．加齢とともに，点から面になる傾向がある．
2) **歯間隙** interproximal space：接触点と歯槽骨縁の間にある三角形の空隙．口腔内では歯間乳頭で満たされている．
3) **鼓形空隙** embrasure：歯列を唇（頰）側・舌側から観察すると，接触点を中心に，上部鼓形空隙・下部鼓形空隙となる．歯列を咬合面から観察すると，接触点を中心に，頰側鼓形空隙，舌側鼓形空隙に区別できる．
4) **発育空隙** developmental space：乳歯列の成長期に認められる空隙．
5) **霊長空隙** primate space：発育空隙の一つ．上顎では乳側切歯と乳犬歯の間，下顎では乳犬歯と第一乳臼歯の間に空隙ができる．

歯肉の構造

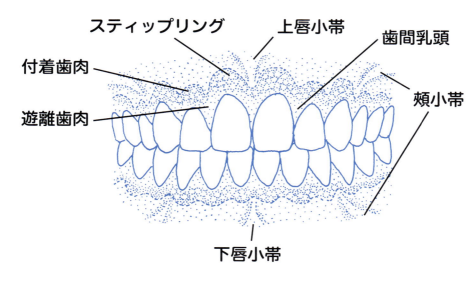

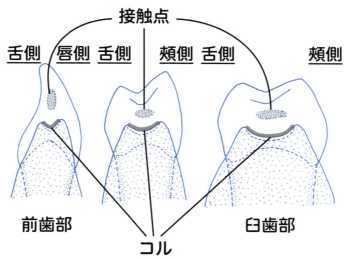

歯肉を唇側面から観察すると，遊離歯肉・付着歯肉・歯間乳頭の3部に分けられる．
 a）**遊離歯肉** free gingiva：歯肉縁から遊離歯肉溝までの歯肉で，可動性である．
 b）**付着歯肉** attached gingiva：遊離歯肉溝から歯肉歯槽粘膜境までの歯肉で，可動性に乏しい．健康な付着歯肉には**スティップリング** stippling という小さなくぼみが多数見られる．
 c）**歯間乳頭** interdental gingiva：歯間隙（下部鼓形空隙）を埋める歯肉で，三角形を呈する．

歯間乳頭を唇舌・頰舌的（隣接面から）に観察すると，中央部は浅くくぼみ鞍状の形態をとり，この部分を**コル** col という．コルの上皮は非角化で，不潔になりやすい．

インプラントに必要な口腔解剖学（含む呼吸器：上気道）

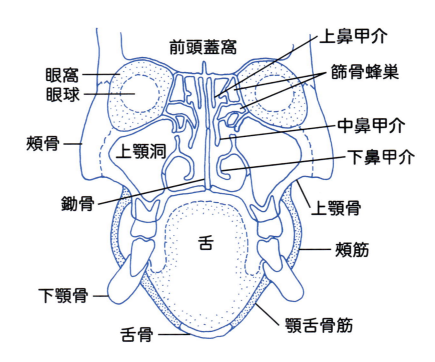

　呼吸器は気道として**鼻腔** nasal cavity，**咽頭** pharynx，**喉頭** larynx，**気管** trachea，**気管支** bronchus，**肺** lung からなる．鼻腔から喉頭までを**上気道**といい，それ以下を**下気道**というが，ここでは上気道について述べる．

　鼻腔を構成する骨は**前頭骨**，**蝶形骨**，**口蓋骨**，**上顎骨**，**篩骨**，**鼻骨**，**鋤骨**，**下鼻甲介**で構成される．鼻甲介と鼻中隔との間は**総鼻道**で，鼻腔の後ろは**後鼻孔** choanae となり咽頭に開口する．鼻腔は鼻中隔により2つの部屋に区切られる．左右の内壁には篩骨にある**上鼻甲介**と**中鼻甲介**，さらに**下鼻甲介**がそれぞれ仕切り，上から**上鼻道**，**中鼻道**，**下鼻道**の間隙を形成する．

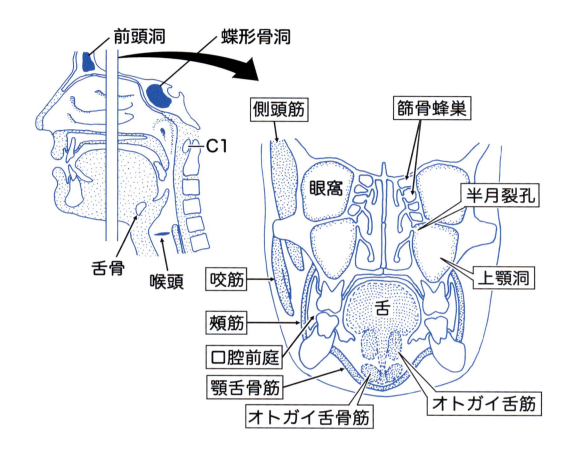

　鼻腔の後上部には嗅覚に関係する粘膜が存在し，内眼角から下鼻甲介を結ぶ鼻涙管が存在し，涙がここを通る．鼻粘膜は呼吸部とよばれ多列線毛上皮でおおわれ，鼻腺に富む．鼻中隔の前端は毛細血管が多く，**キーゼルバッハ部位** Kisselbach area（リトル部位 little area）といい鼻出血を起こしやすい．鼻腔の上部は鼻涙管をへて眼窩と後方は後鼻孔をへて咽頭につながる．

　なお，鼻腔をつくる上顎骨，前頭骨，蝶形骨および篩骨の内部にはそれぞれ上顎洞，前頭洞，蝶形骨洞，篩骨洞（篩骨蜂巣）とよばれる空洞がある．これらの空洞はいずれも鼻腔と交通しており，**副鼻腔**とよばれる．副鼻腔は頭蓋の重さの軽減と発声の共鳴器官として働く．

上顎洞の骨性壁

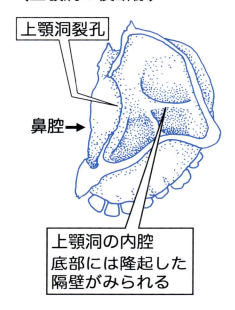

〔上顎洞の横断像〕
- 上顎洞裂孔
- 鼻腔→
- 上顎洞の内腔底部には隆起した隔壁がみられる

　上顎洞は，前壁，後壁，内側壁，上壁（天井），下壁（床）の5つの骨性の壁によって囲まれる．上顎洞の内側壁には鼻腔に通じる上顎洞裂孔（軟組織性）がある．上顎骨の上壁は眼窩，外側壁は側頭下窩，後壁は翼口蓋窩，前壁は頬部に接する．下壁は上顎洞底ともいい，下壁の形状，厚さは歯科臨床的に最も重要である．内側壁は鼻腔に半月裂孔（骨性）でつながる．半月裂孔は上顎洞底に対して鼻腔のやや上部にある中鼻道に開口するため，立位での上顎洞内の分泌物は排出しにくい．上顎洞を水平断すると，その断面は三角形になる．下壁は上顎骨の歯槽突起を形成し，骨壁も厚いが，上顎洞の容積が増すと上顎洞底が下がり，下壁は薄くなる．犬歯窩の上方には眼窩下管が存在する．切歯窩は鼻腔の下方にあり上顎洞とは位置的に離れている．後壁（後外側壁）はかなり厚く，側頭下窩の方向に膨隆する．内側壁は複雑で，涙嚢溝の後方に上顎洞口がある．また上顎洞口の上前方には涙骨，後縁には口蓋骨の垂直板，下方には下鼻甲介が位置し，上顎洞口の中鼻道への開口部をせばめる．上壁（天井）は眼窩の下壁（床）でもあり，非常に薄い．下壁（床，上顎洞底）は上顎骨の歯槽突起で形成され，かなり厚いが，上顎洞のひろさが増せば，上顎洞底が下がりその結果薄くなる．

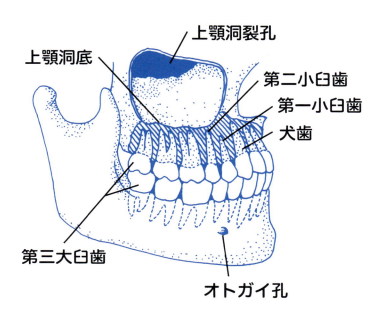

　切歯は上顎洞とは位置的に離れている．犬歯の歯根はふつう上顎洞底とも鼻腔ともやや離れているが，上顎洞が前方に拡張している例では犬歯根の延伸舌側部が上顎洞に近づく．第一小臼歯の歯根部には歯槽と上顎洞底との間に海綿骨があり，厚くなる．これは下壁が前壁（前外側壁）に移行する際，斜めに上行するためである．第二小臼歯の歯槽は第一小臼歯の場合と比較して，上顎洞にかなり近い．上顎洞底は第二小臼歯の位置では下降する．上顎洞底が下降した例では上顎洞底に軽度の膨隆が認められる．時として，緻密骨さえ失われ歯周組織と上顎洞の骨膜・粘膜と直接に隣接する．上顎洞底は第二小臼歯の位置ではくぼんだ状態で下降する．大臼歯の場合は根尖周囲の歯槽が上顎洞底を形成し，根尖部の形が上顎洞底に浮き彫りにされる．このため根尖部に対応する上顎洞底の骨質がないことになる．上歯槽神経は歯根に到達するまでに上顎体の骨質の中をかなり長い距離を走行する．したがって，上顎洞粘膜に近接するので，上顎洞の骨病変，粘膜病変において歯科疾患と同様の疼痛を訴える．

下壁(上顎洞底)と上顎の歯との関係

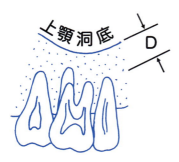

根尖〜上顎洞底(D)
が離れている例

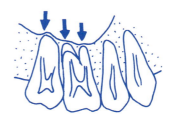

根尖と上顎洞底が
近接(↓)している例

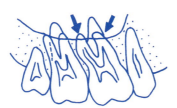

根尖が一部 上顎洞底
に突出(↓)する例

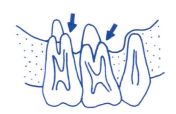

洞底が一部欠損し(↓)
根尖が突出する例

【上顎洞と歯科インプラント】

　上顎洞 maxillary sinus は，歯性上顎洞炎として歯科とのかかわりは深く，歯科インプラント治療では，上顎洞が歯槽突起の基底部に存在するために位置と構造の把握は避けて通れない解剖学的指標になる．上顎洞は鼻腔の外側面にある半月裂孔の後部に開口するが，上顎洞の分泌は上顎洞の上方にある半月裂孔に流れでるため，上顎洞内の分泌の流出度はあまりよくない．臼歯の抜歯の際，ときおり上顎洞からの分泌物が排膿されるのはこのためである．

【上顎洞の神経について】

　上歯槽神経は同名の動・静脈とともに歯槽に到達するまでに上顎体の骨質の中を走行する．神経は薄い骨壁と骨膜の間に隣接して存在し，上顎洞粘膜に近接し，上顎洞の骨病変，粘膜病変において歯科疾患と同様の疼痛を訴える．後上歯槽枝（神経）は翼口蓋窩から外にでて，上顎結節付近で骨内に入り，歯槽孔に進入する．中上歯槽枝は眼窩下溝部で始まり，前外側方向に走行し，頬骨突起の基部から上顎洞の前壁に分布する．前上歯槽枝は眼窩下管の前端で眼窩下神経の外側から起こり，眼窩下孔の外側壁，上顎洞の前壁に達する．この後，上顎骨にある前上歯槽管に入り上顎洞の表面を走行する．

翼口蓋窩 pterygopalatine fossa

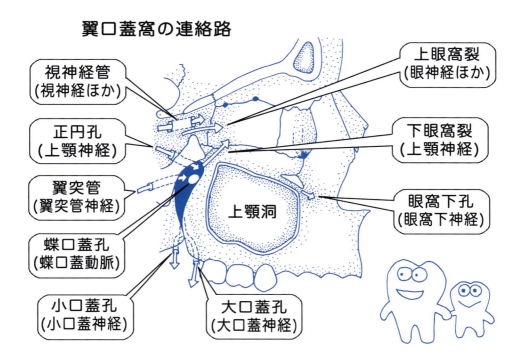

翼口蓋窩の連絡路

上顎骨体後壁と蝶形骨の翼状突起との間にある裂は**翼口蓋窩**とよばれ，その前壁は上顎骨の後壁と，口蓋骨眼窩突起，上壁は蝶形骨体，内側壁は口蓋骨の垂直板で形成される．上顎神経は正円孔をでて翼口蓋窩の上部を通り，眼窩下神経となる．途中，顎動・静脈からの枝とともに上顎結節に向かって上顎骨の後面を下降し，歯槽孔から進入し，最終的に臼歯部の歯や歯肉に至る．これらは後上歯槽動・静脈，神経とよばれる．

上顎洞裂孔 maxillary hiatus

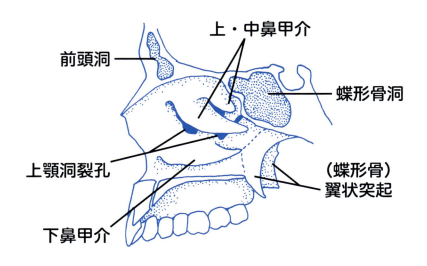

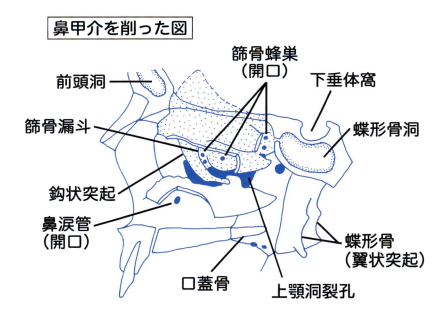

【上顎洞裂孔】
　骨における上顎洞の開口部で，上方の篩骨，下方の下鼻甲介，そして後方は口蓋骨に囲まれた中央付近にできる間隙である．これら3つの骨がより緊密に接し開口部は細長い裂となり，これが**上顎洞裂孔**となる．しかし，上顎洞と鼻腔の出入口は口蓋骨，篩骨の中鼻甲介，下鼻甲介におおわれ実際は**半月裂孔** semilunar hiatus となっている．この裂孔は，篩骨胞と鈎状突起との間の列で，その延長は前頭洞へつながる．

上顎洞の粘膜

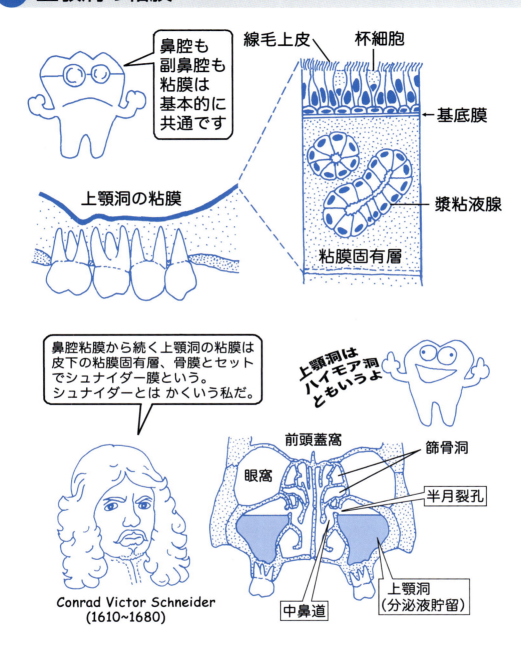

 ヒトの**副鼻腔**は，英国の Highmore（1613〜1685）が初めて書物に記載し，彼の名前をとって，**ハイモア洞**とよばれる．副鼻腔の内面は，気道のほかの部位と同様で，鼻腔粘膜から連続する，いわゆる呼吸上皮である．上顎洞粘膜を呼吸上皮，皮下の固有層，骨膜をセットにして，**シュナイダー膜**（Schneiderian membrane）とよぶ．シュナイダー膜とはドイツの解剖学者が発見したことからシュナイダーの名が鼻粘膜の名称となった．副鼻腔の上皮は炎症・加齢により粘膜肥厚が起こる（0.3 から約 1mm → 1cm 以上）．

自然口（副鼻腔の開口部）

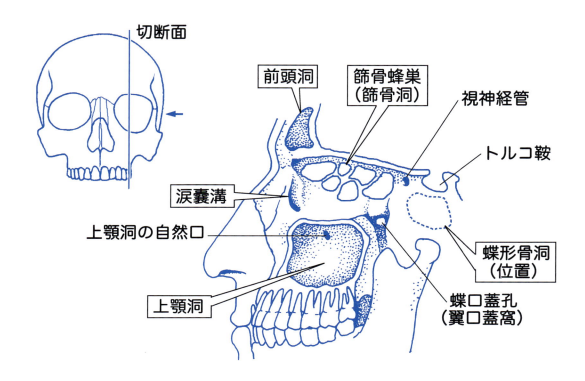

　自然口は，副鼻腔と鼻腔を交通する孔で，自然口は，眼窩の直下に存在する．自然口より後方やや下方に小さめの副口がある（約30〜40％の出現率）．自然口はスパイラル状で，複雑な入口で自然口の粘膜下は静脈層が発達し，粘膜が炎症を起こすと内径がせまくなり，空気の流路が閉塞気味にもなる．洞内に迷入した遺物あるいは貯留した血液は，粘膜線毛輸送系によりベルトコンベア式に自然口から鼻腔の方に移送されて，鼻孔から排出されるか，または後鼻孔から喉のほうに流れる．

〔鼻腔外側壁〕 自然口周辺部の骨を示す

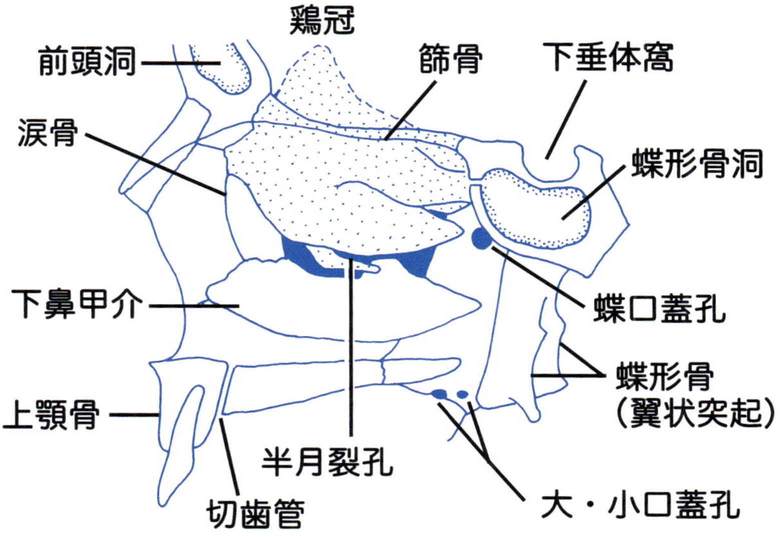

- 前頭洞
- 鶏冠
- 篩骨
- 下垂体窩
- 涙骨
- 蝶形骨洞
- 下鼻甲介
- 蝶口蓋孔
- 上顎骨
- 蝶形骨（翼状突起）
- 半月裂孔
- 切歯管
- 大・小口蓋孔

鼻甲介を削った図

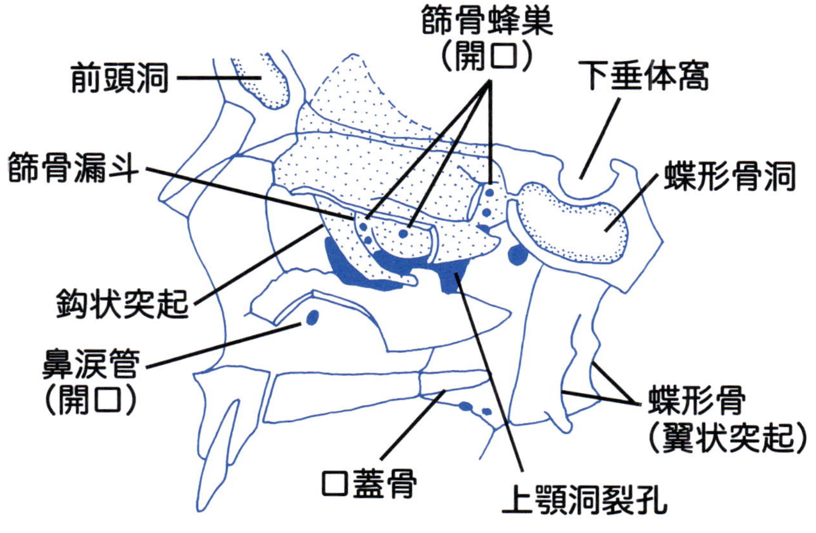

- 前頭洞
- 篩骨蜂巣（開口）
- 下垂体窩
- 篩骨漏斗
- 蝶形骨洞
- 鈎状突起
- 鼻涙管（開口）
- 蝶形骨（翼状突起）
- 口蓋骨
- 上顎洞裂孔

上顎洞 maxillary sinus と上歯槽神経 superior alveolar nerves

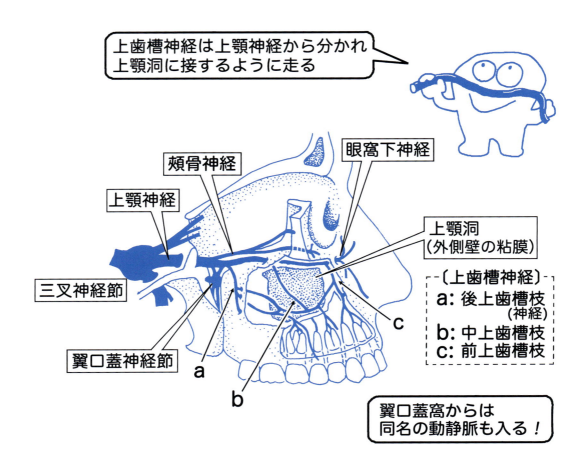

　上歯槽神経は同名の動・静脈とともに歯槽に到達するまでに上顎体の骨質の中を走行する．神経は薄い骨壁と骨膜の間に隣接して存在し，上顎洞粘膜に近接し，上顎洞の骨病変，粘膜病変において歯科疾患と同様の疼痛を訴える．**後上歯槽枝（神経）**は翼口蓋窩から外にでて，上顎結節付近で骨内に入り，**歯槽孔**に進入する．中上歯槽枝は眼窩下溝部で始まり，前外側方向に走行し，頬骨突起の基部から上顎洞の前壁に分布する．**前上歯槽枝**は眼窩下管の前端で眼窩下神経の外側から起こり，眼窩下孔の外側壁，上顎洞の前壁に達する．この後，上顎骨にある前上歯槽管に入り上顎洞の表面を走行する．

上顎洞の形成

【上顎洞の形成を促す刺激要因】
①脳の成長　②眼球の成長　③鼻中隔の発達　④舌の成長
⑤歯の萌出　⑥咀嚼筋の収縮　⑦胸鎖乳突筋の収縮

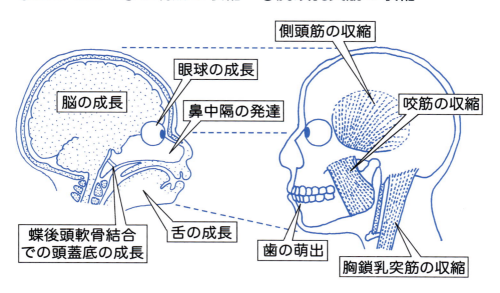

【上顎洞の発生について】
　上顎洞の発生は，胎生期にはほぼ認められない．出生後，鼻腔の中鼻道から突出した形で小さな小胞として認める．歯胚の形成・成長に伴い下降して，最終的には上顎骨の骨梁に囲まれて上顎骨の骨体下部の大部分を占める．出生後，上顎洞は外下方に向かって下がってくる．歯胚の成長により上顎洞と歯胚は急接近する．その後，25歳〜30歳まで拡張を続ける．

【顔面頭蓋の成長との因果関係】
1）脳，眼窩は後上方の成長
2）歯胚の成長による上顎骨の歯槽突起の拡大（下降）
3）発達の順：眼窩→歯槽部→上顎洞
4）副鼻腔の発生時期：上顎洞は胎生期に対して前頭洞，蝶形骨洞，篩骨洞は生後に発達する．

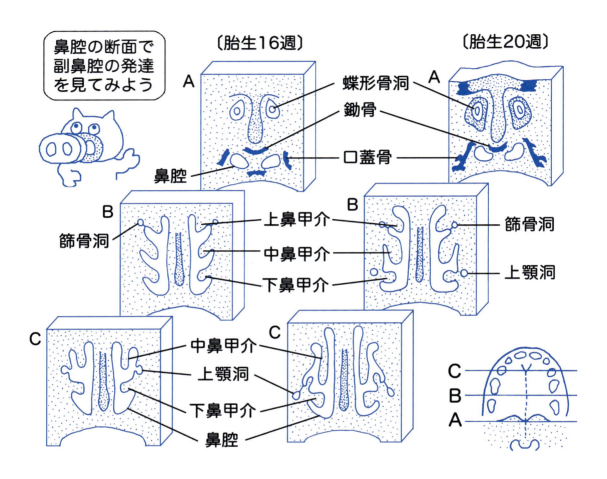

上顎洞は外下方に向かって下がってくる(ここでは歯胚は示していないが,歯胚の成長により上顎洞と歯胚は急接近してくる).

上顎洞挙上術

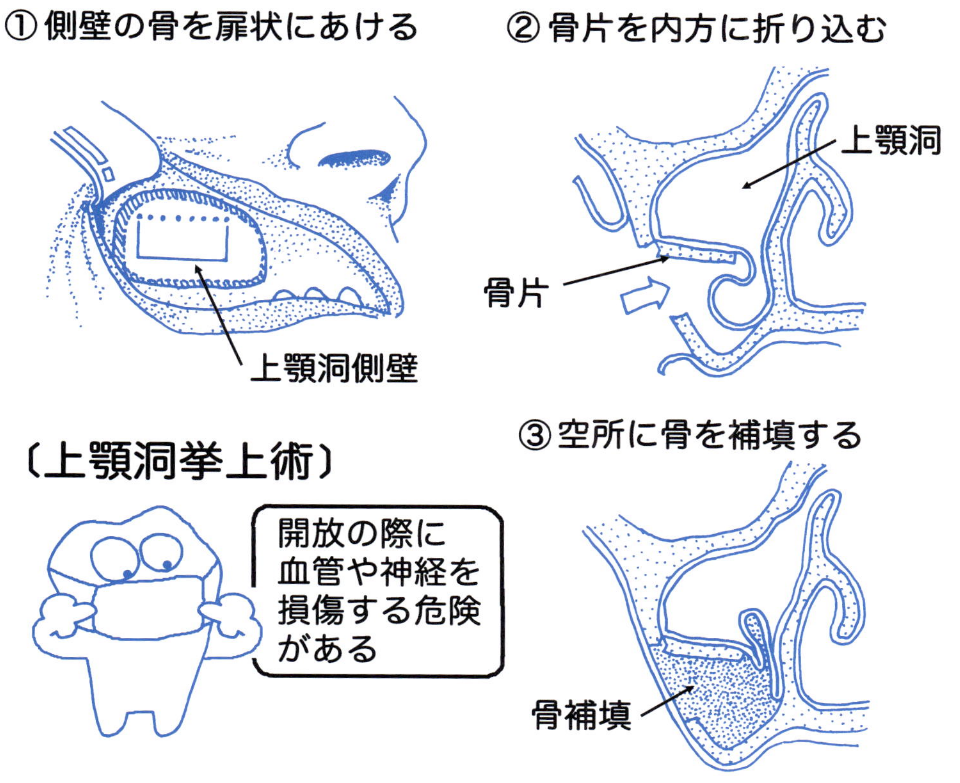

① 側壁の骨を扉状にあける

上顎洞側壁

② 骨片を内方に折り込む

上顎洞
骨片

〔上顎洞挙上術〕

開放の際に血管や神経を損傷する危険がある

③ 空所に骨を補填する

骨補填

　上顎洞底部に自家骨や骨補填材を入れることによって足りない骨を補う施術方法で移植，造成する方法を「上顎洞挙上術」とよぶ．骨造成後，または骨造成と同時にインプラントを埋入する．手術法には，**サイナスリフト**（側方アプローチ）と**ソケットリフト**（歯槽頂上アプローチ）の2つの方法がある．骨造成が必要な場合はサイナスリフト（側方アプローチ）を，骨造成が少ない場合はソケットリフト（歯槽頂上アプローチ）を適用する．インプラントを埋入するための十分な骨の厚さを確保するために上顎洞底部に他の部分から採取した骨を移植することにより骨の量を確保する処置である．**上顎洞底挙上術**に際し，移植する骨の採取部位は，下顎や他の骨からの採取が行われ，骨造成を高めるために血液の血小板（多血小板血漿）混入することも併用される．

　開洞時に後・中上歯槽動脈などの血管や同名の神経を損傷し事故につながる危険性がある．

下顎骨について

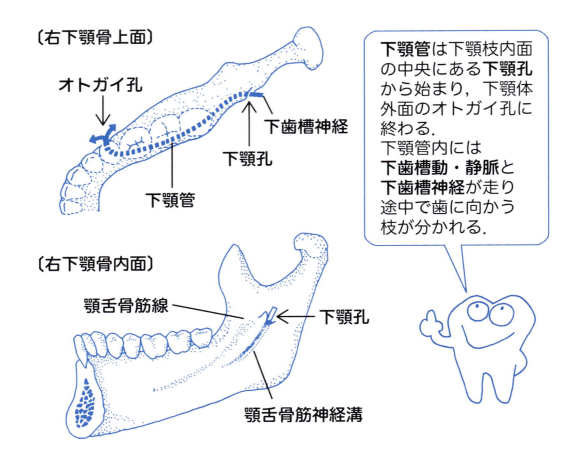

【オトガイ孔 mental foramen】
　オトガイ孔は下顎体外面（唇側）のほぼ中央，第二小臼歯の直下で，後上方に開口する下顎管の出口となる楕円形の孔である．下顎管を通ってきた下歯槽動・静脈，下歯槽神経がこの孔からでて，それぞれオトガイ部付近に分布する．

【下顎管 mandibular canal】
　オトガイ孔から下顎小舌まで，下顎骨内を走行する神経と血管の通路である．下顎管は下顎枝内面のほぼ中央にあたる位置にある下顎孔から始まり，下顎骨質内をその長軸に沿って前走して，下顎体のほぼ中央のオトガイ孔に開口する．オトガイ孔からオトガイ結節付近までは骨梁が発達し，この部位には切歯枝（脈管）が前方にのびて発達することも多い．また，舌側の二腹筋窩の遠心側には小孔がみられることもある．この小孔から進入する血管は顔面動脈のオトガイ下動脈が多く，オトガイ棘にある小孔には舌動脈の舌下動脈が入ることが多い．

216　第7章　歯科インプラントに必要な解剖学

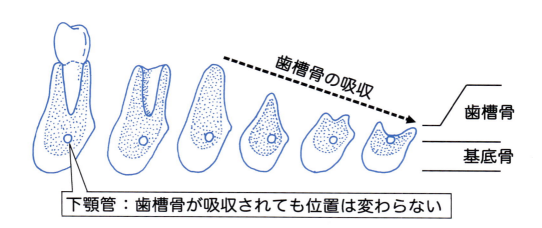

【下顎管と歯根】

　下顎の歯を抜歯するときなどに，下顎管と下顎歯根尖端とがどのような位置関係にあるのかが問題となる．そこで，下顎管と歯根尖端との関係を表にまとめてみると次のようになる．

　また，下顎管のX線像では下顎孔に近い部位とオトガイ孔部では，上壁と下壁とも比較的明瞭にみられるが，大臼歯部では下壁が明瞭にみられるものの，上壁は不明瞭となり，小臼歯部では下壁の部分も不明瞭になってくる．このことは下顎管の上壁は下顎管の下顎孔部とオトガイ孔部を除くほとんどの部分が多孔性で薄いことを示す．以上のことから，抜歯その他の処置の場合，下顎管の上壁を破損したり，また根尖周囲の炎症が下顎管内に波及したりする危険があるので注意を必要とするところである．

下顎管と歯根との距離

	平均	最大	最小
第三大臼歯	5	9.5	0.5
第二大臼歯	6	12	0.5
第一大臼歯	8	13	3〜4
第二小臼歯	8	12	2

（単位 mm）

下顎のインプラント手術

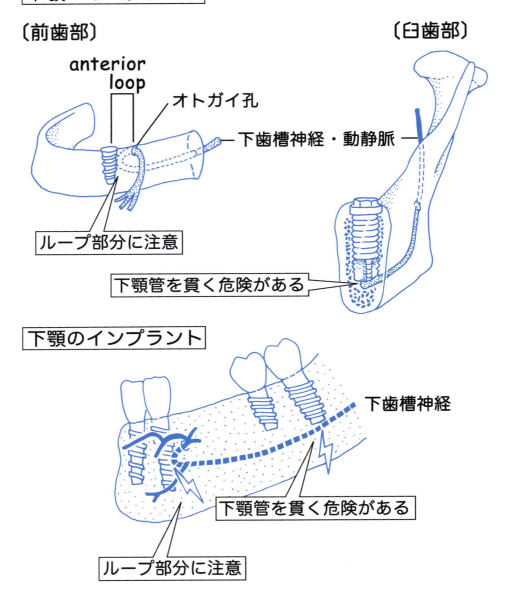

【オトガイ孔前後と臼歯部付近の解剖学的注意点】

オトガイ孔にでる血管・神経は前方部から後方に向かって**ループ構造**を作るため，この部位への埋入とドリルは注意が必要である．この構造を anterior loop とよぶ．臼歯部は荷重がかかる部位のため長いインプラントを埋入する必要から下顎管を貫いてそのなかにある下歯槽動・静脈や同名の神経を損傷する可能性がある．また，下顎骨の舌側の顎下隙，舌下隙に進入する顔面動脈の枝である**オトガイ下動脈**と**舌動脈**の枝である**舌下動脈**の走行や吻合関係も重要である．

インプラント絡みの神経，動脈の走行

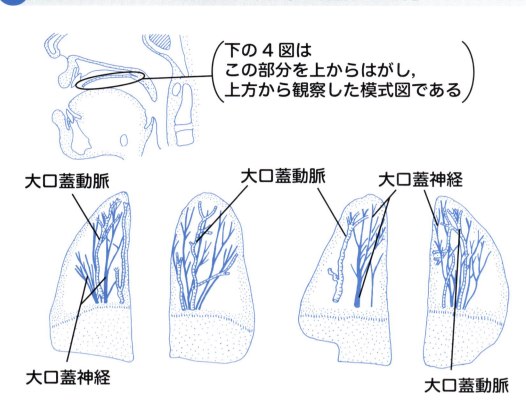

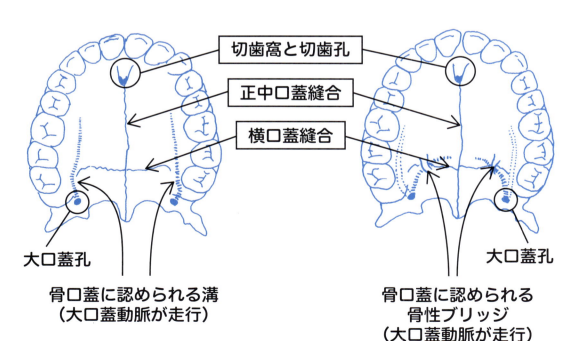

インプラント手術を行うにあたって解剖学的注意を要する神経と動脈は**大口蓋動脈**と**大口蓋神経**，**後上歯槽動脈**，**舌神経**，**舌動脈**，**下歯槽動脈**，**下歯槽神経**である．特に注意すべき事項を記載しておく．

【上顎の重要な神経，血管】
1）大口蓋動脈，大口蓋神経
　大口蓋動脈は顎動脈の翼口蓋部から出る枝で，大口蓋孔より硬口蓋の粘膜を前方に向かう枝である．従来の教科書では大口蓋動脈と大口蓋神経は別々に記載されている．大口蓋神経に限らず，神経系は神経を，動脈系は動脈を中心に記載されている．しかし，臨床では教科書のように神経だけが分布することなどありえない．口蓋を例にとれば神経，動脈，静脈，口蓋腺，口蓋粘膜など多くの構造が絡み合って存在する．臨床では神経と動脈の層順序や分布が大切になってくる．口蓋粘膜を切開した場合，最初に切断されるのは動脈なのか，神経なのか．口蓋粘膜の表面から浅いところに大口蓋神経が，さらに深いところに大口蓋動脈が存在する．特に大口蓋動脈は上顎骨の口蓋突起，口蓋骨の水平板に密着するように走行している．前頁中段の4図はすべて，口蓋に分布する神経と動脈を口蓋粘膜と共に骨より剥離し，上方より剖出したものである．左の2つの図では大口蓋動脈は外側枝と内側枝に分岐し，大口蓋神経より深層に位置するのが理解できる．右から2つめの図においては外側枝，内側枝は存在せず，太い一本の大口蓋動脈が神経の外側にある．一番右の図においては外側枝，内側枝があり，前方で吻合が認められた．すべての例で，大口蓋動脈は大口蓋神経より常に深層に位置している．さらに骨口蓋にできる溝や骨性のブリッジを通過することもある（前頁下段の図）．

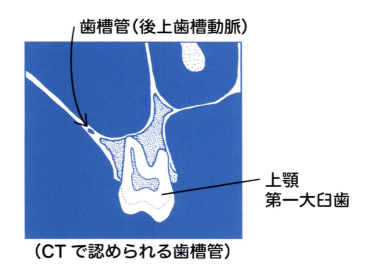

（CTで認められる歯槽管）

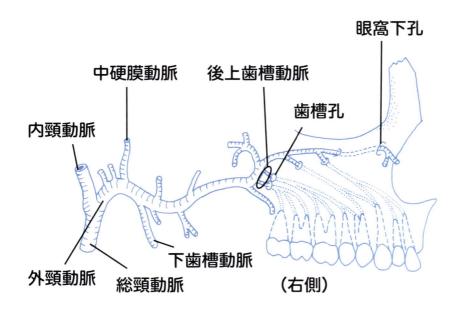

2）後上歯槽動脈

顎動脈の翼口蓋部で出る枝で，上顎結節の付近で枝分かれし，歯槽孔から上顎臼歯や歯肉，頬粘膜に向かう動脈である．歯槽孔より臼歯に向かう途中に数本の歯槽管を形成するのでCT撮影で認められる．この部分にインプラントを埋入させるときは動脈の本幹を切断しないようにすることが大切である．

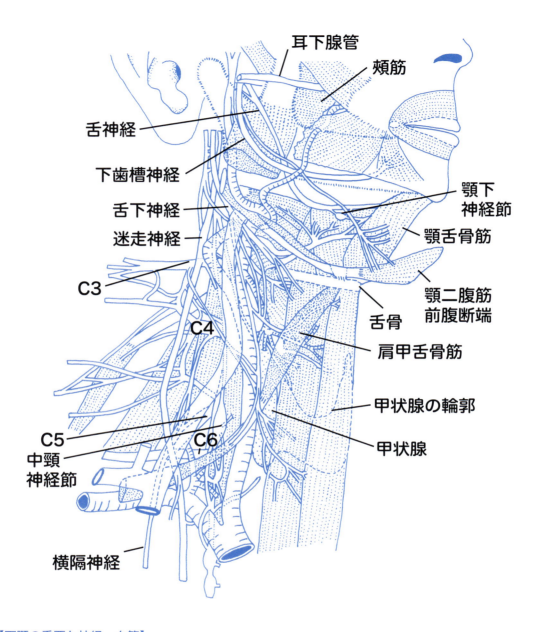

【下顎の重要な神経，血管】

1）舌神経，舌動脈

　舌神経は下顎神経の終枝である．舌神経と下歯槽神経との分岐の高さは卵円孔の下方約 10mm である．舌神経には鼓索神経が外側翼突筋下縁で合流し，分岐部から合流部までの距離は約 8mm である（最大 26mm，最小 0mm）．

　舌動脈は外頸動脈の下から 2 番目の枝である．舌動脈の枝には舌体部に走行する舌深動脈や舌外側を走行し舌下腺に向かう舌下動脈などがある．これらはインプラントを埋入する際に注意すべき血管である．

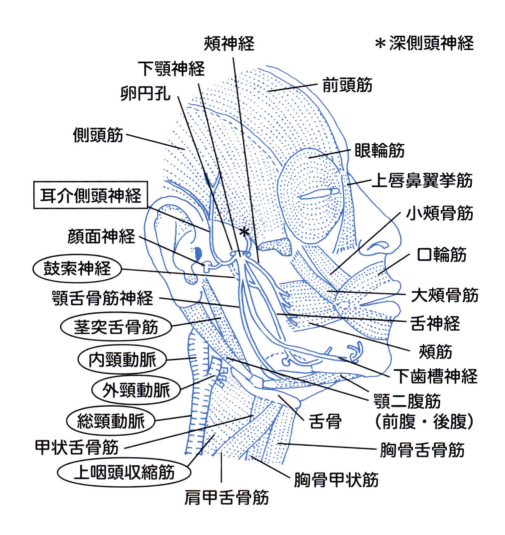

2) 下歯槽動脈，下歯槽神経

下歯槽神経は下顎神経の終枝である．舌神経との分岐後，約30mm（最大45mm，最小12mm）下行し下顎孔へ入る．

日本人の場合，顎動脈が外側翼突筋の浅層を走行するケースが90％以上となる．この場合，中硬膜動脈が下歯槽動脈より先に顎動脈より分枝する（中硬膜動脈が近位で下歯槽動脈が遠位）．一方，顎動脈が外側翼突筋の深層を走行する例では逆に下歯槽動脈が中硬膜動脈より先に顎動脈より分かれる．このことは日本人の多くの場合，胎生期において顎動脈が外側翼突筋の浅層と深層をループ状に囲み，発生の途中で深層のルートが消失したと推測される．

上顎洞の概説

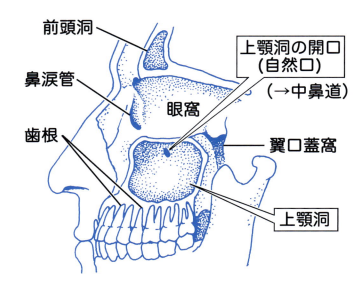

　上顎洞は上顎体中にある最大の副鼻腔である．副鼻腔とは鼻腔に連絡する4つの空洞で，前頭洞，蝶形骨洞，篩骨洞と上顎洞がある．上顎洞の形は概ね，上顎体の形に一致するが，尖端を外上方，すなわち頬骨突起の方に出しているので逆錐体状に近く，その底は鼻腔底の両側にある．上顎洞には上顎洞裂孔という隙間があり，この裂孔は口蓋骨の垂直板，篩骨の鉤状突起，さらに下鼻甲介の上顎突起，篩骨突起によりその一部がふさがれているので小さくなる．生体では，さらに鼻粘膜でおおわれるため，中鼻甲介の下の半月裂孔に開く小さな開口を残すのみとなる．上顎洞はその前壁が最も厚く，つぎは後壁，上壁の順で内側壁が最も薄い．下壁は歯槽突起に入り，場所によってその厚さが異なるが，大臼歯および小臼歯の歯根をおおう部，とくに第1，第2臼歯の付近で最も薄く，それらの歯根はしばしば上顎洞に達する．また，下壁には歯槽中隔のために多くの骨の高まりやくぼみを見るのを常とする．なお，上顎洞の前後稜壁には多くの細い歯槽溝または歯槽管および歯槽孔が見られる．イギリスの自然科学者 Nathaniel Highmore（1613-1685）により記載され，上顎洞はハイモア洞ともよばれる．

浸潤麻酔に必要な局所解剖学　その1

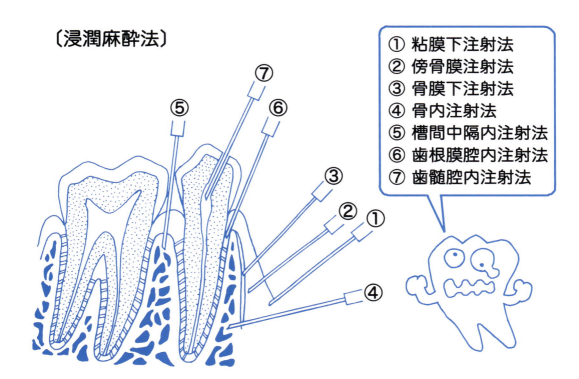

〔浸潤麻酔法〕

① 粘膜下注射法
② 傍骨膜注射法
③ 骨膜下注射法
④ 骨内注射法
⑤ 槽間中隔内注射法
⑥ 歯根膜腔内注射法
⑦ 歯髄腔内注射法

浸潤麻酔法 infiltration anesthesia とは，治療部位の歯肉に注射し，組織内に局所麻酔薬を浸潤させて末梢で知覚神経を遮断する方法である．歯科では最も一般的な麻酔法であり，次のように7種類に分類される．

1) **粘膜下注射法** submucosal injection
   粘膜下組織内に局所麻酔薬を注入して浸潤させる方法．
2) **傍骨膜注射法** paraperiosteal injection
   骨膜の外側に接した部分に局所麻酔薬を注入して浸潤させる方法．
3) **骨膜下注射法** subperiosteal injection
   骨膜と骨面との間に局所麻酔薬を注入して浸潤させる方法．痛みが強いため粘膜下注射法，傍骨膜注射法の後に行う．
4) **骨内注射法** intraosseous injection
   骨髄内に局所麻酔薬を注入する方法．あまり一般的ではない．

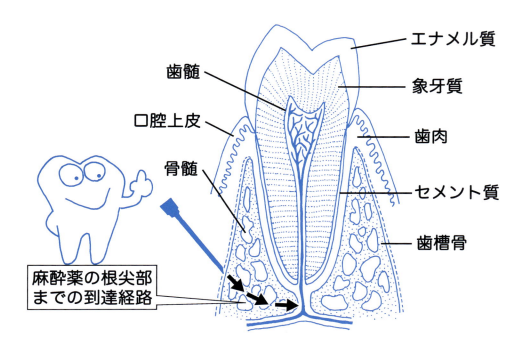

5) **槽間中隔内注射法** interseptal injection

骨内注射法とほぼ同様の方法．槽間中隔の皮質骨を貫通させて骨髄内に局所麻酔薬を注入する．骨質が硬化していない小児や若年者に有効．

6) **歯根膜腔内注射法** intraperiodontal injection

歯肉縁部から歯根膜腔内に局所麻酔薬を注入する方法．歯周ポケットの細菌を組織内に圧入したり，強圧で行うと歯根膜組織を損傷したりする可能性がある．

7) **歯髄腔内注射法** intrapulpal injection

歯髄腔内に直接局所麻酔薬を注入する方法．激痛を伴うので，抜髄時の最終手段として使用する．

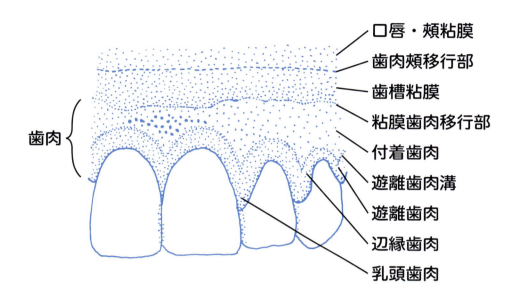

【歯槽骨と歯肉】

　歯は歯根膜を介して歯槽骨に植立している．歯槽骨は歯肉（硬く不動性）と歯槽粘膜（軟らかく可動性）に覆われている．歯肉は遊離歯肉（辺縁歯肉と乳頭歯肉）と付着歯肉（遊離歯肉溝から粘膜歯肉移行部までの間）に分けられる．歯肉と歯面・骨面との間には強固な結合組織があるが，粘膜下組織にはない．上皮は厚く角化している．歯槽粘膜は粘膜歯肉移行部から歯肉頰移行部の間である．

【上顎の骨】

　多孔性で，歯槽突起の唇側・頰側壁は薄く，緻密骨も薄い．さらに上顎第二大臼歯以外は歯の根端部から骨外壁まで短いため，浸潤麻酔が奏効しやすい．犬歯唇側や第一小臼歯頰側にはしばしば骨穿孔が存在し，骨面に歯根の一部が露出するため，局所麻酔薬が到達しやすい．

【下顎の骨】

　歯槽部の骨外壁は臼歯部で著しく厚く，根端部までの距離が長い．さらに骨質が緻密で骨小孔が乏しいため，臼歯根端部での浸潤麻酔は奏効しにくい．一方，前歯部唇側や小臼歯部頰側の骨壁には骨穿孔が存在することがあり，浸潤麻酔の奏効には好都合である．

浸潤麻酔に必要な局所解剖学　その2

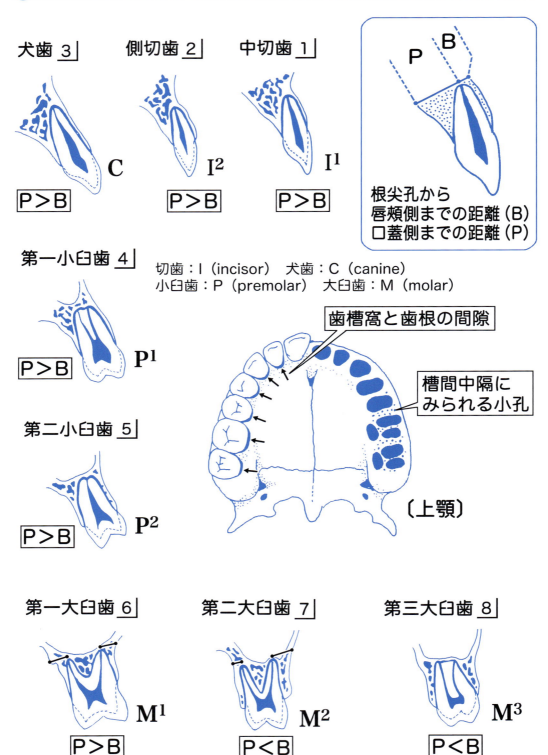

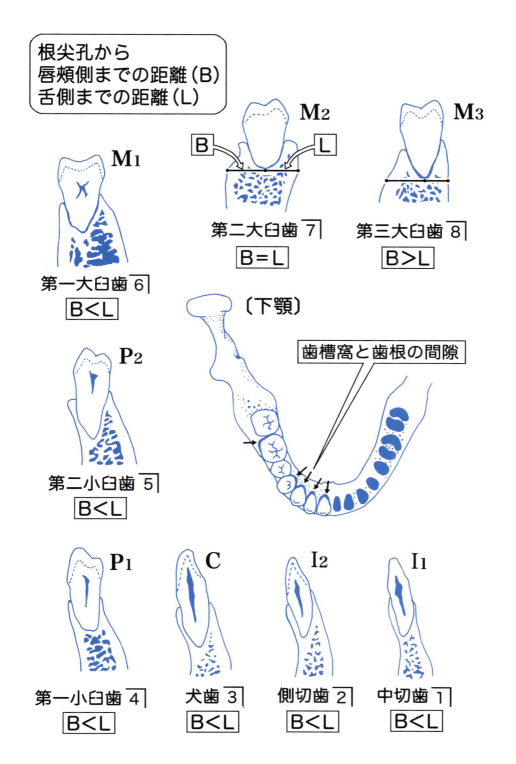

歯科領域の伝達麻酔

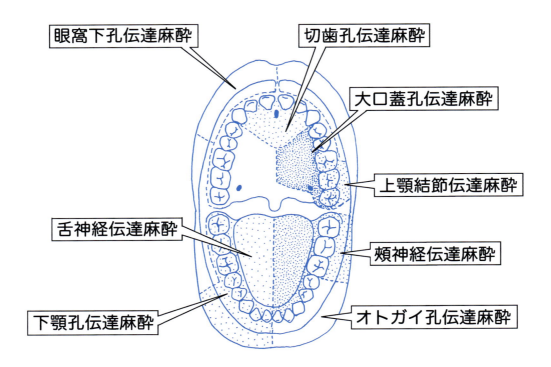

　伝達麻酔法 conduction anesthesia とは，知覚神経の伝導路の途中に局所麻酔薬を注入し，そこから末梢の神経支配領域を麻痺させる方法である．

【上顎の伝達麻酔】
　1）眼窩下孔注射法　2）上顎結節注射法　3）大口蓋孔注射法　4）切歯孔注射法　5）正円孔注射法

1）眼窩下孔注射法
　眼窩窩孔は眼窩下縁のほぼ中央で約8mm下方．眼窩下神経と上歯槽神経の前上歯槽枝，時に中上歯槽枝まで奏効する．これにより，注射側の上唇，外鼻，下眼瞼，鼻粘膜前部，上顎洞前壁粘膜，上顎前歯，唇側歯肉・骨膜，時に小臼歯部までが麻酔される．口内法と口外法がある．口内法は口外法よりも組織損傷の危険性が高い．
①口内法：上顎中切歯の歯肉頬移行部より正中矢状面に45°の角度で2〜3cm刺入させる．または上顎第二小臼歯の歯肉頬移行部より歯軸方向に1〜1.5cm刺入させる．
②口外法：眼窩下縁のほぼ中央で約8mm下方の皮膚に垂直に刺入し，骨面に当たるところで局所麻酔薬を注入する．

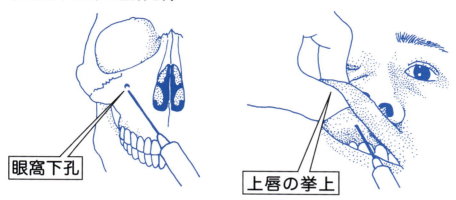

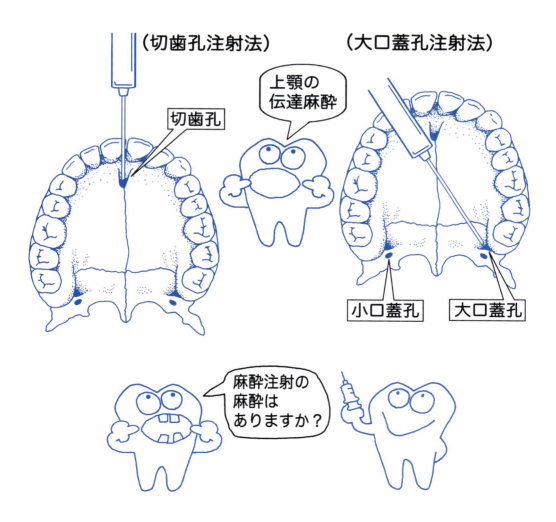

2）上顎結節注射法

　上顎結節は上顎骨体後面の隆起で，上顎第三大臼歯の上方に位置する．2～3個の歯槽孔が存在する．上歯槽神経の後上歯槽枝に奏効するので，注射側の上顎大臼歯，頬側歯肉と骨膜，歯槽突起，上顎洞後壁が麻酔される．ただし，上顎第一大臼歯の近心頬側根は中上歯槽枝支配のため，上顎第一大臼歯の抜髄には上顎結節注射法のみでは不完全である．

　方法は，上顎第二大臼歯の遠心頬側根の歯肉頬移行部より刺入し，大臼歯咬合面に対し45°，正中矢状面に30～45°で骨面に沿って後上内方に1～1.5cm進め，局所麻酔薬を注入する．刺入方向や深さを誤ると後上歯槽動脈，翼突筋静脈叢，外側翼突筋を損傷させる．

3）大口蓋孔注射法

　大口蓋孔は第三大臼歯の近心側で正中から約1.5cm外方に存在し，歯槽突起部と骨口蓋の移行部に向かって前下方に開口する．大口蓋神経に奏効するため注射側の上顎大臼歯部の口蓋側粘膜・骨膜に奏効する．歯髄には奏効しない．過量投与により小口蓋神経にまで奏効すると軟口蓋や口蓋垂まで麻酔されてしまう．

　方法は，上顎第二大臼歯口蓋側近心歯槽部と口蓋正中の中間から刺入し，反対側の下顎犬歯方向から後上方に向かって約1cm針先を進める．

　上顎第二大臼歯の抜髄には上顎結節注射法を行い，上顎第二大臼歯の抜歯には上顎結節注射法と大口蓋孔注射法を併用する．

4）切歯孔注射法

　切歯孔は上顎両側中切歯間の口蓋側槽間中隔の約1cm後方で，前下方に開孔し，切歯乳頭におおわれている．鼻口蓋神経が麻酔されるので，上顎両側前歯の口蓋側粘膜・骨膜に奏効するが，歯髄には奏効しない．

　方法は，知覚神経終末が密集した切歯乳頭を避けて側縁より刺入し，針先を上顎中切歯歯軸より角度をつけて0.5～1cm進める．

5）正円孔注射法

　正円孔から出て翼口蓋窩に入った上顎神経を麻酔する．口内法と口外法がある．口内法のうち高位結節法は，上顎結節注射法とほぼ同様であり，針先をさらに進める．口外法のうち側方到達法は，後述の卵円孔注射法とほぼ同様である．刺入点は頬骨弓中点で下顎切痕のほぼ中央とし，皮膚に垂直に4～5cm進める．蝶形骨翼状突起外側板に達したら，皮膚面から1cm離したところにマーカーを置く．針を皮下まで戻し，針先を全上方に変えてマーカーの位置まで進めると正円孔近くに到達する．

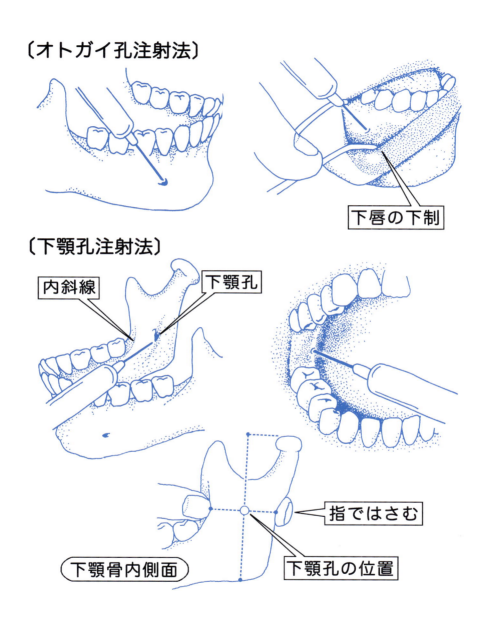

【下顎の伝達麻酔】
　1）下顎孔注射法　2）オトガイ孔注射法　3）頰神経注射法　4）舌神経注射法　5）卵円孔注射法

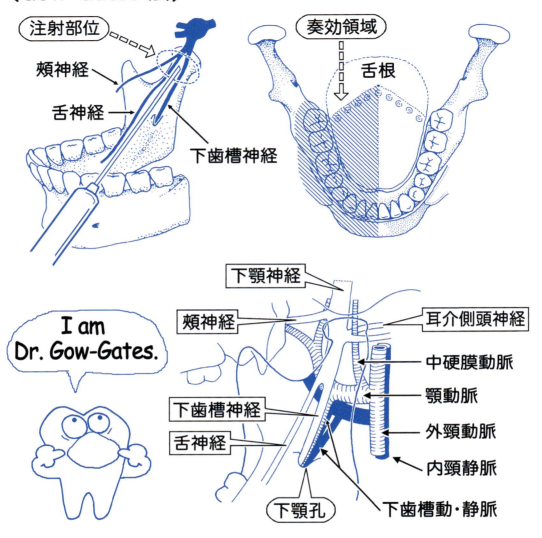

1）**下顎孔注射法**

　下顎孔は下顎枝のほぼ中央に位置する．この付近に麻酔し，下顎神経の枝である下歯槽神経と舌神経に奏効させる注射法である．**口内法**をはじめ，著しい開口障害がある際に行う**口外法**，下顎孔のさらに上位で下顎神経を麻酔する **Gow-Gates 法**がある．

（ア）**口内法**

　直接法（直達法）と**間接法**（三進法または三操作法）がある．直接法は十分に開口させた状態で行う．下顎臼歯咬合面から 1cm 上方の高さで内斜線と翼突下顎ヒダ（翼突下顎縫線）との中間点を刺入点とする．刺入点が後方にずれて内側翼突筋を損傷すると，開口障害を招くので注意が必要である．反対側の下顎犬歯または第一小臼歯の方向から注射針を咬合平面と平行に，下顎枝中央に向けて 1.5cm から 2cm 程度進めると下顎枝内面に当たる．2cm に満たないのに骨面に当たるのは浅すぎであり，どんどん入ってしまうのは深すぎる．骨面に達したと

ころで 1〜2mm 針先を戻し，必ず吸引テストを行ってから局所麻酔薬をゆっくりと注入する．
（イ）**口外法**

　　仰臥位または半座位で頭部を後屈させる．下顎下縁内側の下顎枝幅径の中央部から注射針を刺入し，針先が下顎枝の高さの半分程度に達する位置まで下顎枝の骨面に沿って進める．到達したら吸引テストを行ってから局所麻酔薬をゆっくりと注入する．

（ウ）**Gow-Gates 法**

　　1973 年に Gow-Gates 氏により提唱された．下顎孔のさらに上位で下顎神経本幹を麻酔するため，下歯槽神経，舌神経に加え，頰神経，耳介側頭神経まで麻酔される．最大開口させた状態で，注射側耳珠下縁と反対側口角を結ぶ線上で上顎第二大臼歯の舌側咬頭の高さで遠心部に近接する頰粘膜を刺入点とする．反対側の下顎犬歯から下顎骨関節突起頸部の方向へ約 2.5cm 進めると，下顎頭内側面の外側翼突筋付着部付近に到達するので，吸引テストを行ってから局所麻酔薬をゆっくりと注入する．

2）**オトガイ孔注射法**

　　オトガイ孔は，下顎第二小臼歯直下で下顎骨体のほぼ中央に位置し，後上方に向かって開孔する．オトガイ神経が麻酔されるので，注射側の下顎中切歯，側切歯，犬歯，第一小臼歯，唇側歯肉，下唇粘膜，オトガイ部の皮膚に奏効する．正中部は両側のオトガイ孔に注射する必要がある．口内法では，下顎第二小臼歯よりやや後方の歯肉頰移行部から刺入し，骨面に沿って約 1cm 進めたところで吸引テストを行ってから局所麻酔薬をゆっくりと注入する．口外法として，オトガイ部の皮膚面から刺入する方法もある．

3）**頰神経注射法**

　　頰神経は下顎神経の分枝であり，下顎臼歯の頰側歯肉，骨膜，頰粘膜に奏効する．方法としては，下顎智歯付近の頰粘膜下に注射する方法，耳下腺開口部のやや後方の頰粘膜下に注射する方法，下顎枝前縁の上顎大臼歯咬合面の高さの位置に刺入し，下顎枝内面に沿って約 5mm 進める方法がある．

4）**舌神経注射法**

　　舌神経は下顎神経の分枝であり，下顎舌側歯肉，口腔底粘膜，舌前方 2/3 に奏効する．下顎智歯後方の舌側粘膜下に注射する．

5）**卵円孔注射法**

　　下顎神経が卵円孔から出たところで麻酔する方法で，注射側下顎神経の卵円孔より末梢の分枝すべてに奏効する．方法は正円孔注射法の口外法（側方到達法）とほぼ同様である．頰骨弓中点で下顎切痕のほぼ中央部に刺入し，皮膚に垂直に 4〜5cm 進める．蝶形骨翼状突起外側板に達したら皮膚面からの深さを測定し，針先を皮下までひき，針先を骨との接触点より約 5cm 後上方に向け，先に測定した深さよりさらに 1cm 深く刺入すると卵円孔近くに到達する．

下顎孔伝達麻酔に必要な局所解剖学　その１

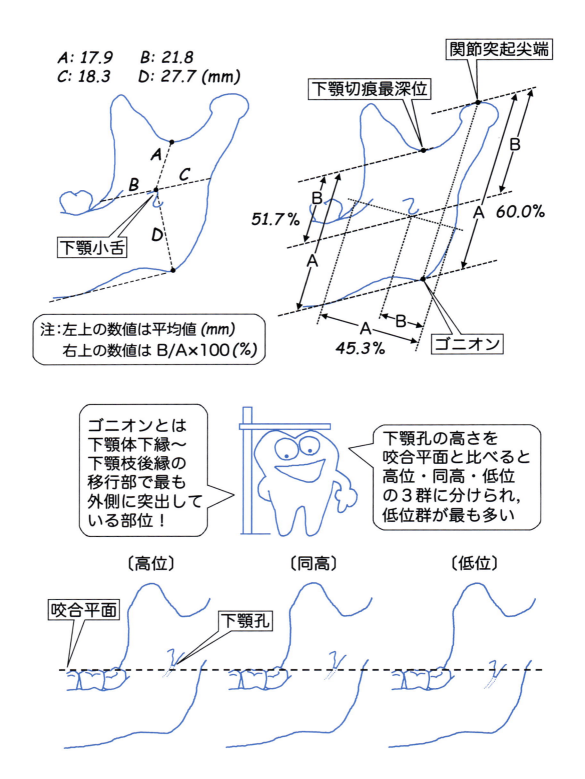

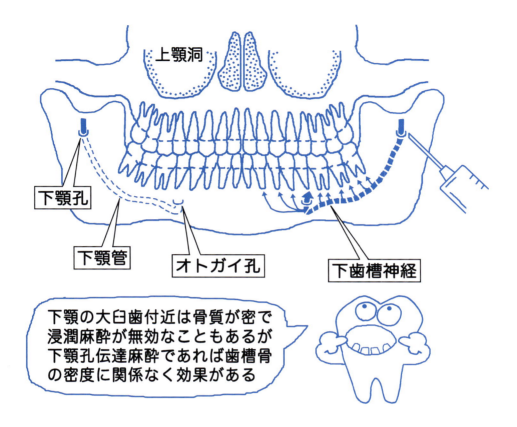

　下顎孔伝達麻酔（下顎孔注射法）は，下顎智歯の抜歯など，口腔外科で頻用される．下顎孔は下顎枝のほぼ中央にあり，後上方に向かって開孔する．下歯槽神経と舌神経の支配領域に奏効するため，注射側の下唇粘膜を含む下顎すべてと舌前方2/3が麻酔される．

【下顎孔】

　下顎孔は下顎枝内面のほぼ中央に位置し，下顎管に連なる．下顎管には下歯槽神経，下歯槽動脈，下歯槽静脈が走り，下顎骨内部を前下方に向かい，下顎体全面でオトガイ孔に開く．オトガイ孔は，下顎体の外面の第二小臼歯下方に位置する．

　下顎孔伝達麻酔を翼突下顎隙への浸潤麻酔と考えると，下顎孔の高さと咬合平面との関係は重要である．下顎孔の高さと咬合平面との関係は成長により変化する．乳歯列期では，下顎孔下縁は咬合平面の約4mm下方に位置する．そのため小児の下顎孔伝達麻酔は，咬合平面と同じ高さで，かつ咬合平面に平行に刺入するとよい．混合歯列期では，下顎孔下縁は咬合平面の約2～3mm下方に位置する．永久歯列期では成人とほぼ同様で，下顎孔下縁のやや上方に咬合平面が位置することが多い．無歯顎も成人と同様だが，下顎骨体部の骨吸収で咬合高径が維持されていないことが多いため，刺入部位が低くなりやすく，注意が必要である．

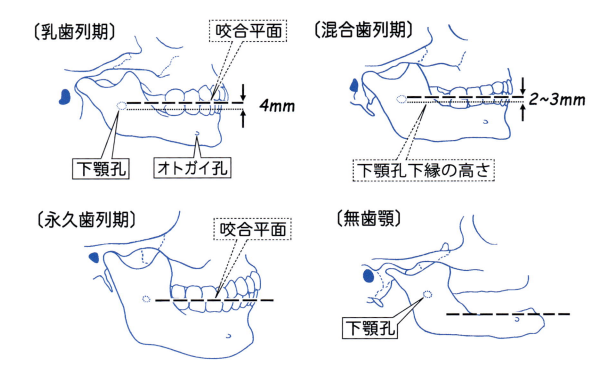

【下歯槽神経】

　下顎神経の最大枝である．舌神経の後方に出て，外側翼突筋内側面から下顎枝と内側翼突筋の間を下行し，下顎枝内面の下顎孔から下顎管に入り，オトガイ孔から下顎前面に出て，オトガイ神経となり，オトガイや下唇に分布する．走行中に分枝した下歯槽枝は下歯槽神経叢を作る．下歯槽神経叢には歯髄と歯肉に分布する下歯枝と骨を貫いて下顎歯肉に分布する下歯肉枝が存在する．また，下歯槽神経は下顎孔付近で顎舌骨筋神経を出す．

【舌神経】

　下歯槽神経の前内面，外側翼突筋と内側翼突筋の間を前下方に走行し，下顎枝の中央部内側で舌に入る．終末枝は舌前方2/3の粘膜の味覚・知覚を支配する．味覚神経は舌神経の起始部付近で顔面神経の枝である鼓索神経と結合し，鼓索神経からは味覚線維とともに顎下腺・舌下腺の分泌神経線維を受ける．舌神経の一部は下顎歯肉の舌側粘膜にも分枝する．

下顎孔伝達麻酔に必要な局所解剖学　その2

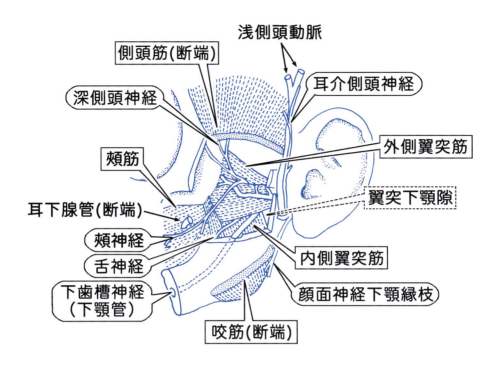

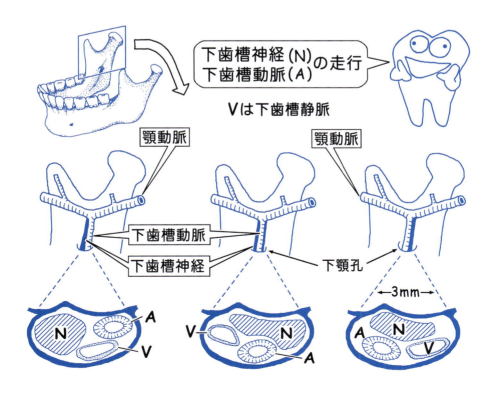

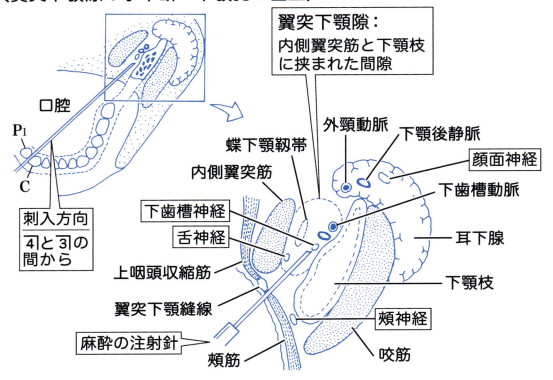

【下顎孔付近の脈管】

　下顎枝内面の下顎孔付近では，下歯槽神経とともに下歯槽動脈と下歯槽静脈も走行し，下顎孔に入る．下歯槽動脈は顎動脈の分枝であり，顎動脈からほぼ垂直に下行して下顎孔に進む．下顎孔伝達麻酔時は局所麻酔薬中毒を防ぐため，必ず吸引テストを行う．これは，局所麻酔薬中毒は，局所麻酔薬が下歯槽動脈に誤って投与されると，そこから顎動脈，外頸動脈，総頸動脈，内頸動脈へと逆流し，脳に到達して発症するという機序が考えられているためである．下歯槽静脈は，下顎孔上方の翼突筋静脈叢に合流する．下顎孔直上では，前方に下歯槽神経，その後方に下歯槽動静脈が位置することが多いが，逆に下歯槽神経が後方で，下歯槽動静脈が前方の場合もあるため，刺入時に注意する必要がある．翼突筋静脈叢からの出血は止血が困難である．

【翼突下顎隙】

　翼突下顎隙は下顎枝と内側翼突筋の間に存在する組織隙である．前方は頰筋や翼突下顎縫線，後方は耳下腺，外側は下顎枝内面，内側は内側翼突筋，上方は外側翼突筋にそれぞれ囲まれている．周囲には，上方に側頭隙，下方に顎下隙，内方に傍咽頭隙，後方に耳下腺隙と連絡する．この翼突下顎隙には，下顎神経の枝である舌神経と下歯槽神経，下歯槽動脈，蝶下顎靱帯，下歯槽動脈，翼

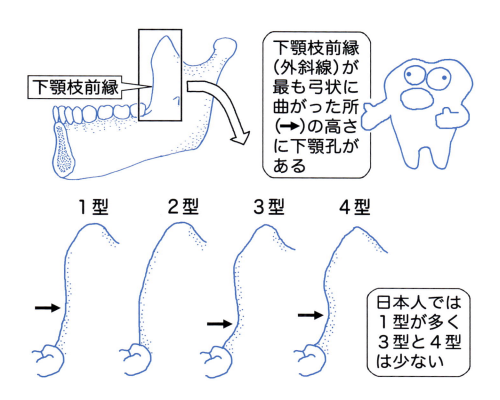

突筋静脈叢などが存在する．下顎孔伝達麻酔が翼突下顎隙への浸潤麻酔ととらえられる所以は，このように翼突下顎隙に舌神経や下歯槽神経が存在するためである．下顎孔伝達麻酔の最大開口時，針先は下顎孔に到達しやすくなるが，舌神経を損傷しやすいため注意が必要である．

　このような翼突下顎隙内の位置関係を利用した下顎孔伝達麻酔の方法に，下歯槽神経近位伝達麻酔法がある．通常の下顎孔伝達麻酔では針先を下顎枝内面の骨面に当たるまで進めるが，この下歯槽神経近位伝達麻酔法では，針先の刺入は舌神経の手前までの1cm程度とし，翼突下顎隙を局所麻酔薬で満たす．深く刺入しないため，血管や神経，耳下腺等を損傷するリスクが低くなる．

【下顎枝前縁（外斜線）の弯曲と下顎孔の関係】
　欧米人は下顎枝前縁（外斜線）の弯曲が強いことが多いため，下顎孔伝達麻酔の刺入部位の指標として，下顎枝前縁（外斜線）の弯曲が最も強い部位の高さに下顎孔があるという考え方を用いる．一方日本人の場合は，弯曲が強くないためあまり参考にならない．

【口の開閉運動に伴う下歯槽神経と下顎骨の位置関係】
　閉口時には，下歯槽神経は下顎神経溝（下顎孔から関節突起にかけての溝）の走向と一致しないが，最大開口することでほぼ一致する．

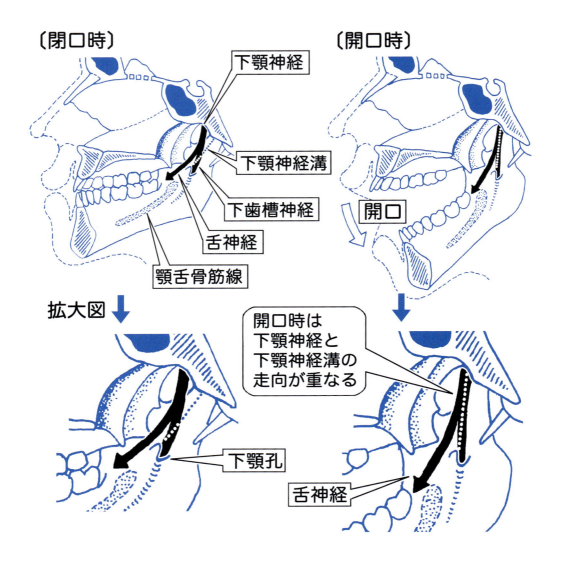

【国試で問われる重要項目のまとめ】

1. 上顎神経の支配領域

    主枝の眼窩下神経は下眼瞼から上唇に分布．分枝の後上歯槽枝は上顎大臼歯に，大口蓋神経は硬口蓋，小口蓋神経は軟口蓋に分布する．

2. 下顎神経の支配領域

    主枝の下歯槽神経は下顎の歯に，オトガイ神経は下唇，オトガイ部の皮膚に分布．頰神経頰粘膜と大臼歯頰側粘膜に，舌神経は舌側歯肉，舌前方2/3，口腔底に分布する．

3. 下顎孔注射法の口内法

    下顎臼歯咬合面から1cm上方の高さで内斜線と翼突下顎ヒダ（翼突下顎縫線）との中間点を刺入点とする．反対側の下顎犬歯または第一小臼歯の方向から注射針を咬合平面と平行に，下顎枝中央に向けて1.5cmから2cm程度進める．

下顎の骨折

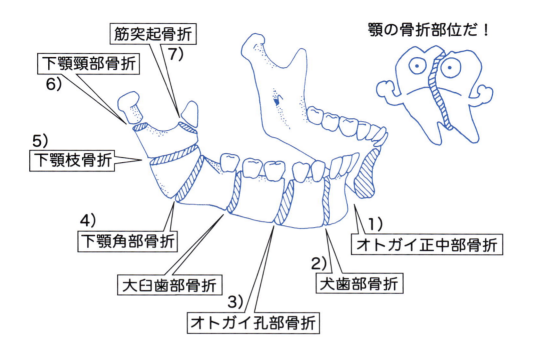

　下顎骨骨折は口腔外科を受診する外傷患者の過半数を占める．好発部位は構造上脆弱な部位や直達外力を受けやすい部位で，下顎角部，オトガイ孔部，犬歯部，関節突起部などが挙げられる．筋突起部や下顎枝では少ない．臼歯部における骨折では，下歯槽神経麻痺を生じる．

1) **オトガイ正中部骨折**：正中部のみの骨折では，骨片の偏位はないが，開閉口時にはオトガイ舌骨筋により骨片呼吸が生じる．
2) **犬歯部骨折**：犬歯の長大な歯根は下顎骨の強度を弱めるため，その付近に強い外力が加わると直達骨折を生じる．
3) **オトガイ孔部，大臼歯部骨折**：オトガイ孔は下顎骨の強度を弱めるため，その付近に強い外力が加わると直達骨折を生じる．智歯部での骨折は智歯が下顎骨の強度を弱める．下顎角部の咬筋，内側翼突筋，筋突起部の側頭筋は下顎角を上方へ強く牽引し，オトガイ棘のオトガイ舌骨筋，顎二腹筋は下顎正中部を後下方へ牽引するため，智歯部での骨折では小骨片は内上方へひかれ，大骨片は患側下方へわずかに偏位する．
4) **下顎角部骨折**：小骨片は内上方へひかれ，大骨片は内下方へひかれる．
5) **下顎枝骨折**：単独骨折はまれである．
6) **下顎頸部（関節突起部）骨折**：オトガイ部強打からの介達骨折が多い．関節頭（小骨片）は外側翼突筋により前内方へ倒れこみ，容易に脱臼する．下顎骨体部（大骨片）は咬筋・内側翼突筋により上方へ偏位する．
7) **筋突起骨折**：小骨片は側頭筋により後上方へひかれ，大骨片は偏位しない．

上顎の骨折

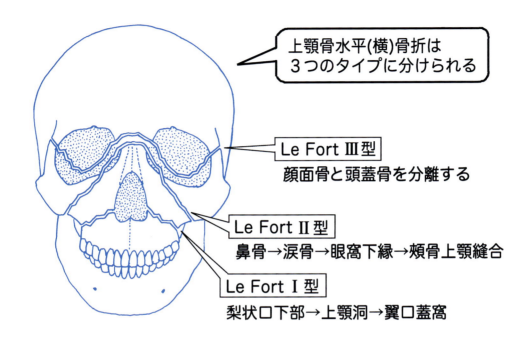

　上顎骨は上顎洞などの空洞があり，横からの力により容易に骨折が起こりやすい．また，頭蓋内損傷を伴うことが多い．

　上顎骨を中心とした中顔面の骨折は Le Fort の分類によると3つのタイプに分けられる．

1) **Le Fort I 型**

　　上顎骨中央部を梨状孔外側縁から翼口蓋窩にかけて骨折線が横に走る．歯または歯槽部への直達外力によって生じることが多い．

2) **Le Fort II 型**

　　上顎骨と鼻骨が一塊となり，周囲の骨から分離した形の骨折．鼻骨，上顎前頭突起，涙骨，篩骨から下眼窩裂，頬骨上顎縫合，翼口蓋窩，翼状突起へ向かう．

3) **Le Fort III 型**

　　中顔面を構成する骨が一塊として頭蓋底から分離した状態の骨折．前頭鼻骨縫合，前頭上顎縫合から涙骨，篩骨上部を通り，下眼窩裂へ．上内方へは眼窩外側壁から頬骨前頭縫合へ，後下方へは翼口蓋窩，翼状突起部へ向かう．

顎関節の解剖

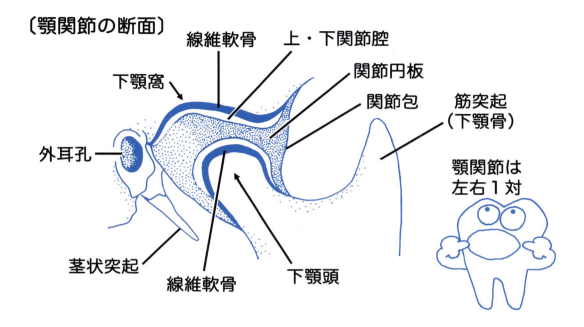

　側頭骨の下顎窩と前方にある関節結節，および下顎骨末端にある関節突起の下顎頭の2つの骨と関節円板によって構成されている．関節腔は上下に分かれており，上関節腔は下顎窩と関節円板上面との間にある間隙で，滑走運動が行われる．この滑走運動は，関節円板の前方部に付着した外側翼突筋による．下関節腔は下顎頭と関節円板の下面との間にある間隙で，蝶番運動が行われる．

1) **下顎頭**
　　関節突起の先端で，長軸は下顎枝にほぼ直角に位置する．形状は横に長い楕円形で，表面は線維軟骨でおおわれている．

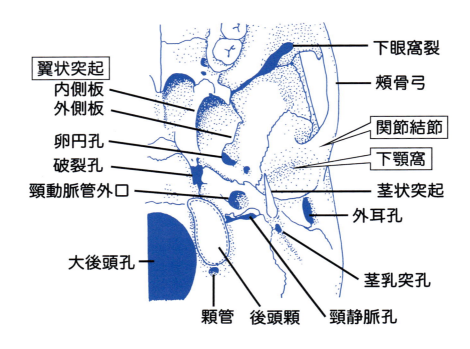

2) **下顎窩**と**関節結節**

　側頭骨の下面にある窪みで，線維軟骨でおおわれている．頬骨弓基部と外耳孔の間に位置する．下顎窩の窪みの前方の隆起は関節結節であり，外側靱帯が付着する．後方は関節後突起であり，さらに後方の側頭骨鼓室部との間は鼓室鱗裂である．

3) **関節円板**

　下顎頭と下顎窩の間に位置する．コラーゲン線維からなる楕円形の板状で，中央部が薄く，前方部と後方部は肥厚する．衝撃に対する緩衝や関節表面の保護などの役割がある．大部分には血管や神経は走向しない．外側翼突筋の停止は翼突筋窩だが，一部は関節円板に付着する．関節円板の後方部の軟組織には静脈叢が発達する．

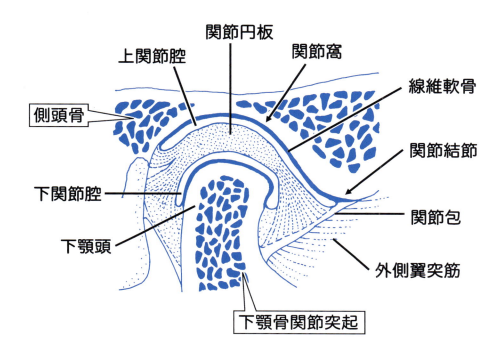

4) **関節包部**

顎関節の周囲を包む袋状の結合組織で，滑液が含まれる．内部では関節円板とも結合する．外面の線維膜と内面の滑膜に分かれる．線維膜は関節の補強を，滑膜は物質代謝を担う．関節包には自由神経終末が多く存在する．

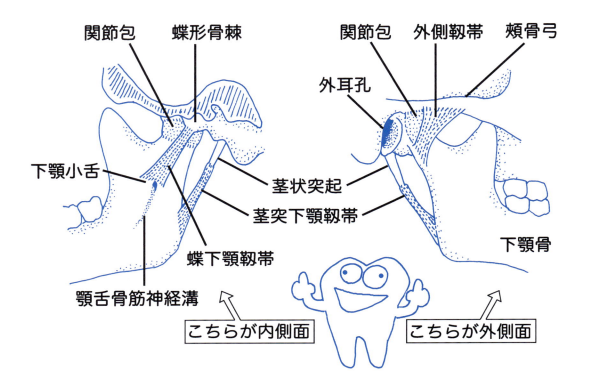

5）靱帯

主靱帯である外側靱帯と副靱帯の蝶下顎靱帯と茎突下顎靱帯が顎関節を補強し，下顎頭の滑走を制御する．外側靱帯は関節結節から下顎頸に付着し，蝶下顎靱帯は蝶形骨棘から下顎骨の下顎小舌に付着，茎突下顎靱帯は側頭骨の茎状突起から下顎角に付着する．

化膿性炎症波及路の解剖

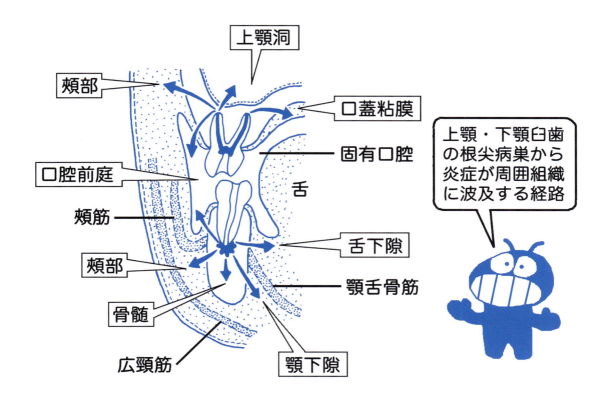

1) **上顎**

　上顎歯の根尖性歯槽骨炎や歯周炎の波及，抜歯時の洞底破損や歯根迷入，根管治療時の洞内穿孔や根管充填物の洞内迷入が原因で炎症が**上顎洞**に波及すると，歯性上顎洞炎を発症する．歯性上顎洞炎は片側性で，急性期は原因歯の自発痛や打診痛，歯肉頬移行部の発赤・腫脹・圧痛，口腔上顎洞瘻が形成されると排膿や腐敗臭，鼻閉感・後鼻漏などの口腔症状が著しい．慢性期には鼻閉・後鼻漏，膿汁排出，頭重感・偏頭痛などが軽快して認められ，口腔症状は認められないことが多い．さらに炎症が波及すると，頬部や眼窩下部へと広がっていく．

2) **下顎**

　前歯部や小臼歯部の炎症は唇側・頬側に広がり，口腔前庭や**オトガイ下隙**へと波及する．大臼歯部の炎症は頬側と舌側に広がり，口腔前庭・**舌下隙**・**顎下隙**・頬隙へと波及する．第三大臼歯では，顎下隙あるいは翼突下顎隙へと波及する．口腔底の炎症の原因は，主に下顎臼歯部である．

　いずれも発赤・腫脹・圧痛・波動などの症状を呈し，炎症の波及により，**頬部蜂窩織炎**を発症する．また炎症同様に気腫も拡大していくため，注意が必要である．

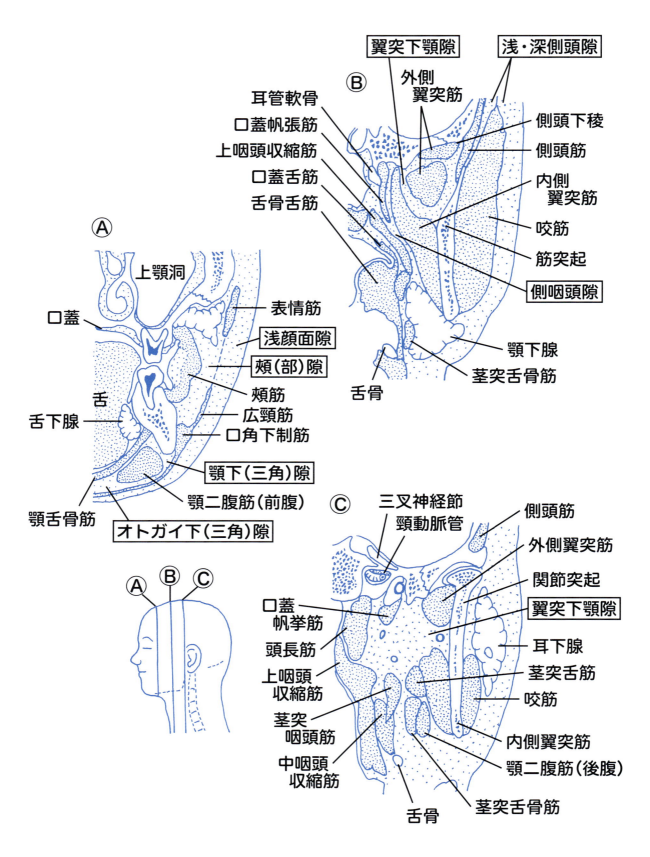

隙の相対的位置と連絡路

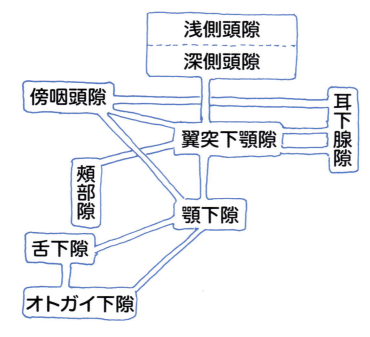

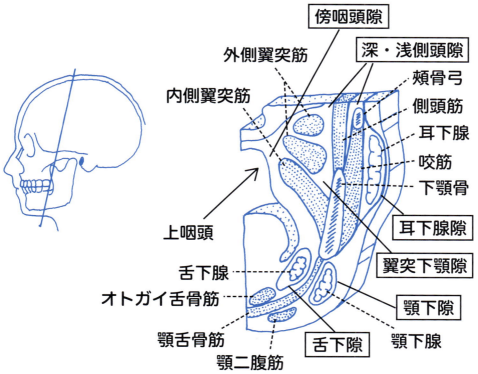

隙は炎症や腫瘍，気腫の進展・波及路となる．

頸部郭清術

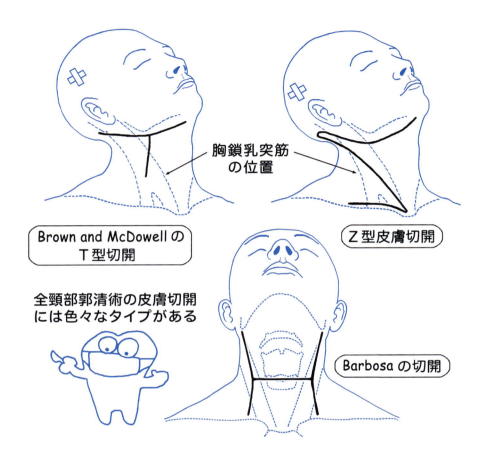

頭頸部がんの治療では，頸部リンパ節転移の有無が予後を左右する重要な因子となる．頸部郭清術の基本は**根治的郭清術** radical neck dissection であり，オトガイ下・顎下・頸部リンパ節を含む全ての組織を，頸動脈，迷走神経，横隔膜神経，舌下神経を除いてすべて一塊として摘出する方法である．その他，機能的頸部郭清術は，副神経，内頸静脈，胸鎖乳突筋の少なくとも一つを温存する方法を指す．

【頸部郭清術の皮弁】

皮膚切開にはいくつかの方法があるが，通常は広頸筋下の筋膜で皮弁を挙上する．

1) **上方皮弁**：リンパ節群は顔面動静脈の前後に存在する．顔面神経下顎縁枝は保存に努める．顔面神経下顎縁枝は広頸筋内側の下顎切痕部で顔面動静脈の外側を走行する．皮弁は耳下腺下極および乳様突起下端まで露出する．

2) **後方皮弁**：後方部は深頸筋膜浅層の外頸静脈，大耳介神経，胸鎖乳突筋を残して皮弁を作成し，僧帽筋の前縁まで剥離する．上方は，筋膜上を肩甲挙筋に沿い乳様突起後縁まで剥離する．

3) **前方皮弁**：中央は胸骨舌骨筋前縁，下方は胸鎖乳突筋の胸骨頭，上方はオトガイ下縁，反対側の顎二腹筋前腹が明示できるまで剥離する．

各皮弁直下に認められる解剖学的に重要な器官

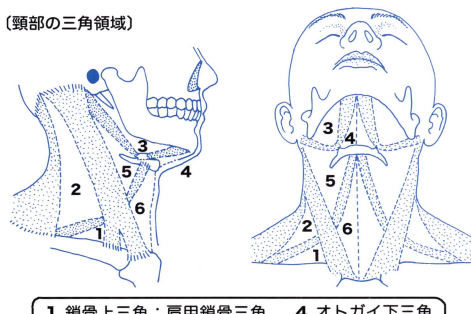

〔頸部の三角領域〕

1 鎖骨上三角；肩甲鎖骨三角
2 後頭三角
3 顎下三角
4 オトガイ下三角
5 頸動脈三角
6 筋三角

1) **鎖骨上三角（肩甲鎖骨三角，大鎖骨上窩）**

　肩甲舌骨筋下腹，胸鎖乳突筋後縁，鎖骨の三辺で，鎖骨下動・静脈，胸管，腕神経叢などを含む．

2) **後頭三角**

　胸鎖乳突筋後縁，僧帽筋前縁，肩甲舌骨筋下腹の三辺で，外頸静脈，副神経，頸神経叢，腕神経叢などを含む．

3) **顎下三角**

　顎二腹筋前腹，顎二腹筋後腹，下顎骨下縁の三辺で，顎下腺・顎下リンパ節・顔面動・静脈，顔面神経下顎縁枝，舌下神経などを含む．

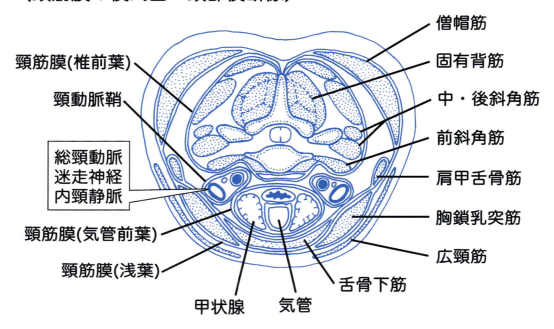
〔頸筋膜の模式図：頸部横断像〕

4) オトガイ下三角

　正中線，顎二腹筋前腹，舌骨体の三辺で，オトガイ下リンパ節を含む．

5) 頸動脈三角

　顎二腹筋後腹，肩甲舌骨筋上腹，胸鎖乳突筋前縁の三辺で，総頸動脈，内頸静脈，迷走神経，深頸リンパ節などを含む．

6) 筋三角

　正中線，肩甲舌骨筋上腹，胸鎖乳突筋前縁の三辺で，甲状腺，前頸部リンパ節・胸骨舌骨筋などを含む．

　これらの中でも，副神経，腕神経叢，顔面神経下顎縁枝，内頸静脈，頸動脈の損傷には特に留意する．特に副神経障害による僧帽筋麻痺は術後機能障害の中で頻度が高いため注意が必要である．

頸部郭清術に重要なリンパ節

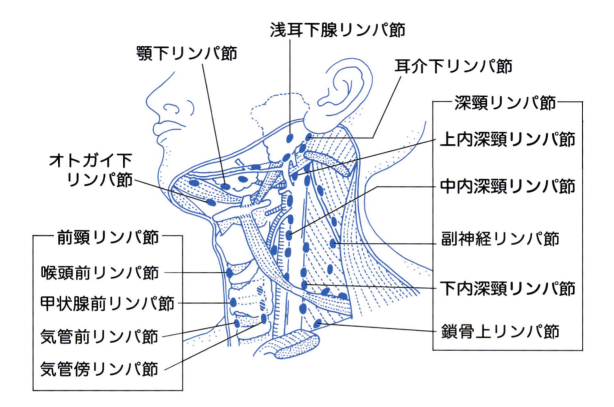

　頭頸部はリンパ節に富む組織である．リンパ節は，リンパ液の流れるリンパ管をつなぐ器官で，リンパ液中の細菌やウイルス，がん細胞などの異物を排除する役割がある．頭頸部のすべてのリンパ節は深頸リンパ節に流れ込み，頸リンパ本幹を経て静脈角に注ぎ，心臓から送り出される．静脈角付近では内頸静脈と鎖骨下静脈が合流し，横隔神経や頸横動静脈も存在するため，リンパ漏や出血が生じる可能性がある．

　p.99 の頭頸部のリンパ節分類と臨床での名称が異なるリンパ節の名称があることを頭に入れておく．

1) **オトガイ下リンパ節**

　　オトガイ下三角に存在し，下顎前歯や下唇などからのリンパが流れ込み，顎下リンパ節に向かう．

2) **顎下リンパ節**

　　顎下三角に存在し，下顎臼歯や上唇，頬部などからのリンパが流れ込み，深頸リンパ節に向かう．

3) 前頸部リンパ節
　a) 喉頭前リンパ節
　b) 甲状腺前リンパ節
　c) 気管前リンパ節
　d) 気管傍リンパ節
4) 側頸リンパ節
　a) 浅頸リンパ節
　　　胸鎖乳突筋の浅側にあり，外頸静脈に沿って流れるリンパ節群．頭部側面のリンパと後頭リンパ節・耳介後リンパ節からのリンパを受けて深頸リンパ節に注ぐ．
　b) 深頸リンパ節
　　　胸鎖乳突筋の深側に存在する．内頸静脈に沿って流れる内深頸リンパ節群（流入領域から上・中・下に分けられる），副神経に沿う副神経リンパ節群，大鎖骨上窩に存在する鎖骨上窩リンパ節が含まれる．
　　①上内深頸リンパ節
　　②中内深頸リンパ節
　　③下内深頸リンパ節
　　④副神経リンパ節
　　⑤鎖骨上窩リンパ節
5) 後頭リンパ節
　　　頭頂部や後頭部表層のリンパが流れ込み，浅頸リンパ節へ注ぐ．
6) 耳介後リンパ節
　　　側頭部からのリンパが流れ込み，浅頸リンパ節に注ぐ．
7) 耳介前リンパ節（耳下腺リンパ節）
　　　前頭部や顔面上部のリンパが流れ込み，顎下リンパ節や深頸リンパ節へ注ぐ．

【国試で問われる重要項目のまとめ】
①下顎骨骨折
　下顎正中部骨折は骨片呼吸を生じる．臼歯部骨折は下歯槽神経麻痺を生じる．
②関節突起骨折
　オトガイ部強打からの介達骨折が多い．関節頭（小骨片）は外側翼突筋により前内方へ倒れこみ，容易に脱臼する．下顎骨体部（大骨片）は咬筋・内側翼突筋により上方へ偏位する．
③顎関節
- 外側翼突筋の停止は翼突筋窩だが，一部は関節円板に付着する．
- 主靱帯である外側靱帯と副靱帯の蝶下顎靱帯と茎突下顎靱帯が顎関節を補強し，下顎頭の滑走を制御する．

歯科放射線に必要な解剖学的指標

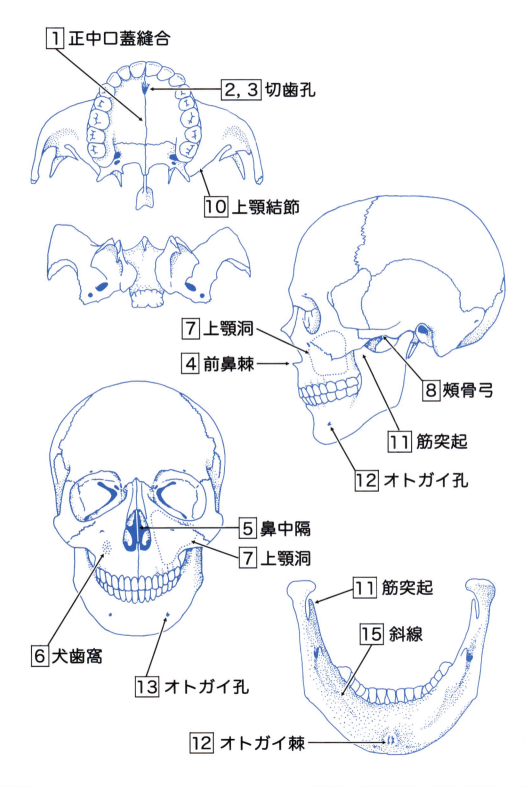

上顎の口内法で撮影されるものは，前歯部では鼻腔，前鼻棘，梨状口下縁，切歯孔，切歯管側壁，正中口蓋縫合，鼻尖，口唇，犬歯・小臼歯部では鼻腔，鼻腔底線，上顎洞，上顎洞底線（上顎洞前縁），大臼歯部では，上顎洞，上顎洞底線（上顎洞前縁），頬骨突起，翼状突起外側板，上顎結節，翼突鈎，筋突起である．

　下顎の口内法で撮影されるものは，前歯部では栄養管，オトガイ棘，舌孔，下口唇，犬歯・小臼歯部ではオトガイ孔，下顎管，大臼歯部では下顎管，外斜線，内斜線（顎舌骨筋線）である．

1) 正中口蓋縫合 median palatine suture：硬口蓋の正中にある縫合で，X線写真では透過像を示す．
2) 切歯管 incisive canal：管腔状で，中には鼻口蓋神経と動静脈が通り，口蓋骨の前方部を上面から前下方に向けて貫いている．X線写真では透過像を示す．
3) 切歯孔 incisive foramina：口蓋骨の正中前方部に位置する切歯管の開口部である．X線写真では上顎両側中切歯根尖間に透過像を示す．
4) 前鼻棘 anterior nasal spine：鼻中隔の最先端部．X線写真ではV字型の不透過像を示す．
5) 鼻中隔 bony nasal septum：鼻中隔軟骨，篩骨垂直板，鋤骨で構成される．X線写真では不透過像を示す．
6) 犬歯窩 canine fossa：上顎骨前面の犬歯部から第1大臼歯部にかけてみられる浅いくぼみ．X線写真では不透過像を示す．
7) 上顎洞 maxillary sinus：形状は三角錐で，眼窩壁・上顎洞底線・内側壁・外側壁・前壁・後壁から成り，奥へ行くほど狭くなる．後壁の後部は翼口蓋窩で下眼窩裂につながるため，上顎洞がんは眼窩へも進展する可能性がある．X線写真では透過像を示す．
8) 頬骨弓 zygomatic arch：上顎大臼歯の二等分法撮影で頬骨弓下縁が不透過像として写る．
9) 翼突鈎 pterygoid hamulus：翼状突起内側板から鈎状にのびた突起．X線写真では不透過像を示すが，口内法では描出されにくい．
10) 上顎結節 maxillary tuberosity：上顎顎堤後方部の膨隆部．X線写真では不透過像を示す．
11) 筋突起 coronoid process：下顎枝上端前方部の突起で，側頭筋が停止する．X線写真では不透過像を示す．
12) オトガイ棘 mental spine：下顎中切歯根尖下方に認められる小さな塊状のX線不透過像．
13) オトガイ孔 mental foramen：下顎第一小臼歯と第二小臼歯の歯根間に認められる境界明瞭なX線透過像．
14) 下顎管 mandibular canal：下顎骨に存在する管で，下歯槽動静脈や下歯槽神経が走る．X線写真では透過像を示す．
15) 斜線 oblique line：外斜線は下顎枝前縁から前上方に進み，下顎第一大臼歯部で消失する．X線写真では不透過像を示す．内斜線は顎舌骨筋線と同様または顎舌骨筋線の延長と考えられている．X線写真では下顎第三大臼歯根尖部から小臼歯根尖下方部に向かう不透過像を示す．

パノラマ撮影法による特色

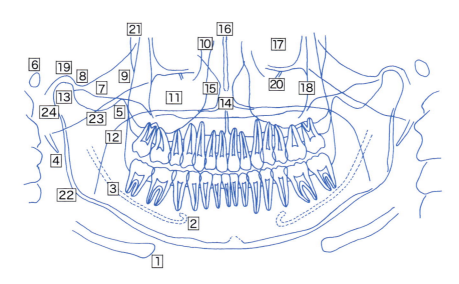

1. 舌骨　2. オトガイ孔　3. 下顎管　4. 茎状突起　5. 筋突起　6. 外耳孔
7. 頬骨弓　8. 関節結節　9. 頬骨　10. 鼻涙管　11. 上顎洞　12. 軟口蓋
13. 下顎頭　14. 硬口蓋（骨口蓋）　15. 下鼻甲介　16. 鼻中隔　17. 眼窩
18. パノラマ無名線　19. 関節窩　20. 眼窩下管　21. 翼口蓋窩　22. 下顎角
23. 下顎切痕　24. 関節突起

　パノラマ撮影法では，上下の歯牙と顎骨，上顎洞，鼻腔，顎関節部の観察が可能である．前歯部は口外法X線写真の正面像と近く，犬歯より後方部は側面像と近い像となる．気道，頸椎，反対側の下顎枝等は障害陰影として描出される．

1) **上顎洞** maxillary sinus：眼窩壁，上顎洞底線，内側壁，外側壁，前壁，後壁の6面で構成されるが，パノラマ撮影法では前壁と外側壁は描出されない．
2) **パノラマ無名線** panoramic innominate line：上顎骨頬骨突起後縁の接線効果によって認められる線．眼窩外側縁の延長にある．
3) **下顎切痕** mandibular notch：関節突起と筋突起の間の凹み
4) **舌骨** hyoid bone：舌根と喉頭の間に位置する小骨．パノラマ撮影法では，障害陰影として左右に分かれて写る．
5) **鼻涙管** nasolacrimal canal：涙嚢と下鼻道をつなぐ管．パノラマ撮影法では，上顎洞とつながるように写る．
6) **骨口蓋（硬口蓋）** bony palate (hard palate)：上顎根尖部上方のX線不透過像．正中部は太く写る．
7) **関節突起** condylar process：側頭骨の下顎窩に関節突起先端の下顎頭が位置する．
8) **茎状突起** styloid process：下顎枝外側のX線不透過像．パノラマ撮影法は茎状突起過長症の診断にも有用である．

顔面頭蓋部の撮影法

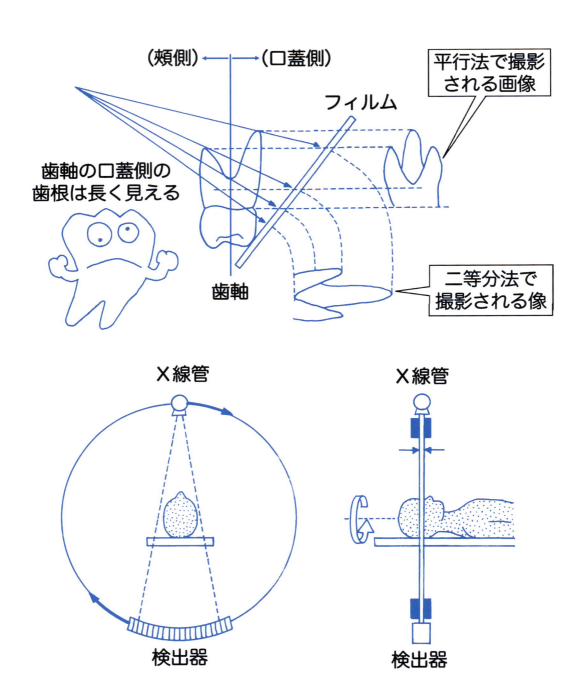

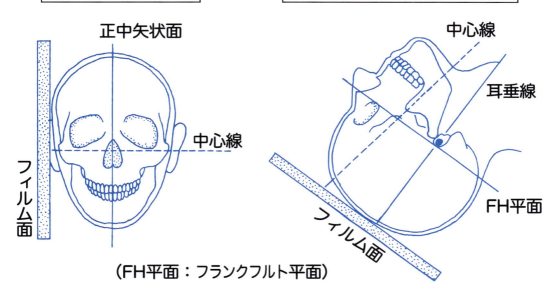

（FH平面：フランクフルト平面）

歯科のX線撮影法で特徴的なのは口内法撮影であるが、他にも以下のような撮影法がある．

1) 口内法撮影

　　歯や周囲の組織の観察に，歯科用X線フィルムを口内に入れて撮影する．

　　フィルムに対するX線装置の位置づけ，投影角度を考える際には垂直的方向と水平的方向の二面が必要である．垂直的角度の決定には二等分（面）法（等長法）と平行法，水平的角度の決定には正方線投影と偏心投影がある．その他に，上下顎を咬合させてフィルムを固定する咬翼法や咬合用フィルムを上下顎の歯で軽く咬んで撮影する咬合法などがある．

2) 口外法撮影

　　スクリーンタイプのフィルムを使用する．

　①**パノラマX線撮影法**：回転断層方式で撮影．上下の歯牙と顎骨，上顎洞，鼻腔，顎関節部を観察．

　②**ウォーターズ法**：フランクフルト平面とフィルム面を45°の角度で設定し，後方から撮影する．上顎洞や頬骨付近の観察に向いている．

　③**顔正面撮影法**
　　　• PA法2種　a．頭蓋後前方向撮影法：顔面頭蓋骨や副鼻腔を観察
　　　　　　　　　b．下顎骨後前方向撮影法：下顎骨を観察
　　　• AP法：歯科領域では使用されない

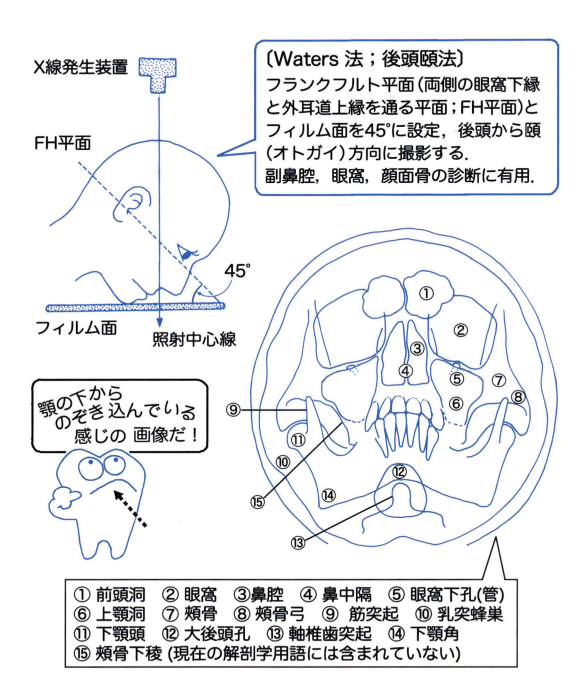

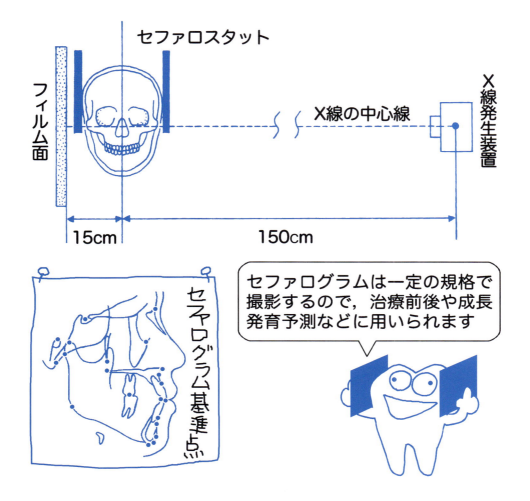

④ **頭部側方向投影法（顔側面撮影法）**：副鼻腔や硬口蓋，鼻咽頭の軟組織を観察．反対側の像が重なる．

⑤ **頭軸位撮影法（軸方向投影法）**
- オトガイ下頭頂方向投影法：仰臥位でフランクフルト平面とフィルム面を平行にする．顎関節の軸位方向の観察や外傷時の頬骨弓を観察．
- 頭頂オトガイ方向投影法

⑥ **下顎骨側方斜位撮影法**：下顎骨を観察

⑦ **頭部X線規格撮影法**（セファログラム）：頭部を一定の幾何学的条件の下で撮影する．歯科矯正で使用される．

スピンエコー法による信号強度とMR像

画像の種類		一般的な例（例外あり）	信号強度	MR画像での濃度
プロトン密度	低プロトン	石灰化，骨，線維化	低い	黒
	高プロトン	脂肪，液体	種々（脂肪は高）	白～灰（脂肪は白）
T1強調像	短いT1	脂肪，高タンパク液　亜急性出血	高い	白
	長いT1	脂肪，水腫，炎症，液体	低い	黒
T2強調像	短いT2	鉄沈着，ヘモジデリン	低い	黒
	長いT2	腫瘍，水腫，炎症，液体	高い	白

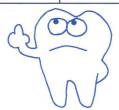

MRIにも色々な方式がある．スピンエコー法は撮影時間が長いが高画質な画像が得られる．

⑧**コンピュータ断層撮影法**（computed tomography: CT）：X線を照射し，投影データをコンピュータで画像処理して断層（輪切り）像を得る．骨病変の検出に適しており，軟組織コントラストはMRIに劣る．

歯科独自の撮影法として開発されたCT装置として歯科用コーンビームCTがある．通常のCTに比べ軟組織の観察は困難だが，解像度が高いという利点がある．

⑨**磁気共鳴撮影法**（magnetic resource imaging: MRI）：スピンをもつ原子核からの信号により断層画像を合成する．軟組織分解能に優れ，骨髄内病変や関節円板などの診断に有用．

頭部X線像で見える解剖学的構造と撮影基準点

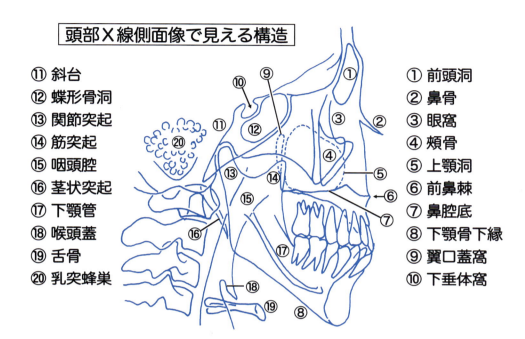

頭部X線側面像で見える構造

① 前頭洞
② 鼻骨
③ 眼窩
④ 頬骨
⑤ 上顎洞
⑥ 前鼻棘
⑦ 鼻腔底
⑧ 下顎骨下縁
⑨ 翼口蓋窩
⑩ 下垂体窩
⑪ 斜台
⑫ 蝶形骨洞
⑬ 関節突起
⑭ 筋突起
⑮ 咽頭腔
⑯ 茎状突起
⑰ 下顎管
⑱ 喉頭蓋
⑲ 舌骨
⑳ 乳突蜂巣

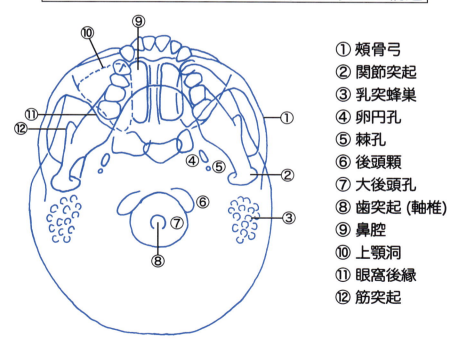

頭部X線オトガイ下頭頂方向投影法で見える構造

① 頬骨弓
② 関節突起
③ 乳突蜂巣
④ 卵円孔
⑤ 棘孔
⑥ 後頭顆
⑦ 大後頭孔
⑧ 歯突起（軸椎）
⑨ 鼻腔
⑩ 上顎洞
⑪ 眼窩後縁
⑫ 筋突起

頭部撮影の基準点

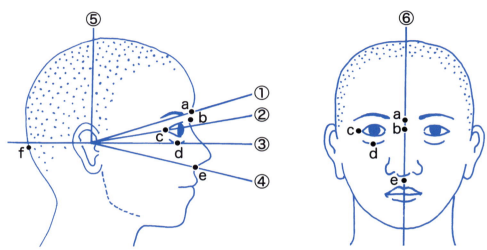

頭部撮影における主要な基準点・基準線(面)

〔基準点〕
- a：グラベラ (眉間)
- b：ナジオン (鼻根点)
- c：外眼角
- d：下眼窩点
- e：前鼻棘点
- f：イニオン (外後頭結節)

〔基準線・面〕
① 眉間耳孔線
② 眼窩耳孔線；外眼角耳孔線
③ フランクフルト平面
　（ドイツ平面；眼耳平面；FH平面）
④ 鼻棘耳孔線
⑤ 耳垂線
⑥ 正中矢状面

【国試で問われる重要項目のまとめ】
- パノラマX線写真の解剖学的指標
  舌骨・オトガイ孔・下顎管・筋突起・頬骨弓・上顎洞・下顎頭・下鼻甲介・眼窩・パノラマ無名線・翼口蓋窩など

顔面の形成

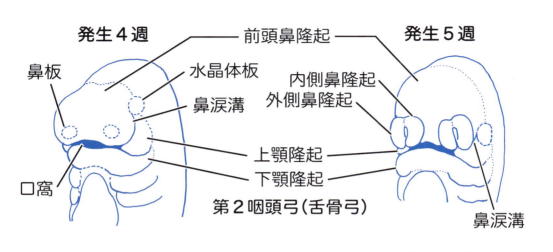

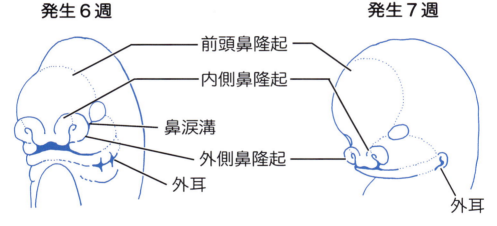

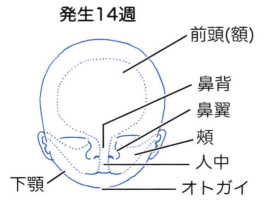

p.12「正常顔面・口腔・口蓋の発生」も参照

年齢の分類

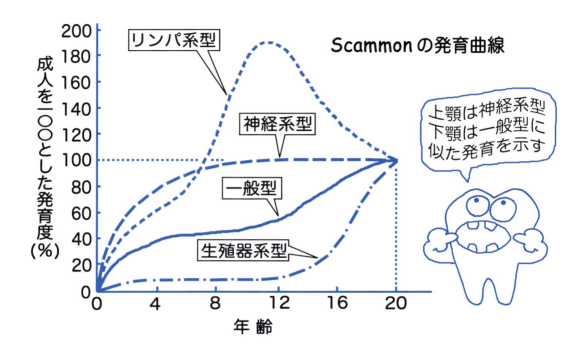

【年齢による区分】

　4週未満……………新生児
　4週～1歳未満………乳児
　1～12歳……………男児・女児
　13～18歳……………男子・女子
　19歳以上……………男性・女性

【Scammonの発育曲線と口腔の発育について】

　神経系型：上顎の発育に類似
　一般型：　下顎の発育に類似

生理的年齢

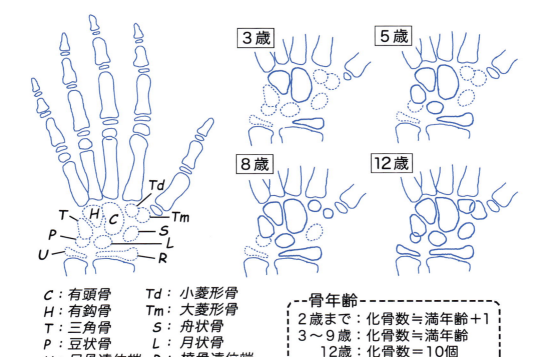

C：有頭骨　　Td：小菱形骨
H：有鉤骨　　Tm：大菱形骨
T：三角骨　　S：舟状骨
P：豆状骨　　L：月状骨
U：尺骨遠位端　R：橈骨遠位端

骨年齢
2歳まで：化骨数≒満年齢＋1
3〜9歳：化骨数≒満年齢
12歳：化骨数＝10個

【骨年齢】
骨の成長，成熟度を指標とする生理的年齢．通常左側手根骨のX線写真で判定する．

【歯の萌出年齢】
1) **Hellman の歯齢**（Hellman の dental age）
歯の萌出状態により，以下の10の咬合発育段階に区分して評価する．
ⅠA：　乳歯未萌出期
ⅠC：　乳歯咬合完了前
ⅡA：　乳歯咬合完了期
ⅡC：　第一大臼歯および前歯萌出開始期
ⅢA：　第一大臼歯萌出完了あるいは前歯萌出中または萌出完了期
ⅢB：　側方歯群交換期
ⅢC：　第二大臼歯萌出開始期
ⅣA：　第二大臼歯萌出完了期
ⅣC：　第三大臼歯萌出開始期
ⅤA：　第三大臼歯萌出完了期
A：完了，B：AとCの間，C：開始

第11章　成長発育と老化

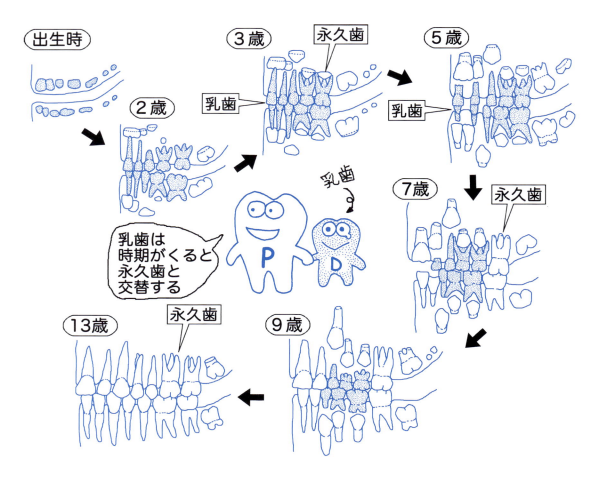

【歯の石灰化年齢】

1) Nolla の石灰化年齢

X 線写真上で，骨包がみられない状態から歯根が完成し根尖が閉鎖するまでの過程を 10 段階に区分して評価する．

- 0：骨包なし
- 1：骨包の出現
- 2：石灰化開始
- 3：歯冠 1/3 完成
- 4：歯冠 2/3 完成
- 5：歯冠ほぼ完成
- 6：歯冠完成
- 7：歯根 1/3 完成
- 8：歯根 2/3 完成
- 9：歯根ほぼ完成，根尖未閉鎖
- 10：歯根完成，根尖閉鎖

2) Lauterstein の歯根年齢

下顎第一大臼歯の歯根の石灰化度で評価する．

- 3 歳：歯冠完成，歯根未完成
- 4 歳：1～2mm 歯根完成
- 5 歳：2～3mm 歯根完成
- 6 歳：根分岐部より 3mm 以下歯根形成
- 7 歳：根分岐部より 4mm 以上歯根形成
- 9 歳：根尖孔はまだ開いているが，全歯根長はほぼ完成

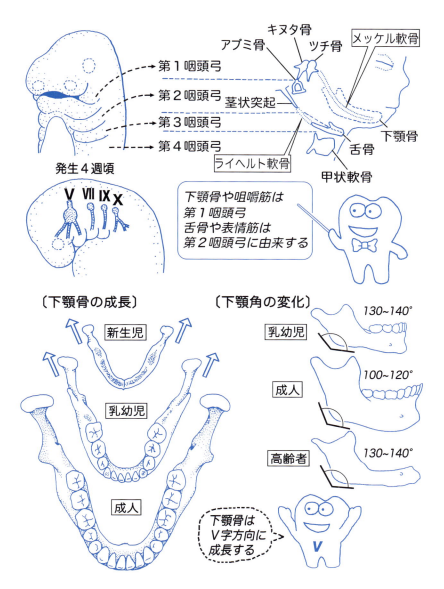

【上顎の発育】

第1咽頭弓由来

　骨部：上顎隆起は前顎骨，上顎骨，頬骨，側頭骨鱗部を形成

　軟部：前頭鼻隆起は前額，鼻背部，鼻尖
　　　　外側鼻隆起は鼻翼
　　　　内側鼻隆起は鼻中隔，上唇，人中（上顎突起は頬の上部，上唇）を形成

口蓋形成：

　上顎隆起は内側鼻隆起と癒合し顎間部（一次口蓋）．外側口蓋突起と鼻中隔が癒合し，一次口蓋とともに鼻腔と口腔とを隔てる（二次口蓋）．

【下顎の発育】

咽頭弓由来

　第1咽頭弓：下顎骨，三叉神経，咀嚼筋
　第2咽頭弓：舌骨，顔面神経，表情筋
　（第3, 4咽頭弓：咽頭，喉頭）

【下顎骨の成長】

　後方にV字方向に成長する．下顎角の角度は胎児，乳幼児130〜140°，成人100〜120°，高齢者130〜140°．

泉門の平均閉鎖時期

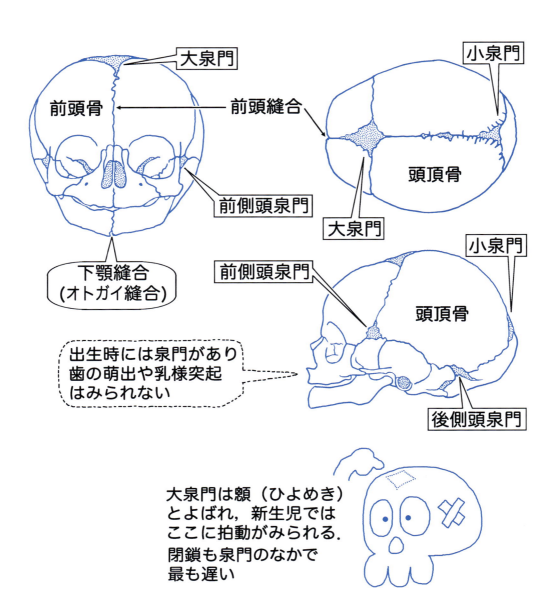

【泉門の閉鎖】
 小泉門：3カ月（1カ月～3カ月）
 前側頭泉門：6カ月（3カ月～1年）
 後側頭泉門：1.5年（1年～2年）
 大泉門：3年（1年～2年）

p.53「新生児の頭蓋冠」も参照

頭蓋底の発育部位

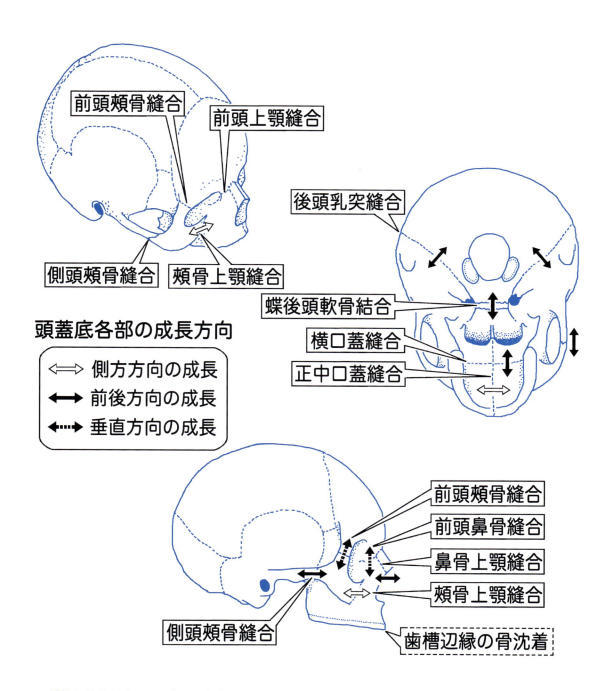

蝶後頭軟骨結合は20歳まで骨化しないため,顎顔面形成では重要なランドマークである.
また,10歳前後の時期までは口蓋の縫合(正中口蓋縫合)が閉鎖していないために,口蓋を拡張し,上顎の歯列矯正治療をすることができる.

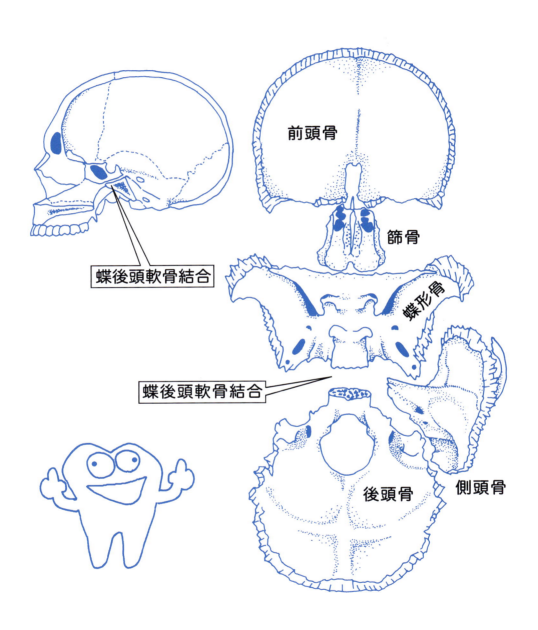

加齢による顎・顔面の変化

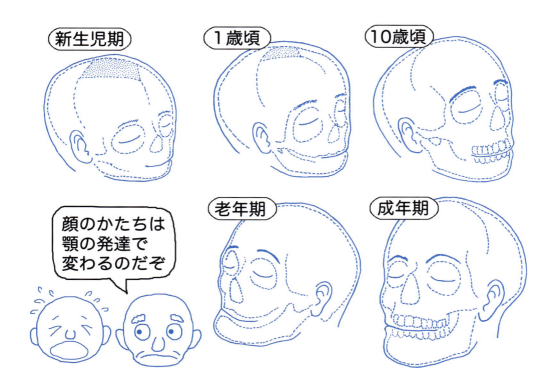

【歯の変化】
1) **咬耗**

長年の咀嚼によるエナメル質，象牙質の経年的な減少が主な原因となる．歯質より硬い補綴・修復物の存在，歯ぎしり，硬い食物の咀嚼，酸性の飲食物，唾液分泌量の減少，残存歯の減少も咬耗を促進する．主に歯の切縁と咬合面に起こり象牙質知覚過敏を招くことがあるが，第二象牙質が形成されるため露髄に至ることはまれである．また歯の動揺により隣接面も咬耗し接触点の消失による食片圧入や歯の近心移動が起こることもある．全顎的な咬耗では咬合高径が下がる場合もあり，咬合挙上が必要とされることもある．

2) 加齢に伴う**骨髄腔**の変化

加齢に伴い**第二象牙質**が歯髄腔壁面に持続的に形成されることにより歯髄腔の狭窄が起こる．第二象牙質の形成は摩耗による歯髄への刺激により促進される．狭窄とともに石灰変性などの退行性変化が起こり，根管の処置は困難となる．象牙芽細胞の死滅や象牙芽細胞突起の収縮により透過光で黒い帯状に見える**死帯**が起こる．

3) 加齢に伴う**セメント質**の変化

加齢に伴い細胞性セメント質が添加され，セメント質の肥厚が起こり歯根膜腔の狭窄や歯根膜線維の減少・変性が起こる．

4) その他の変化

加齢により外見的変化が起こり黄色化や着色，表面の亀裂増加がみられる．

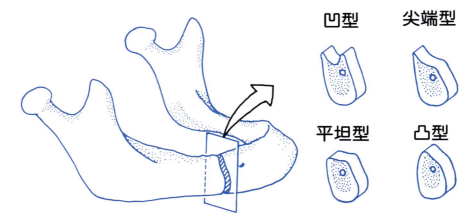

歯の喪失による下顎骨の形態変化

凹型　尖端型

平坦型　凸型

【口腔粘膜の変化】

　口腔内の粘膜上皮や舌粘膜は，加齢により以下のような変化がみられる．
　口腔内の粘膜上皮が菲薄化し，弾性が低下し感覚受容器の閾値は高くなる．
　舌粘膜では舌の味蕾が減少し，味覚の閾値は高くなる．乳頭が消失し表面が平滑になる．

【唾液腺の変化】

　加齢とともに，唾液腺の腺細胞や唾液の性状に変化がみられる．
　腺細胞が萎縮・減少し脂肪変性もみられる．唾液分泌量が減少し口腔粘膜の潤滑性や自浄作用，義歯の維持などに影響する．

【上顎の変化】

　加齢とともに，歯槽骨に変化がみられる．縫合が消失し，歯の消失により歯槽骨は吸収され，上顎洞底の骨層も薄くなり，穿孔がみられる．

【下顎の変化】

　加齢とともに，下顎頭や歯槽骨に変化がみられる．
　筋突起や下顎頭の矮小や萎縮がみられる．歯の消失により歯槽骨は吸収され，オトガイ孔の位置も歯槽頂に移動してくる．

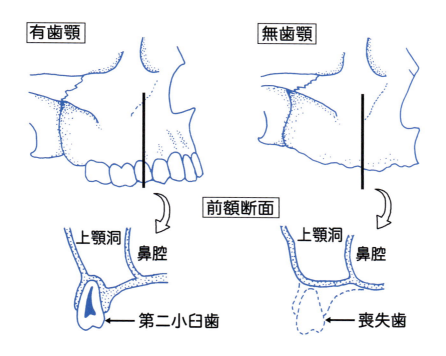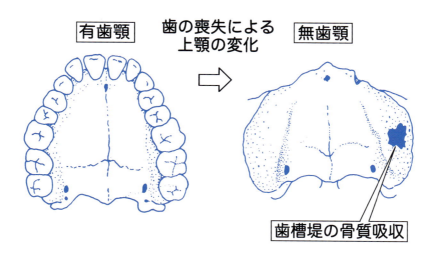

摂食嚥下に必要な解剖学（喉頭と発声）

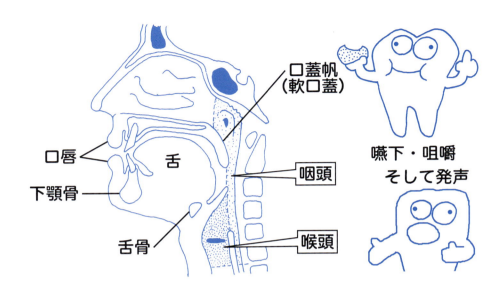

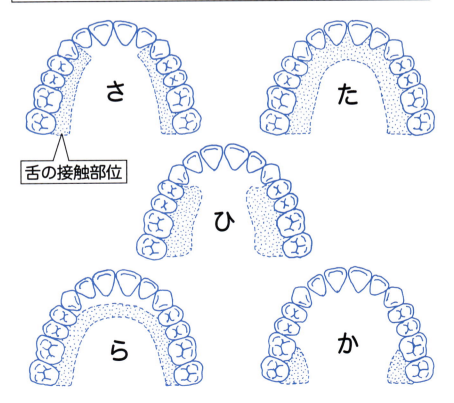

【口腔】

　口腔は口腔前庭と固有口腔に分けられる．頬筋，口輪筋や口角周囲の表情筋に加え，咀嚼筋と舌骨上筋・舌骨下筋が摂食や咀嚼に関与する．頬筋外側には頬脂肪体が存在し，口腔の膨らみを保持する．

1) **鼻咽腔閉鎖**に働く筋：口蓋垂筋，口蓋帆張筋，口蓋帆挙筋
2) **口峡閉鎖**に働く筋：口蓋咽頭筋，口蓋舌筋
3) **咽頭の筋**：上咽頭収縮筋，中咽頭収縮筋，下咽頭収縮筋，耳管咽頭筋，茎突咽頭筋，輪状咽頭筋，（口蓋咽頭筋：軟口蓋の筋）

【構音】

　言葉の音を生成する動作をいう．喉頭より上部の声道の運動が関係する．鼻音は鼻腔も関与する．舌，下顎，口蓋帆，口唇さらに咽頭筋が関与する．

1) **舌** tongue

　舌周囲の骨に付着する外舌筋（3種）と舌内に筋線維が留まる内舌筋（4種）の筋群からなる．構音に最も関与する．

2) **下顎** mandibular

　顎運動で口の開きを変化させる．顎の開きは舌運動とともに母音の発声に関与する．開口には**顎二腹筋前腹**や**外側翼突筋，舌骨下筋**が関与し，閉口には**咬筋，側頭筋，内側翼突筋**などが関与し開口筋と拮抗的に働く．

3) **口蓋帆** palatal sail

　口蓋帆は口腔の天井の**軟口蓋** soft palate を形成し，安静（弛緩）時には，後方に向かい下方に垂れ下がる．この状態では口腔と鼻腔は交通している．口蓋帆挙筋や口蓋垂筋により鼻腔との交通が遮断されることを鼻咽腔閉鎖という．

4) **口唇** lips

　口唇は口輪筋が主体をなす．口輪筋を中心とする表情筋口部の筋が緊張や弛緩をし /p/，/b/，/m/ などの音が作られる．

喉頭の構造

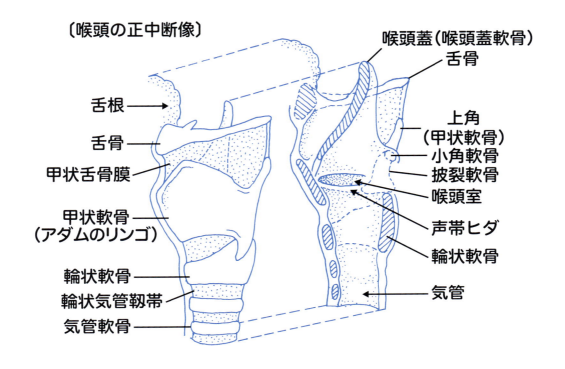

　喉頭 larynx は気管上部に存在する．気管と食道の分岐部にあり，誤嚥の防御を担っている．ヒトでは発声機能が発達している．喉頭は軟骨と筋で構成され喉頭口から輪状軟骨下縁までが喉頭の範囲となる．喉頭内部は喉頭腔とよび左右の壁に**前庭ヒダ** vestibular fold と**声帯ヒダ** vocal fold がある．両ヒダの間に**喉頭室** laryngeal ventricle というくぼみがある．
　左右の声帯ヒダの隙間は**声門裂** rima glottidis とよぶ．

【喉頭の軟骨】
1) 甲状軟骨
2) 喉頭蓋軟骨
3) 披裂軟骨
4) 輪状軟骨
5) 小角軟骨

喉頭筋

輪状甲状筋は上咽頭神経支配でそれ以外の喉頭筋（下図）はすべて下咽頭神経（反回神経）支配である

喉頭粘膜の神経支配は迷走神経（X）ですが声門より上は上喉頭神経下は下喉頭神経という枝が分布しています

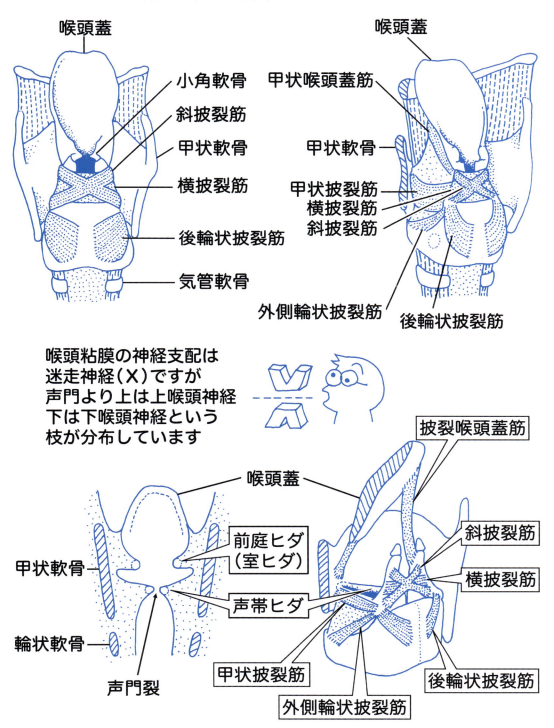

声帯 vocal fold

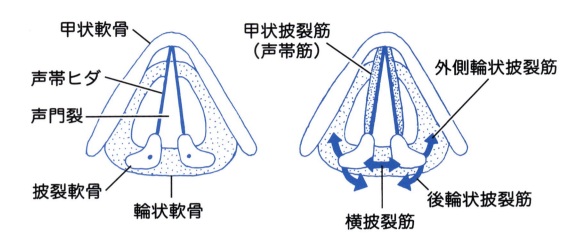

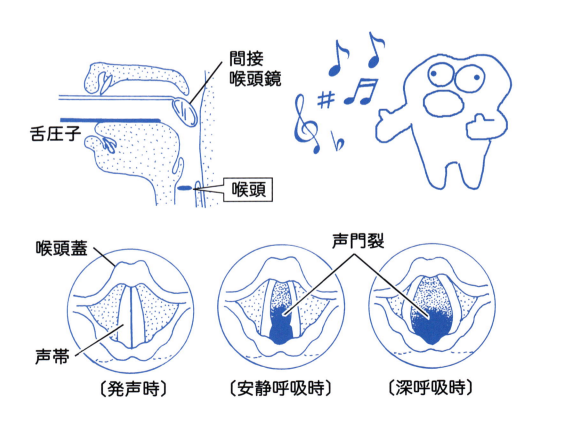

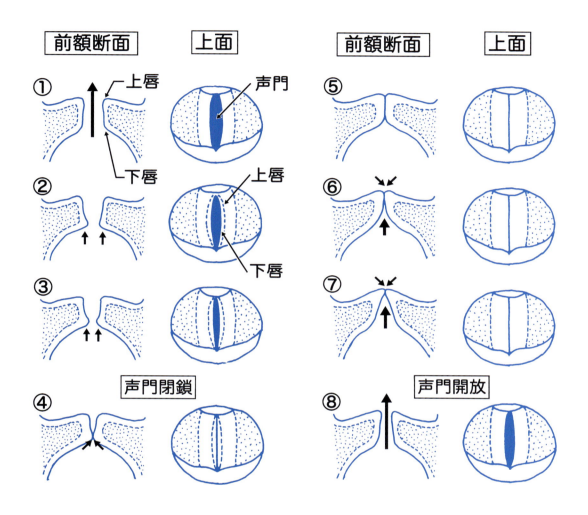

　声帯は披裂軟骨と甲状軟骨をつなぐ靱帯と筋（甲状披裂筋：声帯筋）で構成される．甲状軟骨と披裂軟骨に付着する筋の収縮・弛緩により声帯ヒダの形状が変化する．
　これに呼気が加わることにより発音がなされている．

【発音】

　語を構成する最小単位は**音素**とよばれる．音素は弁別的特徴を有する記号単位で，記号単位を組み合わせて音声情報を伝達し，言葉によるコミュニケーションを行う．**発声** phonation は喉頭の運動が主となり，**構音** articulation は喉頭上部の声道で作り出される．発音運動は随意運動で生後学習される動作である．発声の基本メカニズムは喉頭において呼気流の運動エネルギーを音響エネルギーに変換することである．

声の調節

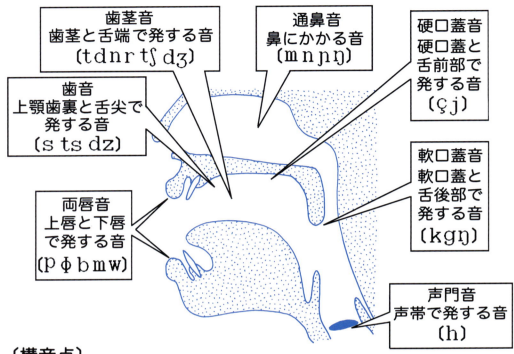

〔構音点〕
特定の発音をつくる際，変形させる音声通路上の場所は決まっている

吹き出しの〔　〕内にある国際音声記号（International Phonetic Alphabet: IPA）は，すべての言語の音声を文字で表記した音声記号で1888年に制定された．国際音標字母（こくさいおんぴょうじぼ）ともいう．今日まで改定を繰り返しながら使用されている．

声のつよさは呼気圧によって調整される．声帯の緊張と振動部位の変化で振動数も変化し声の高さが変化する．上喉頭神経外枝の支配である輪状甲状筋が働き，下喉頭神経（反回神経）支配の甲状披裂筋（声帯筋）も関与する．

【呼吸運動と発声】
呼気によって拡大した肺や胸郭の弾性復元力によって生じる呼気流は5〜10cmHz程度で発生時には弾性復元力とともに吸気筋と呼気筋が相互に働き発声を行っている．
　吸気筋：横隔膜，外肋間筋
　呼気筋：内肋間筋，外腹斜筋，腹直筋

摂食・嚥下

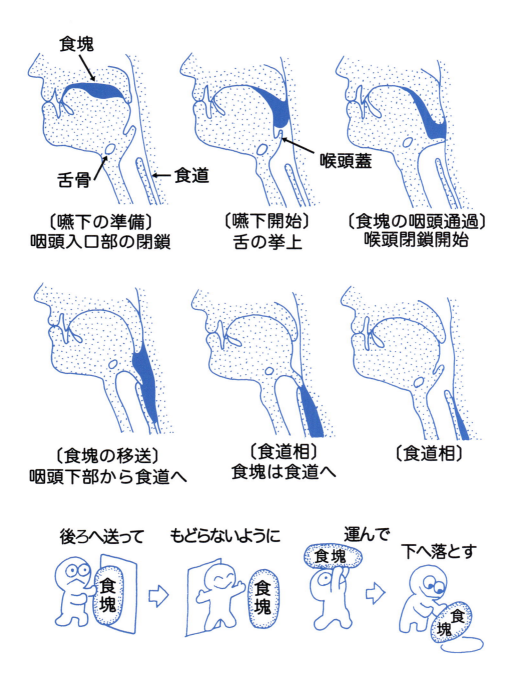

【口への取り込み（捕食）】
　口唇と歯をつかい取り込まれる．食物形態で取り込み方が異なる．

【咀嚼と食塊形成】
　舌と歯を使い唾液と混ぜ，食塊が嚥下しやすい形状にする．舌尖は上顎切歯口蓋側や硬口蓋前方に押し付け，舌背は臼歯部歯槽堤を押す．

【食塊の舌根部への移動，咽頭への送り込み［口腔相］】
　舌の運動により，食塊は口腔内の前方から舌根部へ移動する．食塊は嚥下反射誘発部（軟口蓋部，舌根部，咽頭後壁部など）で嚥下が起こり，咽頭へ移動する．食塊が舌前方部から舌根部へ移動し，嚥下反射が誘発部に移動することを口腔相とよぶ（随意相）．

【咽頭，食道への送り込み［咽頭相］】
　誤嚥が生じる場所で，食塊が舌根部で喉頭が挙上し，軟口蓋は後咽頭壁と接触し鼻咽腔を閉鎖し食物の鼻腔への進入を防ぐ．同時に舌根部は下方に移動し，下咽頭部が拡大する．食塊が通過すると，舌全体と硬口蓋が密着し口腔内へ食塊が逆流しないようにする．喉頭口は，披裂喉頭蓋ヒダと喉頭蓋の密着により閉鎖する．喉頭挙上により気管が閉鎖される．

睡眠時無呼吸症候群

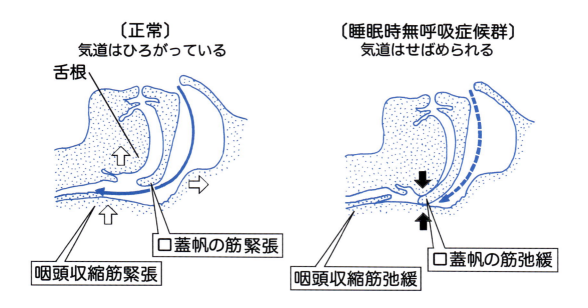

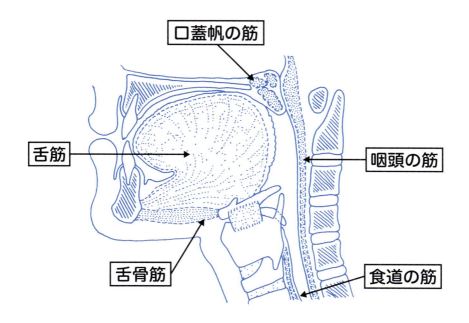

睡眠時無呼吸症候群 sleep apnea syndrome（SAS）は，睡眠時に呼吸停止または低呼吸になる病気である．十分に睡眠がとれず，日中の眠気，集中力，活力に欠ける．一晩（7時間）の睡眠中に10秒以上の無呼吸が30回以上起こる．または，睡眠1時間あたりの無呼吸数や低呼吸数が5回以上起こることをいう．

【スリープスプリント（マウスピース）療法】
マウスピースを用いて下顎を前進させた状態を固定し，気道の狭窄を防ぐ．

【外科的治療（口蓋垂軟口蓋咽頭形成術）】
口蓋垂，口蓋扁桃，軟口蓋の一部を切除し，気道をひろげる．

【咽頭通過に際して脳卒中患者の特徴】
1) 嚥下反射前に食塊が咽頭に流れ込む．
2) 食塊通過に鼻咽腔や喉頭口の開閉のタイミングがずれる．
3) 咽頭に食塊が残留する．

【食道通過［食道相］】
食道に食物が送り込まれると，内容物が逆流しないように食道括約筋収縮による蠕動運動で胃の噴門へ運ばれる．食道括約筋の閉鎖が不完全であると，胃・食道逆流が起こり，胃酸，消化液などを含んだ内容物が咽頭に逆流する．脳卒中患者では，食道の蠕動運動が障害されることがある．

【口への取り込み（捕食）段階での障害】
前歯にう蝕や，高度の歯周疾患，欠損，前歯に鋭縁，義歯のクラスプ鋭縁は口唇の動きを障害する．

【咀嚼と食塊形成の障害】
側方に喪失歯があると，食塊形成時に突出してしまい，舌の動きが阻害されてしまう．とくに，無歯顎者（義歯未装着者）では，舌の保持ができないため，食塊の形成が困難となることもある．

【食塊の奥舌への移送，咽頭通過の障害】
前歯部に多数の欠損歯や無歯顎者では，食塊の口蓋前方部の押しつけが難しい．嚥下時に一定の顎位のとれない者や無歯顎者は，下顎が動いて喉頭挙上不全となる．

【摂食・嚥下障害への対応】
摂食時の姿勢，食品，嚥下訓練があげられる．

【口腔ケア】
嚥下機能が低下し，誤嚥性肺炎予防のための口腔清掃．歯のブラッシングにより知覚刺激を与えることで嚥下訓練となる．嚥下障害で鼻咽腔閉鎖機能不全には，パラタルリフト palatal lift prosthesis（PLP）の歯科補装具も有効である．

【国試で問われる重要項目のまとめ】

口腔領域に必要な神経節

- **三叉神経節** trigeminal ganglion：口腔顔面領域・歯髄などの感覚（感覚性）三叉神経
- **膝神経節** geniculate ganglion：舌前2/3などの味覚（感覚性）顔面神経
- **翼口蓋神経節** pterygopalatine ganglion：口蓋腺・涙腺などの分泌（副交感性）顔面神経
- **顎下神経節** submandibular ganglion：顎下腺・舌下腺などの分泌（副交感性）顔面神経
- **耳神経節** otic ganglion：耳下腺分泌（副交感性）舌咽神経
- **上神経節・下神経節** superior ganglion・inferior ganglion：舌後1/3（舌根部）の感覚・味覚（感覚性）舌咽神経
- **上頸神経節** superior cervical sympathetic ganglion：頭頸部の交感性すべて（交感性）第一・第二胸髄・舌咽神経

内分泌系とは

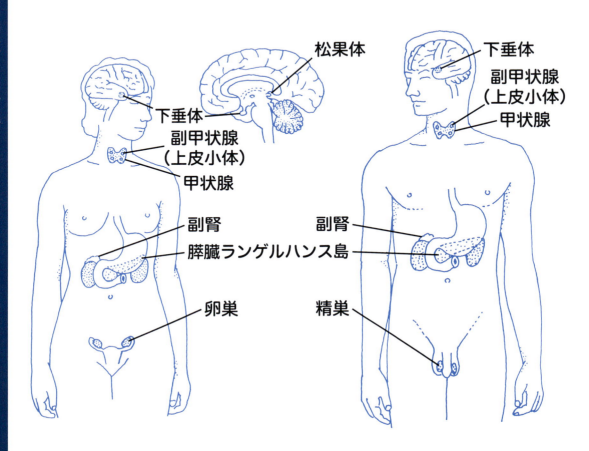

　生体はいろいろな組織や器官が組み合わさっており，各器官が互いに協調し，統制されてそれぞれの機能を営んでいる．その協調・統制は「神経系」と「内分泌系」によってなされる．

　解剖組織学的な観点では，分泌物を体腔や体表に導管を通して分泌する「**外分泌腺**」に対する用語として，導管がなく毛細血管を介して全身へ分泌物を分泌する腺組織を「**内分泌腺**」と名付けたが，精巣，卵巣の間細胞は結合組織由来でもともと導管などないという例外もある．生理学的な観点では，体内の腺または組織から出た化学物質が，血液やリンパ液によって体内の他の組織に運ばれ，一定の生理作用を営ませる現象を内分泌と定義し，分泌される特殊な化学物質を「**ホルモン hormone**」と定め，これを分泌する腺，組織を「内分泌腺」とよんでいる．

　しかし，研究が進めば進むほど，内分泌腺が外分泌腺と明確に区別ができない場合や，もう一つの統制機構である神経細胞がホルモンと同様の化学構造の**神経伝達物質**を多く分泌することがわかってきたため，「外分泌」に対する用語としての「内分泌」や2つの大きな統制機構の「神経系」と「内分泌系」のどちらも，当初考えられていたほどはっきりと区分できなくなってきている．

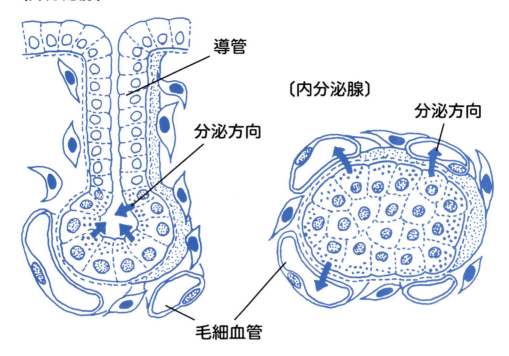

現在，脊椎動物では，便宜上，内分泌系として
- 下垂体 pituitary gland
- 松果体 pineal gland
- 甲状腺 thyroid gland
- 上皮小体 parathyroid gland
- 膵臓（ランゲルハンス島）pancreas（islets of Langerhans）
- 副腎 adrenal gland
- 性腺 gonad gland　　　などのホルモン産生部位を調べることが慣例となっている．

これらの器官も，発生学的に全く別であることが多く，脳（神経系）から下垂体に対する支配関係があることや，解剖学的にも体のいろいろな部位に散乱し，機能も分泌されるホルモン（化学物質）もかなり異なることから，他の器官系と比較して「○○系」とよぶほどの連続性はない．

【ホルモンの化学構造】
ホルモンは化学的に大きく 2 つに分けられる．
1) ペプチド，ないし，アミノ酸のホルモン
2) ステロイド〔ステロイド核（シクロペンタノ–ペルヒドロフェナントレン環）をもつ有機化合物の総称〕脂質（油）成分が多い．→組織像では蜂巣状になる．

下垂体

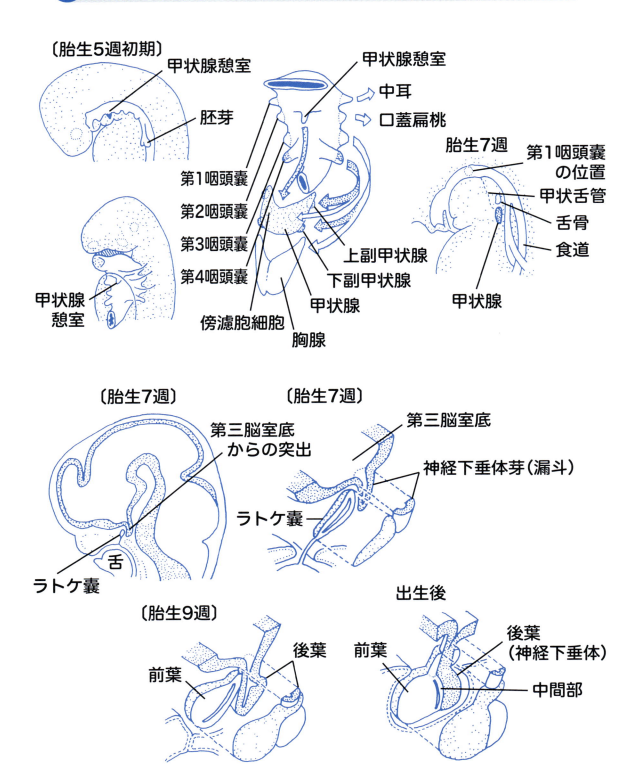

数十年前まで，内分泌系の主座を占めるのはこの下垂体と考えられてきたが，現在はその上位に，脳（間脳）の一部である視床下部がより上位に君臨していることがわかってきた．

　下垂体は，視床下部と漏斗でつながり，蝶形骨のトルコ鞍の下垂体窩に収まる直径約 1cm の楕円形の実質性臓器である．

　下垂体は，胎生 3 週ごろに発生し，外胚葉由来の口腔上皮となる口窩の天井部が上方に陥入してラトケ嚢を形成し，脳（第三脳室底）から突出してくる下垂体後葉（神経性下垂体）に，ラトケ嚢が巻き付き，下垂体前葉（腺性下垂体）を形成する．

　下垂体前葉（腺性下垂体）は，下記のような多数のアミノ酸ホルモンを分泌，他の内分泌器官を調整する．

- **GH**（成長ホルモン）
- **PRL**（プロラクチン＝ LTH 乳腺刺激ホルモン，男性では性欲の抑制に関与）
- **ACTH**（副腎皮質刺激ホルモン）
- **TSH**（甲状腺刺激ホルモン）
- **FSH**（卵胞刺激ホルモン）
- **LH**（黄体化ホルモン）
- **LPH**（リポトロピン）
- **エンドルフィン**（脳内麻薬の一種）
- **エンケファリン**（脳内麻薬の一種）

【下垂体後葉】

　後葉（神経性下垂体）で分泌されるホルモンを産生する細胞の細胞体は視床下部に存在し，その軸索先端が下垂体後葉までのびている．視床下部の室傍核ニューロンの軸索先端からは**オキシトシン**，視床下部の視索上核ニューロンの軸索先端からは**バソプレッシン**が分泌される．

　オキシトシンは子宮平滑筋，乳腺の収縮が主な作用だが，脳内で社会行動を制御（良好な人間関係，恐怖心の減少）する伝達物質としても機能し，自閉症などの治療薬としても用いられている．

　バソプレッシンは血圧上昇と抗利尿作用が主な作用である．ハタネズミなどを用いた研究で貞操ホルモン（浮気をせず生涯に渡って一夫一妻で過ごす）としての機能が示唆されている．

甲状腺と上皮小体（副甲状腺）

〔甲状腺と副甲状腺（上皮小体）〕

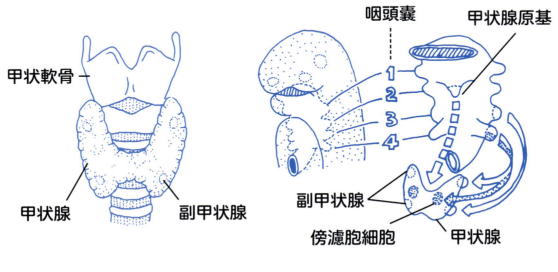

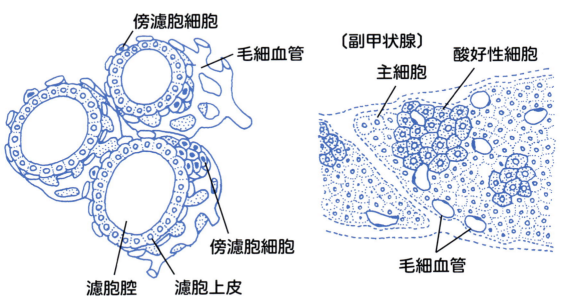

甲状腺は気管の前面で蝶のような形をした，15〜20gの実質性臓器．甲状腺は舌盲孔部から咽頭底上皮の増殖として発生し，咽頭の前を下方に降り，舌盲孔と「**甲状舌管**」でつながっているが，次第に管は消失する．また第5鰓嚢からも細胞が混ざり込んで，後に濾胞傍細胞（カルシトニンを分泌）となる．

甲状腺を顕微鏡でみると，特徴的なリング状の濾胞とその中のコロイドが観察される．
コロイドは濾胞細胞が外分泌様に分泌した**サイログロブリン**（甲状腺ホルモンの前駆体）で，これを濾胞内で縮合し，下垂体からの甲状腺刺激ホルモンの作用で，再度濾胞細胞に取りこみ加水分解された後，**サイロキシン**となって，基底側の毛細血管から全身に運ばれる．
サイロキシンは，代謝上昇，体温上昇，骨や歯の成長を促進する．サイロキシンはヨウ素が主原料なので，原子力発電所事故や核実験などの放射性ヨウ素も甲状腺に蓄積．
甲状腺の機能が亢進すると，バセドウ病（眼球突出，不眠），機能が低下すると橋本病（代謝低下）となる．
第5鰓嚢から甲状腺内に混ざり込んだ「**濾胞傍細胞**」は濾胞の周囲の結合組織内に細胞塊として散在し**カルシトニン**（**CT**）を分泌して，骨の代謝を抑制し，血中Ca濃度を低下させる．

副甲状腺（上皮小体）は，甲状腺の裏側に上下左右，合計4つある米粒大の器官である．
副甲状腺の発生は，第三咽頭嚢が下副甲状腺，第四咽頭嚢が上副甲状腺となる．
顕微鏡像では，細胞は，主細胞と，酸好性細胞の2種類（他に脂肪細胞や線維芽細胞も）．
主細胞が**パラトルモン**（**PTH**）を分泌して，骨の代謝を促進し，血中Ca濃度を上昇させる．酸好性細胞の機能は不明である．

副腎

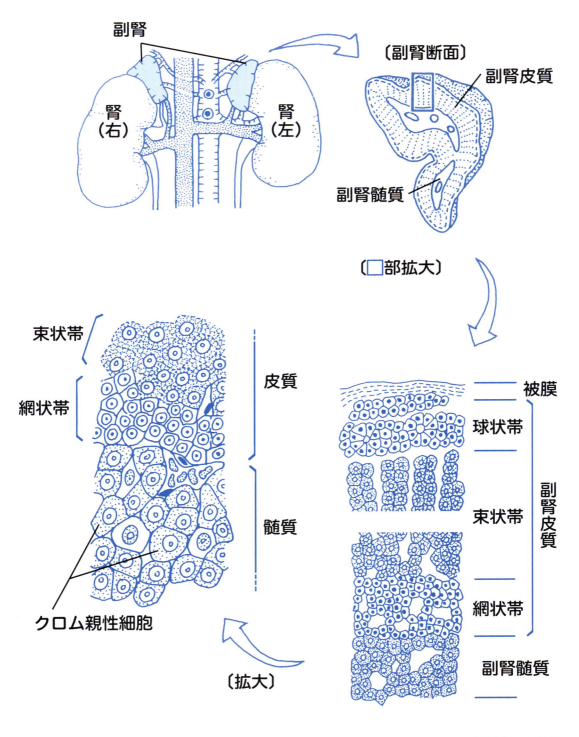

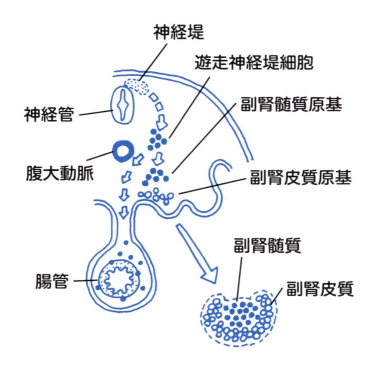

　副腎は腎臓の上に乗った 5cm×3cm 程度の実質性臓器で，腎臓と一緒に脂肪に包まれる．
　全く発生原基の異なる 1）皮質（中胚葉由来）と，2）髄質（神経堤由来）とが一つの臓器として形成される．
1）皮質はさらに球状帯，束状帯，網状帯の三層に分かれる．
　• 球状帯：電解質コルチコイド（主にアルドステロン）を分泌．
　　　　　　腎臓の尿細管に働いて Na^+ の再吸収を促進
　• 束状帯：糖質コルチコイド（コルチゾール，コルチゾン）を分泌
　　　　　　蛋白からの糖新生，脂肪動員，抗アレルギー，抗炎症（リンパ球破壊）
　　　　　　機能亢進でクッシング症候群
　　　　　　機能低下でアジソン病
　• 網状帯：男性ホルモンのテストステロンを分泌
　　　　　　性的二次性徴，性欲，体毛，生え際後退
『男性ホルモンが多いと禿げる』と言われているが，血中の「5a 還元酵素」とテストステロンが両方多いと「ジヒロテストステロン（DHT）」となり，毛嚢が衰えて，髪が抜ける．
　薬指が人さし指よりも長いとテストステロンが多いことが近年の研究により示唆されている．
2）髄質：神経堤細胞が移動してできた交感神経節の細胞が軸索を失った状態が副腎髄質で交感神経系から直接的に支配されアドレナリンと，ノルアドレナリンを分泌する．両者とも交感神経を刺激し，心拍数や血圧を上げ，瞳孔を開き血糖値を上げる，闘争心を上げるなどの作用がある．

日本語索引

[あ]

アブミ骨筋神経	149
鞍結節	27
鞍背	27

[い]

移転	196
一次運動野	124
一次嗅覚野	124
一次口蓋	13
一次視覚野	124
一次性リンパ器官	98
一次体性感覚野	124
一次聴覚野	124
咽頭	115, 202, 279
咽頭弓	8
咽頭挙筋群	116
咽頭結節	22
咽頭溝	9
咽頭後隙	116
咽頭喉頭部	115
咽頭口部	115
咽頭後リンパ節	100
咽頭枝	151, 158
咽頭周囲隙	119
咽頭収縮筋	116
咽頭静脈	95
咽頭静脈叢	95
咽頭相	286
咽頭側隙	116
咽頭通過	288
咽頭嚢	9, 11
咽頭鼻部	115
咽頭扁桃	114
咽頭縫線	116

[う]

ウォーターズ法	261
右冠状動脈	86
右鎖骨下動脈	88
右心室	79
右心房	79
右総頸動脈	88
右房室弁	82
右リンパ本幹	98, 100
運動性	121
運動性言語野	124
運動中枢	124
運動路	133

[え]

エナメル質	160
エブネル腺	113
永久歯	164
円錐歯	172
延髄	122, 132
延髄錐体	132
遠心（側）	165
遠心トリゴニッド隆線	184
嚥下障害	288

[お]

オトガイ	43
オトガイ下隙	119, 249
オトガイ下三角	254
オトガイ下静脈	96
オトガイ下動脈	91, 218
オトガイ下リンパ節	100, 101, 255
オトガイ棘	43, 258
オトガイ筋	64
オトガイ結節	43
オトガイ孔	43, 216, 258
オトガイ孔注射法	235
オトガイ孔部	243
オトガイ三角	5
オトガイ神経	145
オトガイ唇溝	7, 104
オトガイ正中部骨折	243
オトガイ舌筋	111
オトガイ舌骨筋	70, 71
オトガイ部	4
オトガイ隆起	43
オリーブ	132
オリーブ核	132
横隔面	77
横顔裂	15
横橋線維	131
横口蓋ヒダ	105
横口蓋縫合	59
横舌筋	111
横洞溝	50
横部	62
横副溝	176
頤	43
音素	283

[か]

カラベリー結節	193
カルシトニン	295
下咽頭収縮筋	116
下顎	164, 227, 271, 276, 279
下顎縁枝	149
下顎窩	24, 246
下顎角	45
下顎角部骨折	243
下顎管	45, 216, 217, 258
下顎頸	45
下顎頸部（関節突起部）骨折	243
下顎犬歯	175
下顎孔	45, 237, 241
下顎後静脈	96
下顎孔注射法	234, 237
下顎孔伝達麻酔	237
下顎骨	41, 241, 271
下顎骨側方斜位撮影法	263
下顎枝	44
下顎枝骨折	243
下顎枝前縁（外斜線）	241
下顎小舌	45
下顎神経	9, 140
下顎切痕	44, 259
下顎側切歯	172
下顎体	41
下顎第一小臼歯	177
下顎第一大臼歯	179
下顎第一乳臼歯	184
下顎第二小臼歯	177
下顎第二乳臼歯	184
下顎中切歯	172
下顎張反射	134
下顎底	42
下顎頭	24, 45, 245
下顎乳犬歯	184
下顎乳側切歯	183

下顎乳中切歯	183	外側部	24	眼窩下管	35, 55		
下顎隆起	9	外側毛帯	131	眼窩下孔	35		
下眼窩裂	54	外側翼突筋	65, 279	眼窩下溝	35		
下眼瞼	13	外側翼突筋神経	145	眼窩下孔注射法	230		
下眼瞼静脈	96	外転神経核	130	眼窩下神経	143		
下気道	202	外頭蓋底	51	眼窩下動脈	93		
下丘	129	外胚葉	10	眼窩下部	4		
下行口蓋動脈	93	外板	48	眼角静脈	96		
下行性伝導路	133, 136	外鼻静脈	96	眼角動脈	91		
下項線	49	外分泌腺	290	眼窩枝	151, 158		
下歯槽神経	145, 220, 223, 238, 241	顎下隙	119, 249	眼窩上縁	19		
下歯槽頭動脈	93	顎下三角	5, 253	眼窩上孔	19		
下歯槽動脈	220, 223	顎下神経節	152	眼窩上静脈	96		
下縦舌筋	111	顎下腺	113	眼窩上切痕	19		
下唇	104	顎下腺窩	43	眼窩上切痕（孔）	55		
下唇下制筋	64	顎下リンパ節	100, 101, 255	眼窩突起	40		
下深頸リンパ節	100	顎関節	26	眼窩部	4, 21, 61		
下唇小帯	103	顎骨弓	9	眼窩面	21		
下唇静脈	96	顎静脈	97	眼瞼部	62		
下唇動脈	91	顎舌骨筋	70, 71	眼神経	140, 141		
下垂体	293	顎舌骨筋枝	93	眼輪筋	61		
下垂体窩	27, 51	顎舌骨筋神経	145	顔正面撮影法	261		
下垂体後葉	293	顎舌骨筋神経溝	45	顔側面撮影法	263		
下垂体前葉	293	顎舌骨筋線	43	顔面横静脈	97		
下垂体洞溝	22	顎動脈	89, 91, 93	顔面横動脈	91		
下大動脈	78	顎二腹筋	71	顔面筋	9		
下唾液核	132	顎二腹筋前腹	70, 279	顔面静脈	96		
下内深頸リンパ節	256	滑車窩	21	顔面神経核	130, 152		
下鼻甲介	34, 202	滑車上静脈	96	顔面神経管	27		
下鼻道	202	滑車神経核	129	顔面神経管膝	27		
下腹	72	完全分岐根管	168	顔面神経膝	149		
加生歯	163	冠状溝	78	顔面頭蓋	213		
過剰根	194	冠状静脈洞	87	顔面動脈	90		
蝸牛小管静脈	95	冠状動脈	86				
介在結節	176	冠状動脈洞	78	[き]			
回旋枝	86	冠状縫合	52	キース・フラック	85		
灰白質	123	間脳	122, 123	キーゼルバッハ部位	203		
海綿骨	48	感覚器系	6	気管	74, 202		
開口反射	134	感覚性	121	気管支	202		
外頸静脈	97	感覚性言語野	124	気管前リンパ節	256		
外頸動脈	88, 89	感覚中枢	124	気管傍リンパ節	256		
外口蓋静脈	96	感覚路	133	基底部	42		
外後頭隆起	24, 48	管外側枝	168	機能局在	124		
外舌筋	111	管間側枝	168	疑核	132		
外側頸三角	5	関節円板	246	逆生	196		
外側脊髄視床路	136	関節結節	24, 246	臼後結節	193		
外側舌隆起	16	関節突起	24, 45, 259	臼後三角	42		
外側板	29	関節包部	247	臼後腺	113		
外側皮質脊髄路	136	岩様部	26	臼歯結節	184		
外側鼻隆起	12	眼窩	54	臼歯腺	113		

臼傍結節	193
吸気筋	284
球状帯	297
球状隆起	13
巨大歯	192
胸管	98, 100
胸腔	6
胸骨甲状筋	70, 72
胸骨舌骨筋	70, 72
胸鎖乳突筋	73, 75
胸鎖乳突筋静脈	95
胸鎖乳突筋部	5
胸腺	11
胸肋面	77
橋	122, 130, 132, 149
橋縦束	131
橋底部	131
橋背部	131
橋被蓋	131
橋腹側部	131
橋腕	130
頬筋	64
頬筋枝	149
頬骨	38
頬骨眼窩孔	38, 55
頬骨眼窩動脈	91
頬骨顔面孔	38
頬骨弓	24, 258
頬骨枝	149
頬骨神経	143
頬骨突起	37
頬骨部	4
頬小帯	103
頬神経	145
頬神経注射法	235
頬腺	113
頬側	165
頬側面	166
頬動脈	93
頬部	4
頬部蜂窩織炎	249
棘孔	29, 145
近心（側）	165
筋骨格系	6
筋三角	5, 254
筋突起	45, 258
筋突起骨折	243

[く]

クモ膜	126

クモ膜下腔	126, 127
クモ膜顆粒	126
隅角徴	170
屈曲隆線	193

[け]

茎状突起	259
茎突咽頭筋	116
茎突咽頭枝	155
茎突舌筋	111
茎突舌骨筋	70, 71
茎乳突孔	27
傾斜	196
頸筋膜	74
頸枝	149
頸静脈孔	24
頸動脈管	27
頸動脈三角	5, 254
頸半棘筋	75
頸部郭清術	252
結合節	16
犬歯	175
犬歯窩	258
犬歯結節	192
犬歯部骨折	243
肩甲鎖骨三角	5, 253
肩甲舌骨筋	70, 72
腱索	80
言語中枢	124

[こ]

コブラ	16
コル	201
コンピュータ断層撮影法	264
呼気筋	284
呼吸運動	284
呼吸器	202
呼吸器系	6
孤束核	132
固有口腔	103
固有耳介筋	62
鼓形空隙	200
鼓索神経	149, 152
鼓室神経	155
鼓室乳突裂	26
鼓室部	26
口蓋	105
口蓋咽頭弓	114
口蓋咽頭筋	116, 117
口蓋骨	38, 202

口蓋骨垂直板	36
口蓋垂	105, 114
口蓋垂筋	117
口蓋垂軟口蓋咽頭形成術	288
口蓋舌弓	114
口蓋舌筋	117
口蓋腺	113
口蓋側	165
口蓋突起	37
口蓋帆	105, 114, 279
口蓋帆挙筋	117
口蓋帆張筋	117
口蓋扁桃	11, 114
口外法	235
口外法撮影	261
口蓋縫線	105
口蓋裂	15
口角	7, 104
口角下制筋	64
口角挙筋	63
口峡	114
口峡閉鎖	279
口腔	103, 279
口腔ケア	288
口腔前庭	103
口腔相	286
口腔底	106
口腔粘膜	276
口唇	7, 279
口唇腺	113
口唇裂	15
口内法	234
口内法撮影	261
口部	4
口輪筋	64
口裂	7, 104
広頸筋	63, 70
広髄歯	194
甲状舌管	295
甲状舌骨筋	70, 72
甲状腺	295
甲状腺前リンパ節	256
甲状軟骨	280
交感性	121
後外側路	136
後角	121
後耳介筋	62
後耳介神経	149
後篩骨孔	55
後室間溝	78, 86

後縦隔内	76
後上歯槽枝	143
後上歯槽枝（神経）	212
後上歯槽動脈	93, 220, 221
後脊髄小脳路	136
後舌腺	113
後尖	82
後側頭泉門	53, 272
後頭縁	21
後頭顆	51
後頭下筋	75
後頭骨	22
後頭三角	5, 253
後頭前頭筋	61
後頭動脈	91
後頭動脈溝	26
後頭部	4
後頭鱗	24
後頭リンパ節	100, 256
後鼻棘	39
後鼻孔	202, 210
後鼻枝	151, 158
後腹	71
咬筋	65, 279
咬筋神経	145
咬筋粗面	45
咬筋動脈	93
咬合	199
咬合面	166
咬耗	275
高位	196
硬口蓋	13, 105, 259
硬膜	126
硬膜枝	143, 145
硬膜静脈洞	126
喉頭	202, 280
喉頭蓋谷	116
喉頭蓋軟骨	280
喉頭室	280
喉頭前リンパ節	256
喉頭軟骨	9
構音	279, 283
国際歯科連盟方式	163
黒質	129
骨口蓋	59, 259
骨髄腔	275
骨内注射法	225
骨年齢	269
骨膜下注射法	225
根管	167, 168

根管口	167
根間中隔	37
根尖孔	167
根尖（端）分岐	168
根治的郭清術	252

［さ］

サイナスリフト	215
サイロキシン	295
サイログロブリン	295
左冠状動脈	86
左鎖骨下動脈	88
左心室	79
左心室後静脈	87
左心房	79
左心房後静脈	87
左総頸動脈	88
左房室弁	82
鎖骨上窩リンパ節	256
鎖骨上三角	253
采状ヒダ	107
最上項線	49
鰓弓器官	10
三叉神経運動核	146
三叉神経核	130
三叉神経視床路	136
三叉神経主感覚核	146
三叉神経脊髄路核	132, 146
三叉神経節	140
三叉神経中脳路核	129, 146
三叉神経の神経核	146
三尖弁	82

［し］

シャベル型切歯	172
シュナイダー膜	209
シルビウス水道	129
四丘体	129
矢状縁	21
矢状縫合	52
糸状乳頭	109
自然口	210
死帯	275
視床	122, 123
視神経管	55
歯科インプラント	206
歯冠	160
歯間隙	200
歯間乳頭	201
歯頸線	160

歯根	160, 217
歯根徴	170
歯根膜	160
歯根膜腔内注射法	226
歯根膜閉口反射	134
歯周組織	160
歯神経叢	145
歯髄	160
歯髄腔	167
歯髄腔内注射法	226
歯数過剰	191
歯数不足	191
歯槽管	224
歯槽孔	35, 212, 224
歯槽骨	160, 227
歯槽突起	37
歯槽部	42
歯槽隆起	37
歯帯	183
歯肉	227
歯列弓	198
篩孔	31
篩骨	31, 202
篩骨垂直板	31
篩骨切痕	21
篩骨洞	58, 224
篩骨蜂巣	58
篩骨迷路	31
篩骨稜	39
篩板	31
耳介	4
耳介後リンパ節	100, 256
耳介前リンパ節	256
耳介側頭神経	145
耳下腺	113
耳下腺隙	119
耳下腺咬筋部	4
耳下腺枝	96, 145
耳下腺神経叢	149
耳下腺乳頭	103
耳下腺リンパ節	256
耳管咽頭筋	116
耳管鼓室陥凹	11
耳管扁桃	114
耳神経節	155
自律神経	120
茸状乳頭	109
磁気共鳴撮影法	264
軸方向投影法	263
室間孔	127

膝神経節	149, 152	上顎洞底	204, 205	心室	78
斜顔裂	15	上顎洞底挙上術	215	心尖	77
斜切痕	172, 192	上顎洞裂孔	34, 208	心尖拍動	77
斜線	258	上顎突起	37	心内膜	84
斜走隆線	193	上顎乳犬歯	184	心嚢	84
舟状窩	31	上顎乳側切歯	183	心房	78
終脳	122, 123	上顎乳中切歯	183	心膜	84
縦橋線維	131	上顎隆起	9, 12	心膜横洞	84
循環器系	6	上眼窩裂	54	心膜斜洞	84
鋤骨	33, 202	上眼瞼	61	神経系	6, 120
小角	47	上眼瞼静脈	96	神経性下垂体	293
小角軟骨	280	上気道	202	神経伝達物質	290
小臼歯	176	上丘	129	神経路	133
小頬骨筋	63	上行口蓋動脈	91	唇交連	7, 104
小口蓋管	40	上甲状腺静脈	95	唇側	165
小口蓋孔	40	上甲状腺動脈	89	唇側面	166
小口蓋神経	151, 158	上行性伝導路	133, 136	浸潤麻酔法	225
小鎖骨上窩	5	上項線	49	深顔面静脈	96
小心（臓）静脈	87	上行大動脈	88	深頸リンパ節	256
小錐体神経	155	上喉頭静脈	95	深耳介動脈	93
小錐体神経管裂孔	27	上喉頭神経	9	深耳下腺リンパ節	100
小錐体神経溝	27	上耳介筋	62	深側頭神経	145
小舌下腺管	113	上矢状洞溝	50	深側頭動脈	93
小泉門	53, 272	上歯神経叢	143	深部感覚の伝導路	133
小唾液腺	113	上歯槽神経	206, 212	人中	7, 104
小脳	122, 132	上縦舌筋	111	靱帯	248
小脳鎌	126	上唇	104		
小脳橋角	130	上唇挙筋	63	[す]	
小脳テント	126	上深頸リンパ節	100, 101	スティップリング	201
小翼	27	上唇結節	7, 104	スマイルライン	17
消化器系	6	上唇小帯	103	スリープスプリント療法	288
笑筋	63	上唇静脈	96	水平板	39
上咽頭収縮筋	116	上唇動脈	91	垂直舌筋	111
上顎	164, 227, 271, 276	上唇鼻翼挙筋	63	垂直板	31, 38
上顎結節	35, 258	上大静脈	78	睡眠時無呼吸症候群	288
上顎結節注射法	232	上大動脈	78	錐体鼓室裂	26
上顎犬歯	175	上内深頸リンパ節	256	錐体突起	31, 40
上顎骨	34, 202	上鼻甲介	31, 202	錐体部	26
上顎骨体	35	上皮小体	11, 295	錐体路	129
上顎骨の突起	37	上鼻道	202	髄管	168
上顎神経	9, 140, 143	上腹	72	髄室	167
上顎側切歯	172	静脈	100	髄質	297
上顎第一小臼歯	176	静脈系	87	髄室蓋	167
上顎第一大臼歯	179	食塊形成	286	髄室角	167
上顎第一乳臼歯	184	食道相	288	髄室床	167
上顎第二小臼歯	177	食道通過	288	髄室天蓋	167
上顎第二乳臼歯	184	心外膜	84	髄鞘	123
上顎中切歯	172	心筋梗塞	86	髄床底	167
上顎洞	36, 59, 204, 206, 213, 224, 249, 258, 259	心筋層	84	髄脳	132
		心耳	78	髄膜	126

日本語索引　　303

[せ]

セメント質	160, 275
正円孔	29
正円孔注射法	232
正中下顎裂	15
正中下唇裂	15
正中顔裂	15
正中口蓋縫合	59, 258, 273
正中上唇裂	15
生命維持中枢	129
声帯	283
声帯ヒダ	280
声門裂	280
赤核	129
赤唇縁	104
脊髄	120, 121, 132
脊髄円錐	121
脊髄神経	120
脊髄毛帯	131
切縁	166
切縁結節	172
切歯	172
切歯窩	59
切歯管	59, 258
切歯結節	192
切歯孔	13, 59, 258
切歯孔注射法	232
切歯骨	13
切歯乳頭	105
切歯縫合	13, 59
接触点	166, 200
摂食障害	288
舌	109, 111, 279
舌咽神経	9, 132
舌下隙	119, 249
舌下小丘	103, 107
舌下静脈	95
舌下神経	132
舌下神経核	132
舌下神経管	24
舌下腺	113
舌下腺窩	43
舌下動脈	89, 218
舌下ヒダ	103, 107
舌骨	47, 74, 259
舌骨下筋	70, 72, 75, 279
舌骨弓	9
舌骨上筋	70, 71, 75
舌骨舌筋	111
舌枝	155
舌小帯	16, 103, 107
舌静脈	95
舌神経	145, 220, 222, 238
舌神経注射法	235
舌深静脈	95
舌深動脈	89
舌尖部	16
舌側	165
舌側面	166
舌動脈	89, 218, 220, 222
舌背枝	89
舌背静脈	95
舌扁桃	114
舌リンパ節	100
尖	80
尖弁	80
浅筋膜	74
浅頸リンパ節	256
浅耳下腺リンパ節	100
浅側頭枝	145
浅側頭動脈	89, 91
泉門	53, 272
腺性下垂体	293
腺性系	6
前角	121
前下行枝	86
前頸部三角	5
前頸部リンパ節	256
前頸リンパ節	100
前鼓室動脈	93
前耳介筋	62
前耳介枝	91
前篩骨孔	55
前室間溝	78
前室間枝	86
前縦隔	76
前上歯槽枝	143, 212
前脊髄視床路	136
前脊髄小脳路	136
前舌腺	113
前尖	82
前側頭泉門	53, 272
前庭ヒダ	280
前頭縁	21
前頭結節	48
前頭孔	19
前頭骨	19, 202
前頭神経	141
前頭切痕	19
前頭切痕（孔）	55
前頭洞	21, 58, 224
前頭突起	37
前頭鼻隆起	12
前頭部	4
前頭鱗	19
前鼻棘	37, 258
前皮質脊髄路	136
前腹	71

[そ]

ソケットリフト	215
咀嚼	286
咀嚼筋	69
咀嚼と食塊形成	288
双生歯	194
早期萌出	195
総鼻道	202
僧帽弁	82
槽間中隔	37
槽間中隔内注射法	226
象牙質	160
臓性部分	6
束状帯	297
側角	121
側頸リンパ節	256
側頭下窩	144
側頭下顎関節	26
側頭筋	65, 279
側頭骨	24
側頭枝	149
側頭線	49
側頭頭頂筋	61
側頭突起	38
側頭部	4
側脳室	127

[た]

タウロドント	194
田原の結節	85
唾液腺	113, 276
対角隆線	193
体性系	6
体性部分	6
体部位局在	125
大角	47
大臼歯	179
大臼歯部骨折	243
大頰骨筋	63
大口蓋管	36

大口蓋孔	59	中心灰白質	129	頭蓋表筋	61
大口蓋溝	36	中心被蓋路	129	頭・頸板状筋	75
大口蓋孔注射法	232	中枢神経系	120	頭軸位撮影法	263
大口蓋神経	151, 158, 220	中側頭動脈	91	頭頂縁	24
大口蓋動脈	220	中内深頸リンパ節	256	頭頂結節	48
大後頭孔	22	中脳	122, 129	頭頂骨	21
大鎖骨上窩	253	中脳蓋	129	頭頂切痕	24
大心（臓）静脈	87	中脳水道	127, 129	頭頂乳突縫合	21
大錐体神経	149, 151, 152	中脳被蓋	129	頭頂部	4
大錐体神経管裂孔	27	中胚葉	10	頭部X線規格撮影法	263
大錐体神経溝	27	中鼻甲介	31, 202	頭部側方向投影法	263
大舌下腺管	113	中鼻道	202	洞房結節	85
大泉門	53, 272	蝶形骨	27, 202	動眼神経核	129
大唾液腺	113	蝶形骨縁	24	動眼神経副核	129
大動脈弓	88	蝶形骨棘	29	動脈円錐	78
大動脈洞	86	蝶形骨体	27	動脈系	86
大脳	122, 123	蝶形骨大翼	24, 144	[な]	
大脳鎌	126	蝶形骨洞	58, 224	内頸静脈	95, 96
大脳基底核	122, 123	蝶形骨突起	40	内頸動脈	88, 89
大脳脚	129	蝶口蓋孔	40	内後頭隆起	24
大脳深部	122	蝶口蓋切痕	40	内耳孔	27
大脳髄質	123	蝶口蓋動脈	93	内耳神経	132
大脳半球	123	蝶後頭軟骨結合	273	内耳神経核	130
大脳皮質	123	蝶頭頂縫合	21	内舌筋	111
大翼	29	[つ]		内側眼瞼靱帯	61, 62
台状根	194	椎前筋	75	内側縦束	131
代生歯	163	椎前筋膜	74	内側板	29
第1咽頭弓	271	椎前葉	74	内側鼻隆起	12
第1咽頭嚢	11	[て]		内側毛帯	131
第2咽頭弓	271	テント枝	141	内側翼突筋	65, 279
第2咽頭嚢	11	低位	196	内側翼突筋神経	145
第二象牙質	275	底部	22	内頭蓋底	51
第3咽頭嚢	11	釘植	160	内胚葉	10
第三脳室	127	転位	196	内板	48
第4咽頭嚢	11	伝達麻酔法	230	内分泌系	6
第四脳室	127	伝導路	123, 133	内分泌腺	290
第6咬頭	193	[と]		内包	123
第7咬頭	193	トリゴニッド切痕	184	軟口蓋	13, 105, 279
単純根管	168	トルコ鞍	27	軟膜	126
[ち]		樋状根	194	[に]	
チグモンジィー	163	疼痛	205	二次口蓋	13
緻密骨	48	頭蓋	19	二次性リンパ器官	98
中咽頭収縮筋	116	頭蓋冠	48	二尖弁	82
中隔尖	82	頭蓋冠外面	48	二腹筋窩	43
中硬膜動脈	93	頭蓋冠内面	50	肉柱	79
中上歯槽枝	143	頭蓋腔	6, 48	乳白歯	184
中小脳脚	130	頭蓋底	50	乳犬歯	184
中心結節	193			乳歯	163, 164
中心（臓）静脈	87				

日本語索引　　305

乳歯晩期残存	195
乳切歯	183
乳頭筋	80
乳突切痕	26
乳突部	4, 26

[ね]

捻転	196
粘膜下注射法	225

[の]

脳	120, 121
脳回	123
脳幹	122, 129
脳溝	122, 123
脳室系	127
脳神経	120
脳脊髄液	126
脳卒中患者	288
脳頭蓋	19
脳葉	122

[は]

ハイモア洞	209, 224
バルサルバ洞	86
パーキンソン病	129
パノラマX線撮影法	261
パノラマ無名線	259
パラトルモン	295
パルマー	163
破裂孔	27
馬尾	121
肺	202
肺静脈	78
肺動脈	78
白質	123
発育空隙	200
発音	283
発声	283, 284
反回神経	9
反射路	134
半月弁	83
半月弁結節	83
半月裂孔	34, 204, 208, 224

[ひ]

ヒス束	85
皮筋	61
皮質	297
皮質延髄路	136
皮質骨	48
皮質脊髄路	136
泌尿生殖器系	6
披裂軟骨	280
眉弓	19
眉毛	61
眉毛下制筋	61
鼻咽腔閉鎖	279
鼻棘	21
鼻筋	62
鼻腔	55, 202
鼻口蓋神経	143
鼻甲介稜	39
鼻骨	33, 202
鼻骨縁	19
鼻根筋	62
鼻唇溝	7, 104
鼻切痕	35
鼻中隔	258
鼻中隔下制筋	62
鼻部	4, 21
鼻毛様体神経	141
(鼻)翼部	62
鼻涙管	55, 259
表情筋	69

[ふ]

ブランディン・ヌーン腺	113
プルキニエ線維	85
プロトスタイリッド	193
不完全分岐根管	168
付着歯肉	201
副楔状束核小脳路	136
副交感性	121
副甲状腺	295
副咬頭	177
副腎	297
副神経リンパ節	256
副鼻腔	57, 203, 209
腹腔	6
複シャベル型切歯	172

[へ]

閉口反射	134
片側口蓋裂	15
片側口唇裂	15
辺縁溝	176
扁桃枝	91, 155
扁桃体	136, 137, 138, 146

[ほ]

ホムンクルス	125
ホルモン	290
捕食	286, 288
萌出遅延	195
縫合	52
房室結節	85
房室束	85
傍骨膜注射法	225
帽状腱膜	61

[ま]

マーシャル斜静脈	87
マウスピース療法	288
埋伏	196
末梢神経系	120

[み]

ミュールライターの三徴候	170
味覚野	124
眉間	19

[め]

迷走神経	9, 132
迷走神経背側核	132

[も]

モダイオラス	64, 108
盲孔	172, 192
網状根管	168
網状帯	297
網様体	129

[ゆ]

癒合歯	194
癒着歯	194
有郭乳頭	109
遊離歯肉	201

[よ]

葉状乳頭	109
翼口蓋窩	59, 60, 207
翼口蓋神経	143
翼口蓋神経節	158
翼状突起	29
翼突窩	31
翼突下顎隙	119, 240
翼突下顎縫線	31, 64, 116
翼突管	31

翼突管神経	149	リンパ系	98	涙嚢溝	36
翼突管動脈	93	リンパ節	98	涙嚢部	62
翼突筋窩	45	梨状陥凹	116	[れ・ろ]	
翼突筋枝	93	梨状口	35		
翼突筋静脈叢	96	両側口蓋裂	15	霊長空隙	200
翼突筋粗面	45	両側口唇裂	15	連合野	123
翼突鉤	31, 258	輪状軟骨	280	濾胞傍細胞	295
翼突切痕	29	隣接面	166	[わ]	
[ら]		鱗縁	21		
		鱗状縫合	21, 52	ワルダイエルの咽頭輪	114
ラムダ縫合	52	鱗部	4, 24	矮小歯	172, 192
卵円窩	79	[る]		弯曲徴	170
卵円孔	29			腕頭動脈	88
卵円孔注射法	235	ループ構造	218	腕傍核	136, 137, 138, 146
[り]		涙骨	33		
		涙腺窩	21		
リップライン	17	涙腺枝	141		

外国語索引

[A]

abdominal cavity	6
accessory cusp	177
accessory nuclei of oculomotor nerve	129
accessory sinus cavity	57
additional teeth	163
alar part	62
alveolar bone	160
alveolar eminence	37
alveolar foramen	35
alveolar part of the mandible	42
alveolar process	37
angle of mouth	7, 104
angular branch	91
angular vein	96
anterior alveolar branches	143
anterior auricular branch	91
anterior belly	71
anterior cervical nodes	100
anterior corticospinal tract	136
anterior ethmoid foramen	55
anterior fontanel	53
anterior interventricular branch	86
anterior interventricular sulcus	78
anterior lingual gland	113
anterior nasal spine	37, 258
anterior spinocerebellar tract	136
anterior spinothalamic tract	136
anterior tympanic artery	93
aortic sinus	86
apex beat	77
apex of heart	77
apical foramen	167
aqueduct of midbrain	127, 129
arachnoid granulations	126
arachnoid mater	126
arch aorta	88
arcus palatoglossus	114
arcus palatopharyngeus	114
artery of heart	86
artery of pterygoid canal	93
articular tubercle	24
articulation	283

ascending aorta	88
ascending palatine artery	91
association area	123
atrioventricular bundle	85
attached gingiva	201
auricle	78
auricularis anterior	62
auricularis posterior	62
auricularis superior	62
auriculotemporal nerve	145
autonomic part of peripheral nervous system	120

[B]

basal ganglia	123
base of mandible	42
base part of the mandible	42
basilar part of pons	131
basilar part of the occipital bone	22
bilateral cleft lip	15
bilateral cleft palate	15
Blandin-Nuhn gland	113
body of maxilla	35
body of the mandible	41
body of the sphenoid bone	27
bony nasal septum	258
bony palate	59, 259
brachiocephalic trunk	88
brachium pons	130
brain	121
brainstem	122, 129
branchial apparatus	10
branchial groove	9
bronchus	202
brow ridge	19
buccal	165
buccal artery	93
buccal branches	149
buccal frenulum	103
buccal glands	113
buccal nerve	145
buccal surface	166
buccinator	64
bundle of His	85

[C]

calvaria	48
cancellous bone	48
canine fossa	258
canine tubercle	192
Carabelli tubercle	193
cardiovascular system	6
carotid canal	27
cementum	160
central amygdala	146
central gray substance	129
central nervous system	120
central tegmental tract	129
central tubercle	193
cerebellopontine angle	130
cerebellum	122, 132
cerebral aqueduct	129
cerebral cortex	123
cerebral cranium	19
cerebral crus	129
cerebral hemisphere	123
cerebral medulla	123
cerebrospinal fluid	126
cerebrum	122, 123
cervical branches	149
cervical line	160
choanae	202
chorda tympani	152
chorda tympani nerve	149
circumflex branch	86
cleft lip	15
cleft palate	15
col	201
compact bone	48
computed tomography (CT)	264
concrescent tooth	194
conduction anesthesia	230
condylar process	24, 259
contact point	166, 200
conus arteriosus	78
copula	16
coronal suture	52
coronary arteries	86
coronary sinus	87

coronary sulcus	78	embrasure	200	fused tooth	194
coronoid process	45, 258	enamel	160	**[G]**	
cortical bone	48	endocardium	84		
corticobulbar tract	136	endocrine system	6	gaminated tooth	194
corticospinal tract	136	epicardium	84	geniculate ganglion	152
cranial base	50	epiglottic vallecula	116	geniculum of facial canal	27
cranial cavity	6, 48	ethmoid bone	31	genioglossus	111
cranium	19	ethmoid sinus	58	geniohyoid	70, 71
cribriform foramina	31	ethmoidal air cells	58	giant tooth	192
cribriform plate	31	ethmoidal crest	39	glands of von Ebner	113
crown	160	ethmoidal labyrinth	31	glossopharyngeal nerve	9
c-shaped root	194	ethmoidal notch	21	gomphosis	160
cuneocerebellar tract	136	external carotid artery	88	Gow-Gates 法	235
Cupid's bow	7	external jugular vein	97	gray matter	123
cusp	80	external nasal veins	96	great cardiac vein	87
[D]		external occipital protuberance	24, 48	greater horn of hyoid bone	47
				greater palatine canal	36
deciduous teeth	163, 164	extranal palatine veins	96	greater palatine foramen	59
deep auricular artery	93	extrinsic lingual muscle	111	greater palatine groove	36
deep facial veins	96	**[F]**		greater palatine nerve	151
deep lingual artery	89			greater petrosal nerve	149, 151, 152
deep lingual vein	95	faciae colli	74	greater wing	29
deep period nodes	100	facial artery	90	greater wing of sphenoid bone	24
deep temporal artery	93	facial canal	27	groove for inferior petrosal sulcus	22
deep temporal nerve	145	facial vein	96	groove for superior sagittal sinus	50
defrecting wrinkle	193	falx cerebelli	126	groove of the great superficial petrosal nerve	27
dental pulp	160	falx cerebri	126		
dentine	160	fauces	114	groove of the lesser petrosal nerve	27
depressor anguli oris	64	FDI 方式	163		
depressor labii inferioris	64	filiform papillae	109	gustatory area	124
depressor septi nasi	62	fimbriated fold	107	gyrus	123
depressor supercili	61	floor of pulp chamber	167	**[H]**	
descending palatine artery	93	floor of the oral cavity	106		
developmental space	200	foliate papillae	109	hamular process	31
diencephalon	122, 123	fontanelle	53	hard palate	105, 259
digastric	70, 71	foramen magnum	22	head of mandible	24
digastric fossa	43	foramen rotundum	29	Hellman の歯齢	269
digestive system	6	forth ventricle	127	hiatus of the greater petrosal nerve	27
distal	165	free gingiva	201		
distomolar tubercle	193	frenulum of tongue	107	hiatus of the lesser petrosal nerve	27
dorsal horn	121	frontal bone	19	hiatus of the maxillary sinus	34
dorsal lingual braches	89	frontal border	21	highest nuchal line	49
dorsal lingual veins	95	frontal eminence	48	homunculus	125
dorsum sellae	27	frontal foramen	19	horizontal facial cleft	15
double shovel-shaped incisor	172	frontal notch	19	horizontal plate	39
dural venous sinuses	126	frontal process	37	hormone	290
dutra mater	126	frontal sinus	21	horn of pulp chamber	167
[E]		frontal squama	19	hyoglossus	111
		functional brain mapping	124		
Ebner glands	113	fungiform papillae	109	hyoid arch	9

hyoid bone	47, 259	
hypoglossal canal	24	
hypoglossal nerve	132	
hypophyseal fossa	51	

[I]

incisal edge	166
incisive canal	59, 258
incisive foramina	258
incisive fossa	59
incisive papilla	105
incisive suture	59
incisive tubercle	192
incisor foramen	59
inferior alveolar artery	93
inferior alveolar nerve	145
inferior belly	72
inferior colliculus	129
inferior constrictor	116
inferior deep nodes	100
inferior dental plexus	145
inferior labial branch	91
inferior labial frenulum	103
inferior labial veins	96
inferior longitudinal muscle	111
inferior nasal turbinate	34
inferior nuchal line	49
inferior olive	132
inferior orbital fissure	54
inferior palpebral veins	96
inferiorv salivatory nucleus	132
infiltration anesthesia	225
infrahyoid muscles	70, 72, 75
infraorbital artery	93
infraorbital canal	35, 55
infraorbital foramen	35
infraorbital groove	35
infraorbital nerve	143
interdental gingiva	201
interdental septa	37
internal acoustic opening	27
internal capsule	123
internal carotid artery	88
internal jugular vein	95
internal occipital protuberance	24
interproximal space	200
interradicular septa	37
interseptal injection	226
interstitial tubrcle	176
interventricular foramen	127

intraosseous injection	225
intraperiodontal injection	226
intrapulpal injection	226
intrinsic lingual muscle	111

[J・K]

jaw-closing reflex	134
jaw-opening reflex	134
jugular foramen	24
Keith-Flack	85
Kisselbach area	203

[L]

labial	165
labial commissure	7, 104
labial glands	113
labial surface	166
lacerated foramen	27
lacrimal bone	33
lacrimal fossa	21
lacrimal groove	36
lacrimal part	62
lambdoidal suture	52
lamina externa	48
lamina interna	48
large fontanel	53
laryngeal ventricle	280
laryngopharynx	115
larynx	202, 280
lateral corticospinal tract	136
lateral horn	121
lateral lemniscus	131
lateral parabrachial nucleus	146
lateral part of occipital bone	24
lateral pterygoid	65
lateral pterygoid plate	29
lateral spinothalamic tract	136
lateral ventricle	127
Lauterstein の歯根年齢	270
Le Fort Ⅰ型	244
Le Fort Ⅱ型	244
Le Fort Ⅲ型	244
left atrium	79
left coronary artery	86
left subclavian artery	88
left ventricle	79
lesser horn of the hyoid bone	47
lesser palatine canal	40
lesser palatine foramen	40
lesser palatine nerve	151

lesser petrosal nerve	155
lesser wing	27
levator anguli oris	63
levator labii superioris	63
levator labii superioris nasi	63
levator veli palatini	117
lift common carotid artery	88
lingual	165
lingual artery	89
lingual branches	149, 155
lingual frenulum	103
lingual nerve	145
lingual (palatal) surface	166
lingual pit	172, 192
lingual tonsil	114
lingual vein	95
lingula of the mandible	45
linguogingival fissure	172, 192
lips	7, 279
lower lip	104
lung	202
lymphoid system	98
lymphonodi linguales	100

[M]

magnetic resource imaging (MRI)	264
major salivary glands	113
major sublingual duct	113
mamelon	172
mandible	41, 164
mandibular	279
mandibular angle	45
mandibular arch	9
mandibular canal	45, 216, 258
mandibular foramen	45
mandibular fossa	24
mandibular nerve (V3)	9
mandibular notch	44, 259
masseter	65
masseteric artery	93
masseteric nerve	145
mastoid fontanel	53
mastoid notch	26
mastoid part	26
maxilla	34, 164
maxillary artery	91, 93
maxillary nerve	143
maxillary nerve (V2)	9
maxillary process	37

maxillary sinus	36, 258, 259
maxillary tuberosity	35, 258
maxillary vein	97
medial lemniscus	131
medial longitudinal fasciculus	131
medial pterygoid	65
medial pterygoid plate	29
median cleft of the lower lip	15
median cleft of the mandible	15
median cleft of the upper lip	15
median facial cleft	15
median palatine suture	59, 258
medulla oblongata	122, 132
meningeal branch	145
meninges	126
mental foramen	43, 216, 258
mental nerve	145
mental protuberance	43
mental spine	43, 258
mental tubercle	43
mentalis	64
mentolabial sulcus	7, 104
mentum	43
mesial	165
mesial marginal developmental groove	176
mesial marginal groove	176
microdont	172, 192
midbrain	122, 129
middle cardiac vein	87
middle cerebellar peduncle	130
middle constrictor	116
middle forehead	19
middle meningeal artery	93
middle nasal concha	31
middle superior alveolar branches	143
middle temporal artery	91
milk teeth	163, 164
minor salivary glands	113
minor sublingual duct	113
mitral valve	82
modiolus	108
molar glands	113
motor nucleus of facial nerve	152
motor speech area	124
musculoskeletal system	6
musculus uvulae	117
myelencephalon	132
myelin sheath	123
mylohyoid	70, 71
mylohyoid groove	45
mylohyoid line	43
myocardial infarct	86
myocrdium	84

[N]

nasal bone	33
nasal border	19
nasal cavity	55, 202
nasal notch	35
nasal part	21
nasal spine	21
nasalis	62
nasolabial fold	104
nasolabial sulcus	7
nasolacrimal canal	55, 259
nasopalatine nerve	143
nasopharynx	115
neck of mandible	45
nerve to lateral pterygoid	145
nerve to medial pterygoid	145
nerve to mylohyoid	145
nerve to stapedius	149
nervous system	6, 120
neural pathway	133
neural tract	123, 133
neurocranium	19
Nolla の石灰化年齢	270
nuclei of solitary tract	132
nucleus ambiguous	132
nucleus of hypoglossal nerve	132
nucleus of oculomotor nerve	129
nucleus of trochlear nerve	129

[O]

oblique facial cleft	15
oblique line	258
oblique pericardial sinus	84
oblique ridge	193
oblique vein of left atrium	87
occipital artery	91
occipital bone	22
occipital border	21
occipital condyles	51
occipital groove of the occipital artery	26
occipital nodes	100
occlusal surface	166
occlusal wall of chamber	167
olivary nucleus	132
omohyoid	70, 72
optic canal	55
optic foramen	55
oral cavity	103
oral cavity proper	103
oral fissure	7, 104
oral vestibule	103
orbicularis oculi	61
orbicularis oris	64
orbit	54
orbital part	21, 61
orbital process	40
orbital surface	21
oribital branches	151
orifice of root canal	167
oropharynx	115
otic ganglion	155
oval foramen	29

[P]

palatal	165
palatal sail	279
palate	105
palatine bone	38
palatine glands	113
palatine process	37
palatine raphe	105
palatine tonsil	11
palatine velum	105
palatoglossus	117
palatopharyngeus	116, 117
Palmer	163
palpebral part	62
panoramic innominate line	259
papilla of parotid duct	103
papillary muscles	80
paramolar tubercle	193
paranasal sinuses	57
paraperiosteal injection	225
parapharyngeal space	116
parathyroid gland	11
parietal bone	21
parietal border	24
parietal eminence	48
parietal notch	24
Parkinson disease	129
parotid gland	113
parotid plexus	149
parotid space	119

parotid veins	96	
pericardium	84	
periodontal membrane	160	
periodontal tissue	160	
peripharyngeal space	119	
peripheral nervous system	120	
permanent teeth	164	
perpendicular plate	31, 38	
perpendicular plate of the ethmoid bone	31	
perpendicular plate of the palatine bone	36	
petropharyngeal space	116	
petrotympanic fissure	26	
petrous part	26	
pharyngeal arch	8	
pharyngeal nerve	151	
pharyngeal plexus	95	
pharyngeal pouch	9, 11	
pharyngeal raphe	116	
pharyngeal tonsil	114	
pharyngeal tubercle	22	
pharyngeal veins	95	
pharynx	115, 202	
philtrum	7, 104	
phonation	283	
pia mater	126	
piriform fossa	116	
pituitary fossa	27, 51	
platysma	63, 70	
pons	122, 132, 149	
posterior auricular nerve	149	
posterior belly	71	
posterior ethmoid foramen	55	
posterior fontanel	53	
posterior interventricular branch	86	
posterior interventricular sulcus	78	
posterior lingual gland	113	
posterior nasal branches	151	
posterior nasal spine	39	
posterior nucleus of vagus nerve	132	
posterior spinocerebellar tract	136	
posterior superior alveolar artery	93	
posterior superior alveolar branches	143	
posteriors vein of left ventricle	87	
primary auditory area	124	
primary motor area	124	
primary olfactory area	124	
primary sensory area	124	
primary visual area	124	
primate space	200	
prism-shaped root	194	
procerus	62	
protostylid	193	
proximal surface	166	
pterygoid branches	93	
pterygoid canal	31	
pterygoid fossa	31	
pterygoid hamulus	258	
pterygoid notch	29	
pterygoid pit	45	
pterygoid plexus	96	
pterygoid process	29	
pterygoid tuberosity	45	
pterygomandibular	119	
pterygomandibular raphe	31, 64, 116	
pterygopalatine fossa	59	
pterygopalatine ganglion	158	
pulp cavity	167	
pulp chamber	167	
Purkinje 線維	85	
pyramid	132	
pyramidal process	31, 40	
pyramidal tract	129	
pyriform aperture	35	

[Q・R]

quadrigeminal bodies	129
radical neck dissection	252
ramus of the mandible	44
red nucleus	129
respiratory system	6
retroauricular nodes	100
retromandibular vein	96
retromolar triangle	42
retropharyngeal nodes	100
right atrium	79
right coronary artery	86
right ventricle	79
rima glottidis	280
risorius	63
root	160
root pulp	167

[S]

6th cusp	193
7th cusp	193
S 状洞溝	50
sagittal border	21
sagittal suture	52
sagulum nucleus	129
salivary gland	113
salpingopharyngeus	116
Scammon の発育曲線	268
scaphoid fossa	31
Schneiderian membrane	209
semilunar cusps	83
semilunar hiatus	34, 208
sensory speech area	124
sensory system	6
shovel-shaped incisor	172
sigmoid sinuses	50
sinus-artlial node	85
sleep apnea syndrome（SAS）	288
small cardiac vein	87
small fontanel	53
soft palate	105, 279
somatic system	6
somatotopic organization	125
sphenoid bone	27
sphenoid sinus	58
sphenoidal border	24
sphenoidal fontanel	53
sphenoidal process	40
sphenoidal spine	29
sphenopalatine artery	93
sphenopalatine foramen	40
sphenopalatine notch	40
spinal cord	121
spinal lemniscus	131
spinal nucleus of trigeminal nerve	129, 132
spinous foramen	29
sponge bone	48
squama part of the occipital bone	24
squamosal border	21
squamosal suture	52
squamous part of temporal bone	24
sternocleidomastoid vein	95
sternocleidomastoideus	73
sternohyoid	70, 72
sternothyroid	70, 72
stippling	201
styloglossus	111
stylohyoid	70, 71
styloid process	259
stylomastoid foramen	27
stylopharyngeal branches	155
stylopharyngeus	116

subarachnoid space	126, 127
sublingual artery	89
sublingual caruncle	103, 107
sublingual fold	103, 107
sublingual fossa	43
sublingual gland	113
sublingual space	119
sublingual vein	95
submandibular fossa	43
submandibular ganglion	152
submandibular gland	113
submandibular nodes	100, 101
submandibular space	119
submental artery	91
submental nodes	100, 101
submental veins	96
submucosal injection	225
subperiosteal injection	225
substantia nigra	129
succedaneous teeth	163
sulcus	122, 123
superficial nodes	100
superficial period nodes	100
superficial temporal artery	91
superior belly	72
superior colliculus	129
superior constrictor	116
superior dental plexus	143
superior labial branch	91
superior labial frenulum	103
superior labial vein	96
superior laryngeal vein	95
superior longitudinal muscle	111
superior nasal concha	31
superior nuchal line	49
superior orbital fissure	54
superior palpebral veins	96
superior thyroid artery	89
superior thyroid vein	95
supernumerary root	194
suprahyoid muscles	70, 71, 75
supraorbital foramen	19
supraorbital margin	19
supraorbital notch	19
supraorbital vein	96
supratrochlear vein	96
suture	52

[T]

taurodont	194
tectum of midbrain	129
tegmentum	129
tegmentum of pons	131
telencephalon	122, 123
temporal bone	24
temporal branches	149
temporal line	49
temporal process	38
temporalis	65
temporomandibular joint	26
tendinous cords	80
tensor veli palatini	117
tentorium cerebelli	126
thalamus	123
third ventricle	127
thoracic cavity	6
thoracic duct	98
thymus	11
thyrohyoid	70, 72
tongue	109, 111, 279
tonsilla palatina	114
tonsillar branch	91
tonsillar branches	155
trabeculae carneae	79
trachea	202
transverse facial artery	91
transverse facial vein	97
transverse muscle	111
transverse palatine folds	105
transverse palatine suture	59
transverse part	62
transverse pericardial sinus	84
transverse sinuses	50
tricuspid valve	82
trigeminal ganglion	140
trigeminothalamic tract	136
trochlear fossa	21
tubal tonsil	114
tubercle	7, 104
tubercle of the sella turcica	27
tubotympanic recess	11
turbinate crest	39
Turkish saddle	27
two-digit system	163

tympanic nerve	155
tympanic part	26
tympanomastoid fissure	26

[U]

unilateral cleft lip	15
unilateral cleft palate	15
upper lip	104
urogenital system	6
uvula	105, 114

[V]

vagus nerve	9
vallate papillae	109
Valsalva sinus	86
valve cusp	80
valvula semilunaris nodulus	83
vein of cochlear aqueduct	95
vein of heart	87
velum palatinum	114
ventral horn	121
ventral part of pons	131
ventricle	127
vermilion border	104
vertical muscle	111
vestibular fold	280
vestibulocochlear nerve	132
visceral system	6
vocal fold	280
vomer	33

[W]

Waldeyer's tonsillar ring	114
white matter	123

[Z]

Zsigmondy	163
zygomatic arch	24, 258
zygomatic bone	38
zygomatic branches	149
zygomatic process	37
zygomaticofacial foramen	38
zygomatico-orbital foramen	38
zygomatico-orbital artery	91
zygomaticus major	63
zygomaticus minor	63

イラスト口腔顔面解剖学	©
発　行	2024 年 11 月 1 日　1 版 1 刷
編著者	松　村　譲　兒 島　田　和　幸
発行者	株式会社　中外医学社 代表取締役　青　木　　滋

〒 162-0805　東京都新宿区矢来町 62
　　　　　　　電　話　　03-3268-2701（代）
　　　　　　　振替口座　00190-1-98814 番

印刷・製本/三和印刷(株)　　　　　　　　＜KS・HO＞
ISBN978-4-498-00041-4　　　　　　　Printed in Japan

JCOPY　＜(社)出版者著作権管理機構　委託出版物＞

本書の無断複製は著作権法上での例外を除き禁じられています．複製される場合は，そのつど事前に，(社)出版者著作権管理機構（電話 03-5244-5088, FAX 03-5244-5089, e-mail: info@jcopy.or.jp）の許諾を得てください．